Kindermann

Therapie-Tools
Grübeln

E-Book inside auf psychotherapie.tools

Mit dem untenstehenden Download-Code erhalten Sie dieses Buch als E-Book im PDF-Format. Hierfür ist eine Registrierung auf www.psychotherapie.tools notwendig:

1. www.psychotherapie.tools/e-book-inside öffnen.
2. Code eingeben.
3. Auf »Freischalt-Code einlösen« klicken. Der Code ist einmal gültig.
4. Im Warenkorb auf »Zur Kasse« klicken und Vorgang nach Login abschließen.

Das E-Book steht Ihnen in Ihrem Kundenkonto unter »Mein Material« zur Verfügung. Es ist ausschließlich für den persönlichen Gebrauch einer einzelnen Person bestimmt.

Für Institutionen und Teams bieten wir gestaffelte Mehrplatz-Lizenzen an, die sich an der Zahl Ihrer Nutzer:innen orientieren. Kontaktieren Sie uns unter vertrieb-psychotherapie.tools@beltz.de und sichern Sie sich Ihre Mehrplatz-Lizenz!

CZPP83CE52

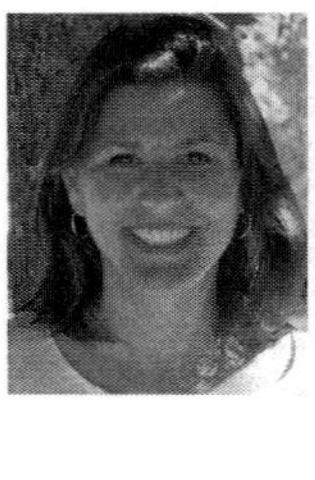

Dr. Nicole Kindermann, Dipl.-Psych., Psychologische Psychotherapeutin in eigener Praxis in Ingolstadt. Supervisorin und Dozentin u. a. zu den Themen Essstörungen, Pathologisches Grübeln, Achtsamkeit.

Nicole Kindermann

Therapie-Tools Grübeln

Mit E-Book inside und Arbeitsmaterial

BELTZ

Dr. Nicole Kindermann
Apianstraße 14
85051 Ingolstadt
info@praxis-dr-kindermann.de

Dieses Buch ist erhältlich als:
ISBN 978-3-621-29128-6 Print
ISBN 978-3-621-29129-3 E-Book (PDF)

1. Auflage 2025

Beltz Verlagsgruppe GmbH & Co. KG
Werderstraße 10, 69469 Weinheim
service@beltz.de

Lektorat: Franziska Rohde
Umschlagbild: Lina Marie Oberdorfer
Herstellung: Uta Euler
Satz: WMTP Wendt-Media Text-Processing GmbH, Birkenau
Druck und Bindung: Beltz Grafische Betriebe, Bad Langensalza
Beltz Grafische Betriebe ist ein Unternehmen mit finanziellem Klimabeitrag (ID 15985-2104-1001).
Printed in Germany

Weitere Informationen zu unseren Autor:innen und Titeln finden Sie unter: www.beltz.de

Inhalt

Verzeichnis der Arbeits- und Informationsblätter 6
Vorwort 10
Einleitung 11

1 Psychoedukation: Wissenswertes über repetitives negatives Denken 15

2 Funktionsanalyse: Ursachen von Rumination 52

3 Aufmerksamkeitsfokussierte Techniken: Den Scheinwerfer lenken können 75

4 Achtsamkeitsfokussierte Techniken: Dem Hier und Jetzt mehr Raum geben 95

5 Defusionsfokussierte Techniken: Die Verschmelzung lösen 113

6 Inhaltsfokussierte Techniken: Nicht alles glauben und einen neuen Denkstil entwickeln 123

7 Emotionsfokussierte Techniken: Gefühle willkommen heißen 159

8 Verhaltensfokussierte Techniken: Machen statt Denken 173

9 Techniken für Metakognitionen: Die Software neu programmieren 199

10 Rezidivprophylaxe: Grübelst du noch oder lebst du schon? 216

Literatur 223
Bildnachweis 226

Verzeichnis der Arbeits- und Informationsblätter

1 Psychoedukation: Wissenswertes über repetitives negatives Denken

INFO 1	Was ist repetitives negatives Denken (RND)?	17
INFO 2	Grübeln (Rumination) und seine negativen Folgen	21
INFO 3	Das Therapierational der »ungünstigen Gewohnheit«	24
INFO 4	Repetitives negatives Denken bei verschiedenen psychischen Störungen	27
INFO 5	Grübeln: Gedankenkaugummi	29
AB 1	Haben Sie sich einen schlechten Denkstil angewöhnt?	30
INFO 6	Impact-Technik: Sich aus der Verstrickung lösen und den »roten Faden« wiederfinden	32
AB 2	Rumination erkennen: Die 3-Fragen-Daumenregel	34
INFO 7	Rumination erkennen: Offenes Grübeln in der Therapiestunde	36
INFO 8	Rumination erkennen: Verdecktes Grübeln in der Therapiestunde	38
INFO 9	Wenn Rumination in der Therapiestunde auftritt: Interventionen	39
AB 3	Der Münztrick: Offenes Grübeln in der Therapiestunde unterbinden	40
INFO 10	In drei Schritten zur passenden Intervention	41
AB 4	Funktionsanalyse: Situative Verhaltensanalyse (Mikroanalyse)	42
AB 5	Funktionsanalyse: Makroanalyse	44
AB 6	Situative Verhaltensanalyse: Fragen	46
AB 7	Behandlungsplan	47
INFO 11	Was ist eigentlich das Problem?!	49
AB 8	Therapietracker	51

2 Funktionsanalyse: Ursachen von Rumination

INFO 12	Ursachen für repetitives negatives Denken	54
INFO 13	Aufrechterhaltungsmodell: Circulus vitiosus der Rumination	58
AB 9	Der Teufelskreis des Grübelns	60
AB 10	Dem Grübeln auf die Spur kommen	61
INFO 14	Frühwarnzeichen und Auslöser für Rumination	63
AB 11	Achtung! Achtung! Warnsignale für das Grübeln	64
AB 12	Es geht schon wieder los! – Startsignale für das Grübeln	65
AB 13	Die Folgen von übermäßigem Grübeln (Kosten-Nutzen-Analyse)	66
INFO 15	Dysfunktionale mentale Strategien im Umgang mit Rumination	67
AB 14	Gedankenexperiment: Das wilde Huhn im Therapiezimmer	69
AB 15	Erfahrungen mit meinen »wilden Hühnern«: Ab in den Käfig oder Freilandhaltung?	71
INFO 16	Dysfunktionale behaviorale Strategien im Umgang mit Rumination	72
AB 16	Meine Strategien zur Kontrolle negativer Gedanken	73
INFO 17	Grübeln geht auch zu zweit!	74

3 Aufmerksamkeitsfokussierte Techniken: Den Scheinwerfer lenken können

INFO 18	Die Bedeutung von Aufmerksamkeitsprozessen	77
INFO 19	Aufmerksamkeitstraining	79
AB 17	Instruktion zum Aufmerksamkeitstraining	81
INFO 20	Tipps und Hinweise zum Aufmerksamkeitstraining	83

INFO 21	Ablenkung: Vermeidung oder Ski l?	84
AB 18	Bügeln statt Grübeln?!	85
INFO 22	Flow-Aktivitäten	88
INFO 23	Grübeln mit Werten begegnen	91
AB 19	Anti-Grübel-Skill: Selbstinstruktionstraining	92
INFO 24	Aufmerksamkeit auf positive Aspekte lenken: Das Positiv-Tagebuch	93

4 Achtsamkeitsfokussierte Techniken: Dem Hier und Jetzt mehr Raum geben

INFO 25	Glücklich ist, wer vergisst, was nicht in der Gegenwart ist	97
INFO 26	Was ist Achtsamkeit?	98
AB 20	Die Wie- und Was-Fertigkeiten der Achtsamkeit	99
AB 21	Anti-Grübel-Skill: 5-4-3-2-1-Übung	102
AB 22	Anti-Grübel-Skill: Kleine Auszeit	103
AB 23	Von Handys und Zügen: Losgelöste Achtsamkeit vermitteln	104
INFO 27	Ein Löwe ist nur ein Substantiv	105
AB 24	Losgelöste Achtsamkeit erleben	107
AB 25	Anti-Grübel-Skill: Losgelöste Achtsamkeit im Alltag	109
INFO 28	Anti-Grübel-Skill: Radikale Akzeptanz	110

5 Defusionsfokussierte Techniken: Die Verschmelzung lösen

INFO 29	Ent-strickt? Ent-schmolzen?! – Konfusion über Defusion	114
INFO 30	Defusionstechniken	115
INFO 31	Wissenswertes über unsere Gedanken	117
INFO 32	Noch mehr Defusionstechniken	118
AB 26	Defusion üben: Umgang mit Spam-Gedanken	119
INFO 33	Defusion mit Stimmenanteilen: Die Hayley-Morris-Technik	120
AB 27	Mein Gehirn ist ein Arschloch!	121

6 Inhaltsfokussierte Techniken: Nicht alles glauben und einen neuen Denkstil entwickeln

INFO 34	Von der kognitiven zur metakognitiven Wende	126
INFO 35	Der schlechteste Zaubertrick der Welt	128
INFO 36	Gute Nachricht: Auch unser Gehirn kann Fake News	129
AB 28	Mit Superfragen Grübeln stoppen	132
AB 29	Fiese Tricks unseres Gehirns: Emotionale Beweisführung	133
INFO 37	Konkretes Denken fördern	134
AB 30	Anti-Grübel-Skill: Wie statt warum	136
INFO 38	Spezifische Grübelthemen: »Es macht mich so depressiv, dass ich depressiv bin …«	137
INFO 39	Sozial-vergleichendes Grübeln	138
INFO 40	Ich-hätte-es-wissen-müssen-Grübeln	140
INFO 41	Perfektionismus und Rumination	141
INFO 42	Holen Sie das Beste aus Ihrem Perfektionismus heraus!	142
AB 31	Liebe kritische Stimme: Hier spricht die freundliche Stimme!	144
AB 32	Anti-Grübel-Skills: Selbstmitgefühl und Selbstfürsorge	145
AB 33	Liebevolle-Güte-Meditation	146
INFO 43	Anti-Grübel-Skill: Growth Mindset	147

INFO 44	Selbstwirksamkeit fördern: Lebenslinie der bewältigten Herausforderungen	150
AB 34	Anti-Grübel-Skill: Schriftliches Entscheiden	151
INFO 45	Rumination infolge von Krisen	152
INFO 46	Rumination im Zusammenhang mit der Klimakrise	154
INFO 47	Anti-Grübel-Skill: Vergebung	155
INFO 48	Anti-Grübel-Skill: Weisheit	157

7 Emotionsfokussierte Techniken: Gefühle willkommen heißen

INFO 49	Emotionsexposition	161
INFO 50	Spezifische Grübelthemen und ihre Modifikation: Emotionen	162
INFO 51	Was Sie über Emotionen wissen sollten	163
INFO 52	Positive Emotionen aktivieren	164
AB 35	Power-on: Wie Sie zehn positive Emotionen in Ihrem Leben aktivieren können	168
INFO 53	Achtung Fallstricke! Vier Dinge, die positive Emotionen vertreiben oder verhindern	170
INFO 54	Euthymes Erleben fördern	171
INFO 55	Anti-Grübel-Skill: Wise Mind	172

8 Verhaltensfokussierte Techniken: Machen statt Denken

INFO 56	Anti-Grübel-Skill: Richtig Ziele setzen	175
AB 36	Ziele setzen: Wohin soll die Reise gehen?	178
INFO 57	Anti-Grübel-Skill: Problemlösetraining	179
AB 37	Fünf Schritte zur Problemlösung	181
INFO 58	Kontingenzpläne (Wenn-dann-Pläne)	182
AB 38	Wenn-dann-Pläne	184
INFO 59	Anti-Grübel-Skill: Aufbau einer ausgewogenen Tagesstruktur	185
AB 39	Mein Wochenplan	186
INFO 60	Entspannung to go: Angewandte Entspannung	187
AB 40	Immer schön locker bleiben!	189
INFO 61	Die guten alten Basics der Verhaltenstherapie: Stimuluskontrolltechniken	191
AB 41	Daten Sie Ihre Grübeleien!	194
INFO 62	Rumination bei Schlafstörungen	195
INFO 63	Schwarzsehen ist besonders leicht, wenn es dunkel ist	196
INFO 64	Soziale Kompetenz als Antwort auf Rumination	197

9 Techniken für Metakognitionen: Die Software neu programmieren

INFO 65	Metakognitionen: Das Denken über das Denken	201
INFO 66	Metakognitionen explorieren und identifizieren: Tipps und Beispiele	203
INFO 67	Metakognitionen treiben das Grübeln an	206
INFO 68	Modifikation von Metakognitionen mit dem Thema »Grübeln als Hilfe zur Problembewältigung«	207
INFO 69	Modifikation von Metakognitionen mit dem Thema »Grübeln zum Erkenntnisgewinn«	209
INFO 70	Modifikation von Metakognitionen mit dem Thema »Kontrollverlust über das Grübeln«	211
INFO 71	Modifikation von Metakognitionen mit dem Thema »Grübeln schadet«	212
INFO 72	Modifikation von Metakognitionen mit dem Thema »Grübeln, um Negatives zu verhindern«	213
INFO 73	Modifikation von weiteren Annahmen	214

10 Rezidivprophylaxe: Grübelst du noch oder lebst du schon?

INFO 74	Evaluation des Therapieerfolgs	218
INFO 75	Neue metakognitive Pläne	219
AB 42	Meine Dos und Don'ts	220
AB 43	Screenshot aus der Therapie	221
AB 44	Rückfällen vorbeugen und sie bewältigen	222

Vorwort

Wie unser Denken zu einem erfüllten und sinnstiftenden Leben beiträgt oder aber genau das Gegenteil bewirkt und Menschen ins Unglück stürzt, ist eine nicht nur spannende, sondern wesentliche Frage unserer menschlichen Existenz. Die klassische Kognitive Verhaltenstherapie konzentrierte sich in der Beantwortung dieser Frage stark auf den Inhalt unseres Denkens. Folglich stand das Erkennen von irrationalen Gedanken und deren inhaltliche Umstrukturierung im Fokus von Psychotherapie. Viele Patient:innen profitieren in der Kognitiven Verhaltenstherapie davon, neue Sichtweisen auf sich, andere und das Leben generell zu entwickeln. In der therapeutischen Praxis zeigt sich jedoch auch, dass vielen Patient:innen hierdurch nicht hinreichend, nicht anhaltend oder auch gar nicht geholfen werden kann. Viele Therapeut:innen kennen von Patient:innen folgenden Satz: »Ich weiß, dass es nicht vernünftig ist zu denken, ich sei unfähig ... aber ich fühle mich so!« Müssen diese Patient:innen einfach die rationalen Gedanken mehr einüben? Haben sie nicht genug Veränderungsmotivation? Oder ist ihr »Krankheitsgewinn« zu groß?

Was wäre, wenn es nicht an den Patient:innen läge, sondern einfach nur die therapeutischen Interventionen ungeeignet wären, das psychische Leiden dieser Patient:innen zu verändern? Was wäre, wenn die Definition, was das Problem dieser Patient:innen ist, unzutreffend wäre? Wenn eben nicht der negative Inhalt des Denkens das Problem wäre, sondern die Art und Weise des Denkens an sich? Was wäre, wenn das tatsächliche Problem dieser Patient:innen wäre, dass sie sich einen maladaptiven Denkstil, nämlich Grübeln, angewöhnt hätten? Und wie würde es sich dann auswirken, wenn Grübeln stärker Fokus therapeutischer Interventionen würde?

In der Arbeit mit Patient:innen erlebte ich eben diesen Ansatzpunkt, ungünstige Denkstile wie Grübeln und Sich-Sorgen zu modifizieren, als wahrhaften »Gamechanger« in der Psychotherapie. Daher soll das vorliegende Buch interessierten Psychotherapeut:innen Grübeln als pathologischen Kernprozess bei zahlreichen psychischen Erkrankungen näherbringen. Zudem soll es einen vielfältig ausgestatteten Werkzeugkoffer zur Modifikation von Grübeln zur Verfügung stellen. Ein gut bestückter Werkzeugkoffer erweitert die Sicht auf Probleme und bewahrt vor einseitigen Sichtweisen, etwa jedes Problem mit »positivem Denken« lösen zu wollen. In pointierter Weise drückte das der Psychologe Abraham Maslow (1966, S. 15) aus: »I suppose it is tempting, if the only tool you have is a hammer, to treat everything as if it were a nail.«

Das aktuelle Buch veranschaulicht nicht nur Interventionen aus der klassischen Kognitiven Verhaltenstherapie, sondern auch aus ihren Weiterentwicklungen im Rahmen der sogenannten »Dritten Welle« (z. B. Metakognitive Therapie, Akzeptanz- und Commitmenttherapie, Dialektisch-Behaviorale Therapie, Compassion Focused Therapy, Mindfulness Based Cognitive Therapy). Dabei zu beachten ist, dass sich Psychotherapie kontinuierlich weiterentwickelt, so dass die Angaben in diesem Buch immer nur dem Wissensstand zum Zeitpunkt der Drucklegung des Buches entsprechen können. Anwendende selbst bleiben verantwortlich für jede diagnostische und therapeutische Intervention.

Letzten Endes könnte das Erkennen von Grübeln bei unseren Patient:innen, das Wissen um seine Relevanz in der Entstehung und Aufrechterhaltung psychischen Leidens sowie das Wissen über therapeutische Strategien und Techniken zu seiner Veränderung dazu beitragen, die Sicht auf unsere Patient:innen zu verändern. Vielleicht müssen sie gar nicht rationale Gedanken noch mehr einüben. Vielleicht fehlt es ihnen auch nicht an Veränderungsmotivation. Vielleicht ist auch nicht ihr »Krankheitsgewinn« zu groß. Vielleicht benötigen sie einfach nur Wissen und Verständnis darüber, dass sie sich einen ungünstigen Denkstil, das Grübeln, angewöhnt haben. Und vielleicht gibt es mehr und individuell passendere Techniken als kognitive Umstrukturierung, um sich das Grübeln wieder abzugewöhnen.

Ingolstadt, im September 2025 *Nicole Kindermann*

Einleitung

In der modernen Psychotherapie vollzieht sich aktuell ein Paradigmenwechsel. Die Psychotherapie ist dabei, sich von dem medizinisch-kategorialen Krankheitsmodell, Schulendenken und störungsspezifischer Manualisierung (»One size fits all«-Ansatz) abzuwenden. Eine Hinwendung erfolgt zu einem dimensionalen Störungsmodell, transschulischem und transdiagnostischem Denken sowie zu einer Individualisierung der Psychotherapie (Brakemeier & Herpertz, 2019; Hofmann & Hayes, 2019; Rubel & Lutz, 2016).

Gegen Ende des letzten Jahrhunderts waren Forschung und Praxis noch stark auf Entwicklung und Anwendung störungsspezifischer Manuale fokussiert. Dies resultierte geradezu in einer wahren »Manualflut« für nahezu jede spezifische psychische Erkrankung (Heidenreich & Michalak, 2013, S. 19). Angetrieben wurde dieser Zeitgeist von dem sogenannten »latenten Krankheitsmodell«. Es wurde analog zum somatischen Krankheitsmodell angenommen, psychisches Leiden äußere sich in einem Symptomcluster, dem eine verborgene Krankheit in Form einer biologischen Störung zugrunde liege (Moskow et al., 2023). Einzelne Symptome psychischen Leidens wurden im letzten Jahrhundert zu psychischen Erkrankungen mit entsprechendem Diagnose-Label zusammengefasst. Die Amerikanische Psychiatrische Gesellschaft (APA) entwickelte das Klassifikationssystem »Diagnostic and Statistical Manual of Mental Disorders« (DSM). Auch die medizinische Klassifikationsliste der Weltgesundheitsorganisation (WHO) »International Statistical Classification of Diseases and Related Health Problems« (ICD) implementierte psychische Erkrankungen. Der klinische Alltag warf jedoch Probleme in der Anwendung dieser Diagnostik auf. Hohe Komorbiditätsraten und Reliabilitätsprobleme (zeitliche Stabilität von Diagnosen) nährten Zweifel an dem »latenten Krankheitsmodell« (Hayes et al., 2020).

Vorteile der Kategorisierung psychischer Erkrankungen lagen unter anderem im Nutzen für die Forschung. Die Verständigung auf eine gemeinsame Sprache und Einordnung psychischer Probleme machte Studien vergleichbar. Die Forschung konnte erfolgreich belegen, dass Psychotherapie wirksam ist. Randomisiert-kontrollierte Studien wurden zum Goldstandard der Evaluation von Psychotherapie. Die Anfangseuphorie über die Erfolge in den Wirksamkeitsnachweisen wird jedoch mittlerweile von verschiedenen Problemen getrübt: *Nonresponse*, *Nonremission* und *Nonstabilität*. Mindestens ein Drittel bis die Hälfte der Patient:innen zeige keine Besserung in der Psychotherapie (Nonresponse), viele erreichten nur eine Symptomreduktion, aber keine Symptomfreiheit (Nonremission), und einige Patient:innen erlebten nach der Psychotherapie Rezidive (Nonstabilität) (Brakemeier & Herpertz, 2019). Die Diskrepanz zwischen Wirksamkeit in der Forschung und in der Praxis beschreiben Brakemeier und Herpertz (2019, S. 1132) treffend: »Psychotherapie ist nachweislich wirksam für den Durchschnittspatienten unserer ›Elfenbeinturm-Studien‹«.

Auch die Entwicklung immer neuer Therapieansätze löste die Probleme nicht. Mit der sogenannten »Dritten Welle« strömten neue transdiagnostische Ansätze in die Kognitive Verhaltenstherapie (z. B. Schematherapie, Akzeptanz- und Commitmenttherapie, Metakognitive Therapie). Therapeut:innen steht heute eine Vielzahl an Therapieansätzen zur Verfügung, um sich fortzubilden, zu qualifizieren und zu zertifizieren. Doch trotz der großen Produktion an Therapieansätzen bleiben die zentralen Fragen der Psychotherapie weiterhin größtenteils unbeantwortet. Der Psychologe Gordon Paul formulierte diese Fragen bereits 1969: »What treatment, by whom, is most effective for this individual with that specific problem, under which set of circumstances, and how does it come about?« (Paul, 1969, S. 44).

Fakt ist, dass Therapeut:innen in der Praxis im Gegensatz zu Therapeut:innen in randomisiert-kontrollierten Studien keine »Durchschnittspatient:innen« behandeln, sondern stets Einzelfälle: Individuen mit persönlichem psychischem Leiden vor dem Hintergrund ihrer individuellen Biografie, Lernerfahrung, Neurobiologie, Genetik und psychosozialen Situation. Für diesen Einzelfall müssen Therapeut:innen eine erfolgversprechende Behandlungsstrategie und entsprechende Interventionen auswählen. Ein rein statistisch-manualbasiertes Vorgehen mit Abarbeitung zunächst des einen Manuals für die erste Diagnose und dann des zweiten Manuals für die zweite Diagnose wäre eine Option, wenn man den Einzelfall wie den Durchschnitt behandeln würde. Präziser ist hingegen die Entwicklung eines individuellen Entstehungs-, Aufrechterhaltungs- und Veränderungsmodells des psychischen Leidens. In der Kognitiven Verhaltenstherapie entspricht dies dem sogenannten Funktionalen Bedingungsmodell für die jeweilige psychische Störung.

Ein störungs- und schulenübergreifender strategischer Ansatz wurde in den letzten Jahren mit der *Prozessbasierten Psychotherapie* vorgestellt (Hofmann & Hayes, 2018, 2019). Fokus sind in diesem Ansatz nicht mehr Diagnosen, Syndrome oder »latente Krankheiten«, sondern die Veränderung von *dysfunktionalen Kernprozessen*. Es wird postuliert, dass psychisches Leiden durch die Wechselwirkungen verschiedener dysfunktionaler Prozesse in einem komplexen Netzwerk entsteht (Hofmann & Hayes, 2019). Grübeln und Sich-Sorgen gehören zu den »Kernprozessen von Psychopathologie« (Svitak & Hofmann, 2022, S. 104). Das Vorgehen in der Prozessbasierten Psychotherapie ist stets auf den Einzelfall ausgerichtet, hypothesengeleitet und die Effekte werden kontinuierlich während der Therapie evaluiert.

Mit der Rückkehr zum Einzelfall kehrt die Psychotherapie auch ein Stück zu ihren Ursprüngen zurück. Denn sowohl die psychodynamische Psychotherapie als auch die Verhaltenstherapie waren in ihren Anfängen hoch individualisiert (Stangier et al., 2024). Diese Rückkehr zur Individualisierung könnte die häufigen Probleme der Psychotherapie, *Nonresponse*, *Nonremission* und *Nonstabilität*, lösen.

Kernprozess: Repetitives negatives Denken

Ein häufiger transdiagnostischer Kernprozess für psychisches Leiden ist das *repetitive negative Denken* (RND; Grübeln, Sich-Sorgen). Entwickelten sich die Konstrukte *Grübeln* und *Sich-Sorgen* (engl. *rumination* und *worry*) zunächst separat voneinander, werden sie aufgrund der Forschungslage heute als überlappende Konstrukte angesehen (Ehring & Watkins, 2008). Allein der Faktor zeitliche Orientierung unterscheidet *Grübeln* von *Sich-Sorgen* in der Forschung konsistent. Grübeln, auch Rumination genannt, hat eher einen Fokus auf vergangene Ereignisse, während Sorgen sich eher auf zukünftige Ereignisse richten (Ehring & Watkins, 2008). Im Buch wird für Grübeln und Sich-Sorgen zusammenfassend der Begriff repetitives negatives Denken (RND) genutzt.

> **Definition**
>
> **Repetitives negatives Denken (RND)** bezeichnet einen kognitiven Prozess, der gekennzeichnet ist von wiederkehrenden negativen Gedanken. Zudem wird das Denken von Betroffenen als passiv und/oder unkontrollierbar erlebt (Ehring & Watkins, 2008). Es steht im Zusammenhang mit Onset, Aufrechterhaltung und Rezidivrisiko verschiedener psychischer Störungen. Bei den häufigsten psychischen Erkrankungen, Depressionen und Angststörungen, ist RND ein wesentlicher Faktor. Der Bedarf an evidenzbasierten Interventionen zur Modifikation von RND ist folglich groß.

Die meisten Materialien des Buches sind gleichermaßen zur Behandlung von exzessivem Grübeln als auch Sich-Sorgen geeignet. Aufgrund der Menge an Interventionen wurde jedoch der Schwerpunkt auf Rumination gelegt.

Beispiele für RND bei verschiedenen psychischen Störungen

Depressive Patient:innen grübeln z. B. über ihre Antriebsschwäche und negative Stimmung: »Warum bessern sich meine Beschwerden nicht?« Sozialphobiker:innen grübeln über vergangene soziale Interaktionen, um zu ergründen, ob sie Anlass für negative Bewertungen bei anderen Personen gegeben haben. Patient:innen mit einer Generalisierten Angststörung sorgen sich um ihre finanzielle, gesundheitliche oder familiäre Situation.

Zwangsgedanken

Von Grübeln sind Zwangsgedanken zu unterscheiden. Zwangsgedanken sind »Gedanken, Vorstellungsbilder oder Handlungsimpulse, die sich Betroffenen aufdrängen und die als unangemessen, beängstigend, abstoßend und abscheulich erlebt werden« (Teismann, 2014, S. 14). Auf Zwangsgedanken (z. B. »Habe ich den Herd ausgeschaltet?«, »Ich könnte mich mit einer Krankheit infiziert haben.«) können Patient:innen mit Grübeln reagieren.

Eine Alternative zur klassisch kognitiv-behavioralen Behandlung von Zwangsstörungen bietet die Metakognitive Therapie. Hier ist es wesentlich, dass Patient:innen ihre Haltung gegenüber Zwangsgedanken und die Relevanz, die sie ihnen beimessen, verändern (Wells, 2011, S. 176; **INFO 11** »Was ist eigentlich das Problem?!«). Dabei helfen Losgelöste Achtsamkeit (z. B. **AB 23** »Von Handys und Zügen: Losgelöste Achtsamkeit vermitteln«) und die Modifikation dysfunktionaler Metakognitionen (z. B. »Gedanken sind Fakten.«, Fusionsüberzeugungen; s. u. a. **INFO 31** »Wissenswertes über unsere Gedanken«, **INFO 29** »Ent-strickt? Ent-schmolzen?! – Konfusion über Defusion«). Auch der Abbau dysfunktionaler Rituale wird therapeutisch verfolgt (z. B. **INFO 15** »Dysfunktionale mentale Strategien im Umgang mit Rumination«, **AB 16** »Meine Strategien zur Kontrolle negativer Gedanken«).

Wann sind Interventionen zum RND indiziert?

Grübeln und Sich-Sorgen sind per se normale psychische Prozesse. Wenn diese Prozesse jedoch in Dauer und Intensität exzessiv werden und psychisches Leiden verursachen, sollten sie Fokus von therapeutischen Interventionen werden. Grübelfokussierte Interventionen sind zum Beispiel bei folgenden Personengruppen indiziert (Ehring, 2022):

- depressive Patient:innen, die stark und häufig grübeln
- depressive Patient:innen mit Residualsymptomatik (Rezidivprophylaxe)
- Patient:innen mit Generalisierter Angststörung (Fokus: Sorgen)
- Patient:innen, bei denen Grübeln ein zentraler Aufrechterhaltungsfaktor der Symptomatik darstellt
- Patient:innen, die stark durch Grübeln leiden oder beeinträchtigt sind
- Patient:innen, die häufig grübeln, es nicht kontrollieren können und deren Grübeln mit weiteren Symptomen zusammenhängt
- Personen, die aufgrund hoher Grübelneigung ein erhöhtes Risiko für psychische Erkrankungen aufweisen (Prävention)

Wie behandelt man RND?

Nach den Ausführungen zu Beginn des Kapitels mit einem abschließenden Plädoyer für die Betrachtung des Einzelfalls in der Psychotherapie sollte RND auch individualisiert und nicht standardisiert behandelt werden. Der vorliegende Therapie-Tools-Band ist daher auch nicht chronologisch wie ein Manual anzuwenden, sondern erfordert therapeutische Expertise in der Auswahl entsprechender Module und Interventionen für die / den jeweilige:n Patient:in.

Wie der Psychologe Thomas Ehring (2022), der wissenschaftlich Grübeln untersucht, ausführt, gibt es aufgrund der vielschichtigen Prozesse, die aus normalem Grübeln pathologische Rumination werden lassen, nicht nur »*einen* therapeutischen Weg«, RND zu verändern (Oberberg Kliniken, 2022, 34:37–34:43). Daher zeigt das aktuelle Buch vielfältige Wege, gegliedert in einzelne Module mit jeweils optionalen Einzelinterventionen, auf. Edward Watkins (2018, S. 40, Übersetzung der Autorin) empfiehlt Therapeut:innen, »[…] flexibel in der Anwendung von Interventionen zu sein, in dem Sinne, klinische Gelegenheiten zu ergreifen, wenn sie aufkommen.« Die einzelnen Module dieses Buches befassen sich mit folgenden Interventionen:

- Aufmerksamkeitsfokussierte Techniken
- Achtsamkeitsfokussierte Techniken
- Defusionsfokussierte Techniken
- Inhaltsfokussierte Techniken

- Emotionsfokussierte Techniken
- Verhaltensfokussierte Techniken
- Metakognitionsfokussierte Techniken

Das erste Buchkapitel widmet sich psychoedukativen Inhalten, um Patient:innen wissenschaftlich fundiertes Wissen über Grübeln und Sich-Sorgen zu vermitteln. Selbstwahrnehmung, Verständnis und Compliance sollen hierdurch bei Patient:innen gefördert werden.

Das zweite Kapitel stellt notwendige Informationen zu den entstehungsrelevanten und aufrechterhaltenden Prozessen von RND zur Verfügung. Die Auswahl der spezifischen Module und Interventionen aus den folgenden Kapiteln leiten Therapeut:innen aus der jeweiligen *Funktionsanalyse* für ihre Patient:innen ab. Konkrete Anleitungen zur Funktionsanalyse finden sich im ersten Kapitel.

Im letzten Kapitel des Buches werden Strategien und Interventionen zur Rezidivprophylaxe dargestellt, um langfristige Therapieerfolge zu erzielen. RND gilt als Risikofaktor für das Wiederauftreten psychischer Störungen. Daher ist es wichtig, Patient:innen in Strategien und Methoden zu schulen, wie sie Grübeln und Sich-Sorgen im Sinne eines Selbstmanagementansatzes autonom und eigenverantwortlich verändern können.

Die Materialien sind in der Regel für Einzel- und Gruppentherapie geeignet. Einige Übungen der Einzeltherapie (z. B. **INFO 6** »Impact-Technik: Sich aus der Verstrickung lösen und den ›roten Faden‹ wiederfinden«) können in der Gruppe anhand eines Einzelfalls demonstriert werden.

Auswahl und Anwendung der Materialien obliegen der Verantwortung des / der jeweiligen Therapeut:in und setzen entsprechende berufliche Kompetenzen voraus (Qualifikation in einem Verfahren der Richtlinien-Psychotherapie).

Es bestehen die üblichen Kontraindikationen bei der Anwendung der vorgestellten Interventionen. Grundsätzlich ist die Anwendung z. B. kontraindiziert bei Patient:innen, die mit den Interventionen überfordert sind (z. B. schwere Depression, Suizidalität, Substanzintoxikation, Psychose). In diesen Fällen ist anderen Interventionen Priorität einzuräumen.

Genderneutrale Sprache

Wir verwenden geschlechterneutrale Formulierungen bzw. den Doppelpunkt. Indem wir eine diskriminierungssensible Sprache verwenden, sollen möglichst alle Menschen sprachlich sichtbar sein und angesprochen werden.

1 Psychoedukation: Wissenswertes über repetitives negatives Denken

Dieses Kapitel befasst sich mit der Definition von repetitivem negativen Denken (RND) und einer seiner häufigsten Formen: dem Grübeln (Rumination). Negative Folgen von RND werden aufgezeigt und Zusammenhänge zu psychischen Störungen dargestellt. Psychoedukative Informationsblätter fassen Wichtiges für Patient:innen verständlich zusammen.

Des Weiteren geht es in dem Kapitel um Merkmale, wie Rumination erkannt und von problemlöse-orientiertem, konstruktivem Denken abgegrenzt werden kann. Der Psychologe Edward Watkins, der die *Ruminationsfokussierte Kognitive Verhaltenstherapie für Depressionen* entwickelte, vergleicht RND mit einer ungünstigen Gewohnheit und betont: »Gesteigerte Bewusstheit einer Gewohnheit ist entscheidend, um diese Gewohnheit zu verändern« (Watkins, 2018, S. 134, Übersetzung der Autorin). Zur besseren Identifikation von RND werden störungsspezifische Inhalte und Besonderheiten gegenübergestellt. Zudem erhalten Patient:innen pragmatische Hilfestellungen zur Identifikation von Rumination (z. B. 3-Fragen-Daumenregel).

Grübeln kann offen oder verdeckt auch während Therapiestunden auftreten und sollte von Therapeut:innen erkannt werden. Das Kapitel stellt hierzu Informationen und Möglichkeiten zum Intervenieren bereit. Hierzu zählt die Impact-Technik »Der Münztrick«.

Für die Entwicklung des Entstehungs- und Aufrechterhaltungsmodells stehen Anleitungen für die Funktionsanalyse (Mikro- und Makroanalyse) zur Verfügung. Dieses systematische Vorgehen soll helfen, geeignete Interventionen (Arbeits- und Informationsmaterialien) aus den Folgekapiteln für den individuellen Behandlungsfall auszuwählen. Ein tabellarischer Behandlungsplan findet sich am Ende des Kapitels.

Für den Therapieerfolg wird auf die Bedeutung einer gemeinsamen Problemdefinition von Patient:innen und Therapeut:innen hingewiesen. Zur Evaluation des Therapieverlaufs finden sich am Ende des Kapitels Ratingskalen zur Einschätzung der aktuellen Manifestation des Grübelns.

Arbeits- und Informationsmaterial

INFO 1 Was ist repetitives negatives Denken (RND)?
Das Informationsblatt erläutert Therapeut:innen Merkmale von RND und das Vorkommen bei verschiedenen psychischen Störungen. Zudem werden Schwierigkeiten in der Identifikation von RND ergründet. Normales Grübeln und Sich-Sorgen werden von pathologischen Formen abgegrenzt und hieraus Implikationen für die Therapieziele gezogen.

INFO 2 Grübeln (Rumination) und seine negativen Folgen
Therapeut:innen erfahren mehr über Definition, Geschlechterunterschiede und Folgen (z. B. für die sozialen Beziehungen von Betroffenen) bezüglich Grübeln.

INFO 3 Das Therapierational der »ungünstigen Gewohnheit«
Grübeln als habitueller Denkstil und entsprechende ätiologische Modelle werden vorgestellt. Therapeut:innen erhalten Anleitung, wie sie Störungs- und Veränderungswissen vermitteln können. Auf Grübeln als störenden Faktor bei der Informationsaufnahme und -verarbeitung während der Therapiestunde sowie auf entsprechende Gegenmaßnahmen wird hingewiesen.

INFO 4 Repetitives negatives Denken bei verschiedenen psychischen Störungen
Durch die Aufführung typischer Denkinhalte verschiedener psychischer Störungen sollen Therapeut:innen unterstützt werden, Rumination und Sich-Sorgen bei Patient:innen zu identifizieren.

INFO 5 Grübeln: Gedankenkaugummi
Patient:innen können sich über Grübeln informieren: Welche Inhalte sind typisch? Warum ist es unproduktiv? Welche Folgen hat es? Auch dass Grübeln in einem gewissen Maß normal ist, wird hervorgehoben.

AB 1 Haben Sie sich einen schlechten Denkstil angewöhnt?
Eine tabellarische Übersicht verdeutlicht Patient:innen Unterschiede zwischen übermäßigem Grübeln und problemlöseorientiertem, konstruktivem Denken.

INFO 6 Impact-Technik: Sich aus der Verstrickung lösen und den »roten Faden« wiederfinden
Die Übung leitet Therapeut:innen an, wie sie Rumination mit konstruktivem Denken für Patient:innen bildlich kontrastieren können.

AB 2 Rumination erkennen: Die 3-Fragen-Daumenregel
Therapeut:innen leiten mittels eines Gedankenexperiments und drei Fragen Patient:innen an, wie sie Grübeln identifizieren können.

INFO 7 Rumination erkennen: Offenes Grübeln in der Therapiestunde
Das Informationsblatt erklärt Therapeut:innen offenes Grübeln und welche Hinweise darauf schließen lassen.

INFO 8 Rumination erkennen: Verdecktes Grübeln in der Therapiestunde
Therapeut:innen erfahren, wie sie verdecktes Grübeln bei ihren Patient:innen identifizieren können.

INFO 9 Wenn Rumination in der Therapiestunde auftritt: Interventionen
Es werden therapeutische Interventionen beispielhaft aufgeführt, wenn Patient:innen während der Therapiestunde grübeln.

AB 3 Der Münztrick: Offenes Grübeln in der Therapiestunde unterbinden
Eine einfache Impact-Technik hilft Therapeut:innen, Rumination in der Therapiestunde zu stoppen.

INFO 10 In drei Schritten zur passenden Intervention
Therapeut:innen erhalten Anleitung, wie sie passende Interventionen für ihre Patient:innen auswählen können.

AB 4 Funktionsanalyse: Situative Verhaltensanalyse (Mikroanalyse)
Das Arbeitsblatt kann von Therapeut:innen genutzt werden, um die individuelle Mikroanalyse zu verschriftlichen.

AB 5 Funktionsanalyse: Makroanalyse
Hier können Therapeut:innen ihre Ergebnisse der individuellen Makroanalyse eintragen.

AB 6 Situative Verhaltensanalyse: Fragen
Der Fragenkatalog leitet Therapeut:innen zur ausführlichen Exploration einer Grübelsituation an.

AB 7 Behandlungsplan
Eine tabellarische Zusammenfassung der entstehungsrelevanten und aufrechterhaltenden Bedingungen der Rumination leitet Therapeut:innen zu Therapiezielen und passenden Interventionen.

INFO 11 Was ist eigentlich das Problem?!
Ein zentraler Faktor für das Arbeitsbündnis zwischen Patient:in und Therapeut:in wird erörtert: Grübeln als gemeinsame Problemdefinition.

AB 8 Therapietracker
Patient:innen können in dieser Selbsteinschätzung regelmäßig ihre Fortschritte prüfen und herausfinden, welche Techniken ihnen helfen, Grübeln zu reduzieren. Das Arbeitsblatt dient der Evaluation des Therapieverlaufs.

Was ist repetitives negatives Denken (RND)?

Ein Meilenstein in der psychotherapeutischen Forschung war die Entdeckung des *repetitiven negativen Denkens* (RND) als transdiagnostischer Prozess mit großer Bedeutung für Entstehung, Aufrechterhaltung und Wiederauftreten von psychischen Störungen. Lange Zeit wurde RND durch eine starke Ausrichtung von Forschung und Praxis auf einzelne psychische Erkrankungen nur störungsspezifisch gesehen und definiert (Moulds & Mc Evoy, 2025). Störungsübergreifend versteht man heute unter RND das wiederkehrende Befassen mit negativen Gedanken, was als passiv und / oder unkontrollierbar erlebt wird (Ehring & Watkins, 2008). Dieser Denkprozess erfordert mentale Kapazität und Betroffenen fällt es schwer, sich von den Denkinhalten zu lösen. Das Denken ist zudem eher abstrakt und unproduktiv. Unterformen des RND sind Grübeln (Rumination) und Sich-Sorgen.

Merkmale von RND

Der Psychologe David Clark (2022, S. 16) beschreibt Kernmerkmale von RND:

- **Repetitiv:** Das Denken kreist wiederholt um denselben Inhalt.
- **Negativ:** Die Denkinhalte sind negativ. Es geht häufig um negative Aspekte der eigenen Person oder negative Aspekte eines Erlebnisses.
- **Intrusiv:** Die Gedanken tauchen plötzlich auf und sind aufdringlich. Ausgangspunkt können auch unvermittelt auftauchende Bilder im Kopf oder Erinnerungen sein.
- **Abstrakt:** Die Gedanken sind allgemein, hypothetisch und nicht der Realität angemessen (Watkins, 2018).
- **Passiv:** Die Gedanken kommen einfach, ohne dass hierzu etwas aktiv getan werden muss.
- **Hartnäckig:** Die Gedanken lassen sich nicht so leicht auf positive Aspekte lenken, sondern fokussieren auf negative Aspekte.
- **Unkontrollierbar:** Obwohl die Gedanken nicht gewollt sind oder an etwas anderes bewusst gedacht wird, treten sie immer wieder auf. Betroffene erleben dies als Kontrollverlust.

Psychische Störungen und RND

RND findet sich transdiagnostisch bei nahezu allen Achse-I-Störungen (Ehring & Watkins, 2008): Depression (Rumination über depressive Symptome und belastende Ereignisse), Generalisierte Angststörung (Sorgen über mögliche zukünftige Gefahren), Posttraumatische Belastungsstörung (Grübeln über das Trauma und seine Folgen), Soziale Phobie (*Post-Event Processing* über das eigene Verhalten in sozialen Situationen und mögliche Ablehnung durch andere) sowie bei Schlafstörung, Essstörungen, Zwangsstörung, Panikstörung, Hypochondrie, Schmerzstörung, Alkoholabhängigkeit, Psychose und Bipolarer Störung.

RND ist ursächlich beteiligt an der Entstehung und Aufrechterhaltung von psychischen Störungen (Ehring & Watkins, 2008; Watkins & Roberts, 2020) und sollte daher ein relevanter Kernprozess sein, den Psychotherapie fokussiert und modifiziert.

RND wahrnehmen und erkennen

Ein wesentlicher Schritt in der Modifikation von RND ist das bewusste Wahrnehmen und Identifizieren dieses Denkprozesses. Hierbei gibt es zwei Schwierigkeiten:

(1) Grübeln und Sich-Sorgen werden oft mit *Nachdenken* im Sinne eines konstruktiv-problemlöseorientierten Denkens verwechselt und nicht als dysfunktional erkannt.

(2) Grübeln und Sich-Sorgen beginnen oft mit konstruktiv-problemlöseorientiertem Denken, das dann unbewusst in dysfunktionales RND abdriftet (Teismann, 2014, S. 17; Watkins, 2018, S. 209).

Was ist repetitives negatives Denken (RND)?

Patient:innen sollten daher Psychoedukation über Merkmale, Folgen und Aufrechterhaltungsprozesse (circulus vitiosus) von Grübeln und Sich-Sorgen erhalten, um RND besser zu erkennen. Zudem sollten Patient:innen in der Selbstbeobachtung geschult werden, um rechtzeitig zu bemerken, wenn das Denken in unproduktive Prozesse übergeht.

Hilfreich ist es auch, wenn Patient:innen häufige Arten von RND kennen. Die Psychologin Susan Nolen-Hoeksema (2006) unterscheidet drei Arten:

- **Kränkungsgrübeln** hat inhaltlich den Fokus auf scheinbares Unrecht, das einer Person widerfahren ist. Es geht mit Erleben von Verletztsein, externalen Schuldzuweisungen und Ärger einher.
- **Vergrößerungsgrübeln** befasst sich inhaltlich mit einem Problem und macht es im Verlauf immer größer. Der *Vergrößerungseffekt* geht allein auf diese Denkweise zurück.
- **Katastrophengrübeln** dreht sich um das Sorgen. Hier ist das Denken auf potentiell bedrohliche Szenarien fokussiert.

Normales vs. pathologisches RND

Grübeln ist ein weit verbreitetes und normales Phänomen, das auch bei Personen ohne psychische Erkrankung auftritt (Watkins, 2018). Auch Sich-Sorgen tritt bei gesunden Personen auf und der Inhalt der Sorgen unterscheidet sich nicht grundlegend von z. B. Patient:innen mit Generalisierter Angststörung, bei denen Sich-Sorgen ein Kardinalsymptom darstellt (Becker & Margraf, 2025). Auf Stress oder bei konkreten Problemen sind Grübeln und Sich-Sorgen häufige Reaktionen: Menschen grübeln nach dem unerwarteten Ende einer Partnerschaft, nach dem Verlust eines Angehörigen oder wenn ihnen ein Fehler in der Öffentlichkeit passiert. Menschen sorgen sich, ob ihre Angehörigen erkranken könnten, über finanzielle Themen oder wenn ein öffentlicher Vortrag ansteht.

Grübeln und Sich-Sorgen sind demzufolge nicht per se pathologische Prozesse. Denn Grübeln und Sich-Sorgen lenken die Aufmerksamkeit auf Probleme, Gefahren, unerwünschte Folgen oder Soll-Ist-Diskrepanzen. Grübeln soll Unterschiede zwischen angestrebten Soll-Zuständen und unerwünschten Ist-Zuständen verringern und der Problemlösung dienen (Watkins, 2018). Sorgen nehmen potenzielle Gefahren oder unerwünschte Folgen vorweg. Sie sollen »ein Problem, das noch nicht eingetreten ist, lösen« (Becker & Margraf, 2025, S. 13). RND stellt durch das häufige Hervorbringen desselben Themas sicher, dass die betreffende Person die Aufmerksamkeit auf das Thema lenkt – eine Art »Erinnerungsfunktion«. Des Weiteren sichern diese Denkprozesse, eventuell durch die Aufmerksamkeitslenkung auf ein Problem, dass die Person sich mit dem Problem auseinandersetzt und es mit höherer Wahrscheinlichkeit gelöst wird. Zusammenfassend könnten Grübeln und Sich-Sorgen folgende wichtige Funktionen erfüllen:

- **Warnfunktion:** Das Denken weist auf potenzielle Gefahren und unerwünschte Folgen hin.
- **Relevanzfunktion:** Das Denken zeigt Diskrepanzen zwischen dem gegenwärtigen Zustand und persönlichen Zielen auf.
- **Aufmerksamkeitsfunktion:** Das Denken sichert die Aufmerksamkeitszuwendung auf bestimmte Themen.
- **Problemlösefunktion:** Das Denken fördert die Beschäftigung mit einem Problem.

Was ist repetitives negatives Denken (RND)?

Beispiel

Beispiel 1: Eine Person ist unzufrieden mit ihrer aktuellen Partnerschaft und grübelt oft über ihre Beziehung nach. Grübeln kann die Person davor warnen, dass die Partnerschaft, die ihr wichtig ist, aber derzeit unbefriedigend verläuft, in die Brüche geht (Warn- und Relevanzfunktion). Die wiederkehrenden Gedanken an die Partnerschaft lenken die Aufmerksamkeit auf die Qualität der Beziehung (Aufmerksamkeitsfunktion). Die Person macht sich Gedanken, was sie tun könnte, um die Situation zu verbessern, z. B. ob sie vielleicht weniger Überstunden und stattdessen pünktlich Feierabend machen sollte, um abends mehr gemeinsame Paarzeit zu verbringen (Problemlösefunktion).

Beispiel 2: Einer Person steht ein wichtiger beruflicher Vortrag bevor. Bislang hat sie sich jedoch wenig darauf vorbereitet. Als nur noch eine Woche Zeit ist, beginnt die Person, sich viele Sorgen zu machen (z. B. »Was ist, wenn ich es nicht schaffe, rechtzeitig fertig zu werden? … Was ist, wenn ich ein Blackout habe? … Was ist, wenn ich einen schlechten Eindruck mache?«). Die Sorgen weisen auf die Gefahr hin, bei mangelnder Vorbereitung eine schlechte Performanz zu zeigen (Warn- und Relevanzfunktion). Weil die Sorgen ständig wiederkommen, bleibt das Thema präsent (Aufmerksamkeitsfunktion). Die Person wird motiviert, sich auf den Vortrag vorzubereiten (Problemlösefunktion).

Bei pathologischem Grübeln und Sich-Sorgen sind oben genannte positive Funktionen nicht mehr gegeben, sondern die Denkprozesse selbst sind zum Problem geworden. Es ist ein *habituell abstrakt-generalisierender Denkstil mit hoher Rigidität* entstanden. Grübeln tritt dann gewohnheitsmäßig in unpassenden Situationen auf (z. B. abends vor dem Einschlafen). Grübeln befasst sich dann nicht mehr mit einem aktuellen Problem in einer konkret-situationsspezifischen Art und Weise, sondern das Denken wechselt inhaltlich auf eine abstrakte und verallgemeinernde Ebene (z. B. »Warum passiert mir immer wieder Negatives?«). Dieser maladaptive Denkstil zieht eine Reihe negativer Folgen nach sich (z. B. Depressionen, Angststörungen, Selbstwertverlust, Passivität).

Aufklärung und Zielvereinbarung in der Psychotherapie

Therapeut:innen können aufklären, dass …

- Grübeln und Sich-Sorgen weit verbreitete Phänomene unseres Gehirns sind und diese Prozesse auch hilfreiche Funktionen erfüllen können. Aufgrund dessen ist ein Therapieziel wie »grübelfrei / sorgenlos« oder »keine negativen Gedanken mehr haben« unrealistisch. Therapeut:innen sollten daher ihre Patient:innen von Anfang an unterstützen, realistische Erwartungen an die Therapie zu entwickeln (z. B. Grübeln besser regulieren lernen).

Was ist repetitives negatives Denken (RND)?

Außerdem sollten Therapeut:innen darüber informieren, dass Grübeln und Sich-Sorgen problematisch sind, wenn diese Denkprozesse …

- exzessiv werden (z. B. mehrere Stunden täglich andauern) und gewohnheitsmäßig auftreten (z. B. immer vor dem Einschlafen).
- hauptsächlich abstrakt und generalisierend sind (ein flexibler Wechsel zu einem konkreten, problemlöseorientierten, konstruktiven Denken gelingt nicht mehr).
- rigide sind (unangemessen auf jede Situation angewendet werden).
- unproduktiv sind (keine Lösung, keine Entscheidungen, keinen Handlungsplan hervorbringen).
- in einem Missverhältnis zu aktivem Handeln stehen (Imbalance in Richtung zu viel denken / analysieren / abwägen / zweifeln und infolge Passivität).
- negative Folgen nach sich ziehen (z. B. Schlafstörungen, deprimierte Stimmung, Minderwertigkeitsgefühle, Ängste).

Fragebögen zur Diagnostik und Verlaufskontrolle. Verschiedene Fragebögen stehen zur Verfügung, um Diagnostik und Verlaufskontrolle parallel zum klinischen Urteil zu ergänzen. Im Folgenden sind exemplarisch einige Fragebögen aufgeführt.

Rumination

- Perseverative Thinking Questionnaire (PTQ, Ehring et al., 2011)
- Rumination-Reflection-Questionnaire (RRQ, Trapnell & Campbell, 1999, dt. von Schütz, 2000 oder König, 2012)
- Response Styles Questionnaire (RSQ, Nolen-Hoeksema & Morrow, 1991, dt. von Kühner et al., 2007)
- Das Arbeitsblatt **AB 8** »Therapietracker« kann in der Therapie genutzt werden, um den Therapieverlauf sowie die individuelle Wirksamkeit von Interventionen zu überprüfen.

Sorgen

- Worry Domain Questionnaire (WDQ, Tallis et al., 1992, dt. Stöber, 1995)
- Penn State Worry Questionnaire (PSWQ, Meyer et al., 1990, dt. Stöber, 1995)

Metakognitionen

- Fragebogen zu Metakognitionen 30 (Metacognitions Questionnaire 30, MCQ-30, Wells, 2011)
- Meta-Sorgen-Fragebogen (Meta-Worry-Questionnaire, MWQ, Wells, 2011)

Störungsspezifische Fragebögen

- Skala zur Generalisierten Angststörung (GADS-R, Wells, 2011)
- Skala zur Posttraumatischen Belastungsstörung (PTSD-S, Wells, 2011)
- Skala zur Zwangsstörung (OCD-S, Wells, 2011)

Grübeln (Rumination) und seine negativen Folgen

Eine häufige Form des repetitiven negativen Denkens (RND) ist das Grübeln (Rumination). Der Begriff Rumination bedeutet eigentlich »Wiederkäuen« und kommt aus dem Tierreich. Hier bezeichnet Rumination bei einer Unterform der Paarhufer (z. B. Rinder, Schafe) das erneute Hervorwürgen der vorverdauten Nahrung, die nochmals zerkaut wird, um sie dann wieder herunterzuschlucken und weiter zu verdauen. Im übertragenden Sinne ist in der Psychologie mit Rumination gemeint, dass Gedanken »mental wiedergekäut« werden.

Definition

Grübeln ist ein umgangssprachlicher Begriff, der im Alltag, aber auch in der klinischen Literatur, teils unpräzise und mehrdeutig gebraucht wird. Es ist daher sinnvoll, mit Patient:innen ein gemeinsames Verständnis von dem Phänomen zu erarbeiten (s. **INFO 5** »Grübeln: Gedankenkaugummi«, **AB 1** »Haben Sie sich einen schlechten Denkstil angewöhnt?«).

Eine Pionierin der Ruminationsforschung, die Psychologin Susan Nolen-Hoeksema, hob die Bedeutung von Grübeln im Zusammenhang mit der Aufrechterhaltung von Depressionen hervor. Unter Grübeln verstand sie »Verhaltensweisen oder Gedanken, die die Aufmerksamkeit auf eigene depressive Symptome fokussieren und auf Implikationen dieser Symptome« (Susan Nolen-Hoeksema, 1991, S. 569; Übersetzung der Autorin). So grübeln depressive Patient:innen häufig z. B. über Ursachen und Konsequenzen der Depression. Der Ruminationsforscher Edward Watkins beschreibt Grübeln als »repetitives, anhaltendes und periodisch wiederkehrendes negatives Denken über sich selbst, Gefühle, persönliche Sorgen und schlimme Erlebnisse« (Watkins & Roberts, 2020, S. 1; Übersetzung der Autorin). Zudem sieht er Grübeln als einen selbstbezogenen Problemlöseversuch, wenn der aktuelle Zustand nicht einem gewünschten Zustand entspricht (Watkins, 2008).

Ist Grübeln weiblich?

Nolen-Hoeksema beleuchtete in ihren Studien das weibliche Grübeln. Ihr Buch »Women who think too much« (dt. »Warum Frauen zu viel denken«, 2006) wurde in zahlreiche Sprachen übersetzt. Nolen-Hoeksema interessierte sich unter anderem für die Frage, warum Frauen doppelt so häufig wie Männer an Depressionen erkranken. Sie zog aus ihrer Forschung das Fazit, dass Frauen mehr als Männer zu einem *ruminativen und passiven Copingstil* in Reaktion auf Stress tendierten. Dies habe zur Folge, dass Frauen intensiver und länger mit Stress konfrontiert seien. Zudem erschwere der ruminativ-passive Copingstil die Überwindung der auslösenden Problemsituation.

In einer Studie, in der Nolen-Hoeksema (1995) 615 Teenager im Alter von 12 bis 16 Jahren untersuchte, zeigte sich, dass schon Mädchen häufiger grübeln als Jungen. Zudem unterschieden sich die Grübelthemen. Jungen grübelten mehr über ihren Erfolg in Sport und Freizeitaktivitäten. Mädchen grübelten mehr über die Themen Aussehen, Freund:innen und Familie sowie sich selbst. Nolen-Hoeksema folgert, dass die Denkinhalte der Mädchen per se nicht einfach zu lösen seien und daher leichter zum Grübeln verleiten würden. Zudem würden Frauen durch ihre Sozialisation vermehrt zum Grübeln angeregt werden (Nolen-Hoeksema, 2006). Eltern würden ihre Töchter mehr als ihre Söhne dazu anleiten, über die eigenen Gefühle (z. B. Traurigkeit) nachzudenken. Zudem würden Eltern auch häufiger in Anwesenheit von Töchtern, im Gegensatz zu Söhnen, über eigene aversive Emotionen reden.

Zusammenfassend erklärt die stärkere Tendenz von Frauen zur Rumination höhere Prävalenzraten für Frauen bezüglich Depression (Butler & Nolen-Hoeksema, 1994; Nolen-Hoeksema et al., 1999).

Grübeln (Rumination) und seine negativen Folgen

Negative Folgen von Grübeln
Grübeln zieht eine Reihe von negativen Folgen nach sich (Ehring & Behar, 2021; Ehring & Watkins, 2008; Teismann, 2014; Watkins & Roberts, 2020):
- Aufrechterhaltung und Intensivierung negativer Stimmung
- Vermehrte negative Kognitionen (Gedanken, Erinnerungen, Bewertungen)
- Antriebsreduktion
- Schlafstörungen
- Konzentrationsstörungen
- Beeinträchtigung der Problemlösefähigkeit
- Interpersonelle Probleme
- Entstehung psychischer Störungen

Netzwerkmodell nach Bower. Personen mit exzessivem Grübeln geraten vermutlich in Teufelskreisprozesse, die immer mehr und immer intensivere negative Folgen nach sich ziehen. Eine Erklärung liefert das *Netzwerkmodell von Bower* (1981). Das Modell geht davon aus, dass in unserem Gedächtnis Erinnerungen, Gedanken, Gefühle und dazu passende Körperreaktionen in einem Netzwerk gespeichert werden. Wird ein Element des Netzwerks aktiviert (z. B. eine traurige Emotion), werden mehr Gedanken und Erinnerungen mit ähnlichen Emotionen aktiviert als Erinnerungen mit gegensätzlichen Emotionen, weil ähnliche Emotionen näher beieinander abgespeichert werden. Wenn Grübeln also aversive Emotionen auslöst, werden dazu passende aversive Gedanken, Erinnerungen und Körperreaktionen aktiviert. Hierdurch verschlechtert sich die Stimmung weiter. Dieser Teufelskreis kann dazu führen, dass die Stimmung immer hoffnungsloser, die Gedanken immer negativer und die Motivation immer geringer wird.
Hefeteigeffekt des Grübelns. Die Beobachtung, dass negative Gedanken weitere negative Gedanken nach sich ziehen, nennt Nolen-Hoeksema (2006) den »*Hefeteigeffekt*« des Grübelns: Grübeln intensiviert aversive Emotionen und erhält diese aufrecht. So verstärkt Grübeln traurige, wütende, ängstliche und schamvolle Emotionen und trägt zu deprimierter Stimmung, gereizter Stimmung, Angstzuständen und Minderwertigkeitsempfinden bei. Grübeln hat daher transdiagnostisch bei vielen emotionalen Problemen, mit denen Patient:innen die Psychotherapie aufsuchen, eine große Bedeutung.
Umsetzung von Lösungen erschwert. Ein weiterer negativer Effekt von Grübeln ist, dass Grübeln dazu führen kann, dass Lösungen, selbst wenn sie gesehen werden, weniger wahrscheinlich umgesetzt werden (Lyubomirsky & Nolen-Hoeksema, 1993).
Belastung von Angehörigen. Leiden Patient:innen unter exzessivem Grübeln, belastet dies häufig auch ihre sozialen Beziehungen (Teismann, 2014). Angehörige sind belastet durch …
- die ständige Wiederholung der gleichen Themen.
- die Passivität der Patient:innen.
- das Nicht-Umsetzen oder nur halbherzige Umsetzen von Lösungsvorschlägen.
- häufige Rückversicherungen der Patient:innen im sozialen Umfeld.

Grübeln (Rumination) und seine negativen Folgen

Für Außenstehende kann es schwer nachvollziehbar sein, warum Patient:innen an bestimmten Themen »hängen« bleiben und immer wieder darauf zurückkommen. Neben dem Unverständnis kann das soziale Umfeld die exzessive gedankliche Auseinandersetzung und Äußerung von negativen Aspekten als anstrengend erleben. Auch können für Nahestehende die aversiven Stimmungen der Patient:innen (z. B. Niedergeschlagenheit, Gereiztheit, ängstliche Anspannung) belastend sein. Außerdem tendieren Patient:innen zu einer Passivität im Problemlösen oder sogar zu einer Ablehnung von Hilfs- und Lösungsangeboten von Angehörigen und befreundeten Personen. Dieses Verhalten kann im sozialen Umfeld Irritationen bis Wut auslösen. Chronische Rumination kann zu einem Verlust an sozialer Unterstützung führen (Nolen-Hoeksema et al., 2008). Umgekehrt fühlen sich Patient:innen häufig unverstanden, wenn ihnen das Umfeld rät, aufzuhören, sich so viele negative Gedanken zu machen (»Mach dir keinen Kopf«-Ratschläge). Denn Patient:innen erleben RND als unkontrollierbar oder verspüren einen inneren Drang, sich exzessiv mit bestimmten Themen auseinanderzusetzen.

Die durch das RND resultierenden interpersonellen Probleme können zu Konflikten bis hin zu Kontaktabbrüchen führen und dadurch wiederum Anlass für weiteres Grübeln und Sich-Sorgen sein.

Entstehung psychischer Störungen. Aufgrund der beschriebenen komplexen negativen Prozesse ist Grübeln an der Entstehung verschiedener psychischer Störungen (z. B. Depressionen, Angststörungen) beteiligt.

Das Therapierational der »ungünstigen Gewohnheit«

Die Psychologin Nolen-Hoeksema (1991) geht in ihrer *Response Styles Theory* (RST) davon aus, dass Grübeln ein *habitueller Denkstil* ist. Dieser Denkstil sei stabil und anhaltend. Betroffene Personen tendierten zu einem repetitiven, selbstbezogenen Denken als Reaktion auf wahrgenommene deprimierte Stimmung. Habitueller Denkstil impliziert auch, dass Grübeln gewohnheitsmäßig, automatisiert, unbewusst und unbeabsichtigt abläuft sowie schwer kontrollierbar ist (Watkins, 2018).

Entstehung des habituellen Denkstils

Es wird vermutet, dass Grübeln als habitueller Denkstil durch Modelllernen sowie eine übermäßig von Kritik, Kontrolle und Grenzüberschreitung geprägte Erziehung entstehen kann (Nolen-Hoeksema, 1991; Watkins, 2018, S. 29; Watkins & Roberts, 2020). Eltern oder nahe Bezugspersonen können zum (offenen) Grübeln als passiven Copingstil neigen und es auf diesem Weg Kindern »beibringen«. In einem überkritischen oder missbräuchlichen Elternhaus mit physischer oder sexueller Gewalt können Kinder zum Selbstschutz versuchen, durch Grübeln Situationen vorherzusagen, um Abwertung und Gewalt zu vermeiden. *Überkontrollierende Eltern* können Grübeln begünstigen, weil Kinder in diesem Umfeld geringere Chancen haben, einen aktiven Copingstil (Problembewältigungskompetenzen) zu entwickeln. Auch wenn Kinder häufig den Eindruck gewinnen, Situationen nicht selbst gestalten zu können und Hilflosigkeit erleben, kann Grübeln als kurzfristig hilfreiche Bewältigungsreaktion erlernt werden (Watkins, 2018, S. 29).

Darüber hinaus spielen *klassische Konditionierungsprozesse* wahrscheinlich eine Rolle, wenn deprimierte Stimmung (Stimulus) wiederholt mit Grübeln (Reaktion) beantwortet wird, sodass schließlich deprimierte Stimmung mit Grübeln assoziiert ist (Watkins, 2018).

Wirksame therapeutische Interventionen

Weil Grübeln wahrscheinlich ein habitueller Denkstil ist und unter anderem durch klassische Konditionierungsprozesse erworben wird, postuliert Watkins (2018), dass kognitive Interventionen (z. B. kognitive Umstrukturierungen) zur Modifikation von Grübeln zu kurz greifen. Vielmehr seien nach Watkins *Stimuluskontrolltechniken*, die eine Modifikation der Grübeln auslösenden Stimuli anvisieren, anzuwenden. Des Weiteren sei die Technik der *Gegenkonditionierung* erfolgsversprechend. Hierbei würden Patient:innen lernen, auf den konditionierten Stimulus (z. B. deprimierte Stimmung) mit einem Verhalten, das inkompatibel mit Grübeln ist, zu reagieren. Inkompatible Verhaltensweisen können z. B. problemlöseorientiertes Denken, Entspannung oder positive Aktivitäten sein.

Die Metapher der »ungünstigen Gewohnheit« vermitteln

Watkins (2018) sieht Rumination als »mentale Gewohnheit« (*mental habit*) an. Die Bezeichnung als »Gewohnheit« sei für Patient:innen gut verständlich und verringere Selbstverurteilungen, weil jeder »gute und schlechte Gewohnheiten« kenne (Watkins, 2018). Patient:innen kann psychoedukativ »Rumination als ungünstige Gewohnheit« vermittelt werden (s. **AB 1** »Haben Sie sich einen schlechten Denkstil angewöhnt?«).

Das Therapierational der »ungünstigen Gewohnheit«

Therapierational Teil I

- Gewohnheiten sind automatische Verhaltensmuster und laufen unabsichtlich und unbewusst ab.
- Grübeln ist eine ungünstige Denkgewohnheit.
- Bestimmte Situationen können automatisch Grübeln auslösen, wenn in diesen Situationen häufig das Verhalten gezeigt wurde.
- Grübeln ist nicht Teil der Persönlichkeit, auch wenn es schon seit langer Zeit besteht. Grübeln ist veränderbar.

Veränderungswissen vermitteln

Nach Watkins (2018) ist das Ziel der Psychotherapie nicht unbedingt, Grübeln zu stoppen, sondern vielmehr schneller und leichter *zu einem adaptiven Denken wechseln* zu können. Neben dem Wechsel zum adaptiven Denken ist auch die Anwendung von adaptivem Verhalten (z. B. Emotionsregulation) wichtig. Lernziele der Psychotherapie sind daher, maladaptive Denkgewohnheiten bewusst wahrzunehmen, zu erkennen und Alternativverhalten zur Rumination einzuüben.

Therapierational Teil II

- Gewohnheiten sind *an*trainiert, können aber wieder *ab*trainiert werden, das gilt auch für Grübeln.
- »Abtrainieren« bedeutet, Grübeln bewusst wahrzunehmen und zu erkennen, um es dann durch alternatives Verhalten zu ersetzen.
- Ziel ist der schnellere und leichtere Wechsel in adaptives Denken und Handeln.
- Je häufiger das alternative Verhalten gezeigt wird, desto automatischer wird es gezeigt und dadurch entstehen neue Denk- und Verhaltensgewohnheiten.
- Eine Gewohnheit zu verändern, benötigt Zeit, Geduld und wiederholtes Üben!

Grübeln während der Therapiestunde

Watkins (2018) geht davon aus, dass Rumination auch während Therapiestunden auftritt und die Aufnahme und Verarbeitung neuer Informationen behindert, weil es Konzentrations- und Gedächtnisprozesse stört. Aus diesem Grund sollten Patient:innen bei der Informationsaufnahme und -verarbeitung in der Therapiesitzung unterstützt werden.

Das Therapierational der »ungünstigen Gewohnheit«

Unterstützung der Informationsaufnahme und -verarbeitung

- Sitzungen interessant und erlebnisorientiert gestalten (z. B. durch Impact-Techniken wie **AB 3** »Der Münztrick: Offenes Grübeln in der Therapiestunde unterbinden«)
- Bewegung in die Sitzung integrieren, z. B. gemeinsam aufstehen und zum Flipchart gehen, kurze Körperübungen wie Dehnen und Strecken (Kabat-Zinn, 2013; Segal et al., 2015)
- lange Monologe aufseiten von Patient:innen oder Therapeut:innen vermeiden
- Informationsblätter mitgeben (z. B. **INFO 5** »Grübeln – Gedankenkaugummi«)
- Arbeitsblätter ausfüllen lassen (z. B. **AB 10** »Dem Grübeln auf die Spur kommen«, **AB 13** »Die Folgen von übermäßigem Grübeln (Kosten-Nutzen-Analyse)«, **AB 16** »Meine Strategien zur Kontrolle negativer Gedanken«)
- Patient:innen bei wichtigen Aspekten vorschlagen, diese direkt in der Therapiestunde in einem *Therapiejournal* festzuhalten (»Das klingt nach einer wichtigen Erkenntnis! Möchten Sie sich das vielleicht direkt notieren?«)
- die Informations- und Interventionsdichte an die Konzentrationsfähigkeit anpassen
- Mündliche / schriftliche Zusammenfassung wichtiger Aspekte am Sitzungsende (*Take-home-Message*)
- Hausaufgaben aufgeben

Repetitives negatives Denken bei verschiedenen psychischen Störungen

Repetitives negatives Denken (RND) tritt transdiagnostisch bei verschiedenen psychischen Störungen auf. Auch wenn diese Denkprozesse viele gemeinsame Merkmale haben, gibt es störungsspezifisch Unterschiede im Inhalt des Denkens.

Psychische Störung	Typische Inhalte von Grübeln und Sich-Sorgen
Depression	▶ Wiederholte Gedanken der *kognitiven Triade* nach Beck et al. (1979): (1) Negative Bewertung der eigenen Person, (2) Negative Bewertung der Welt, (3) Negative Bewertung der Zukunft ▶ **Häufige Themen:** vergangene Verluste, Analyse vergangener Fehler / persönlicher Schwächen, negative soziale Urteile / Vergleiche, depressive Beschwerden (z. B. Antriebslosigkeit, Schlafstörungen) ▶ **Beispiele:** *Warum bin ich so niedergeschlagen und erschöpft? Warum bin ich so unfähig? Warum bin ich nicht liebenswert? Warum geht es mir immer so schlecht? Warum wird es nicht besser?*
Generalisierte Angststörung	▶ Das Denken springt von einer Sorge zur nächsten, inhaltlich geht es um Katastrophenszenarien oder auch banale, unangenehme Folgen von negativen Ereignissen. ▶ **Häufige Themen:** soziale Beziehungen, Arbeit, Finanzen, Gesundheit, alltägliche Dinge (z. B. Autoreparatur) ▶ **Beispiele:** *Was wäre, wenn mein Kind einen Unfall hätte? Was wäre, wenn wir den Hauskredit nicht mehr zahlen könnten? Was wird die Autowerkstatt alles Schlimmes finden?*
Soziale Phobie	▶ Selbstkritisches, selbstabwertendes Grübeln über das eigene Verhalten und die Reaktionen von anderen Personen im Anschluss an soziale Interaktionen (*Post-Event-Processing*) ▶ Sorgen bezüglich der Wirkung auf andere bei zukünftigen sozialen Interaktionen (*Pre-Event-Processing*) ▶ **Häufige Themen:** Hinweise für die eigene soziale Unzulänglichkeit sowie Zeichen der Ablehnung von anderen; Vorstellungen von zukünftigem Versagen in sozialen Situationen ▶ **Beispiele:** *Was ist, wenn ich komisch gewirkt habe? Was ist, wenn die anderen mich blöd fanden? Was ist, wenn ich rot werde bei dem Vortrag?*

Repetitives negatives Denken bei verschiedenen psychischen Störungen

Psychische Störung	Typische Inhalte von Grübeln und Sich-Sorgen
Posttraumatische Belastungsstörung	▶ Grübeln über Gründe und Folgen des Traumas ▶ **Häufige Themen:** Grübeln, warum der Person das Trauma zugestoßen ist (*Warum-Fragen*), Grübeln, ob die Person das Trauma hätte verhindern können (*Was-wäre-gewesen-wenn-Fragen*), Grübeln, warum die Person das Trauma überlebt hat und andere Personen nicht (*Survivor guilt,* »Überlebensschuld«), Sorgen, was das Trauma für das Leben der Person bedeutet (Fragen nach *Folgen und Einfluss* des Traumas), Sorgen, dass jederzeit wieder etwas Bedrohliches passieren könnte (einhergehend mit *Bedrohungsmonitoring)* ▶ **Beispiele:** *Warum musste mir das passieren? Was wäre gewesen, wenn ich einen anderen Weg nach Hause genommen hätte? Warum habe ich überlebt und nicht die anderen? Werde ich jemals wieder Menschen vertrauen können? Was ist, wenn es mir wieder passiert?*
Hypochondrische Störung	▶ Sorgen fokussieren auf körperliche Missempfindungen und ihre potentiell bedrohliche Bedeutung ▶ **Häufige Themen:** Angst vor Krankheiten ▶ **Beispiele:** *Was ist, wenn das Herzstolpern auf einen Herzfehler hinweist? Was ist, wenn hinter den Kopfschmerzen ein Hirntumor steckt?*
Somatoforme Schmerzstörung	▶ Sorgen und Grübeln fokussieren sich auf die Schmerzsymptomatik ▶ **Häufige Themen:** warum die Schmerzen immer noch / schon wieder / so stark da sind, welche negativen aktuellen oder zukünftigen Auswirkungen die Schmerzen auf das Leben haben könnten ▶ **Beispiele:** *Warum sind die Schmerzen heute so stark? Warum wird das nie besser? Was ist, wenn die Schmerzen nie wieder weggehen?*

Grübeln: Gedankenkaugummi

Grübeln bedeutet, bildlich gesprochen, eine Sache immer wieder »durchzukauen«. In der Fachsprache nennt man Grübeln *Rumination,* ein Begriff, der aus dem Tierreich von den Wiederkäuern (z. B. Kühen) stammt. Grübeln kann man sich vorstellen, als würden wir auf unseren Gedanken Kaugummi kauen.

Vergangenes und Zukünftiges im Mittelpunkt

Inhaltlich befasst sich Grübeln mit vergangenen Ereignissen, die belastend waren. Sorgen befassen sich mit zukünftigen Ereignissen, von denen angenommen wird, sie könnten bedrohlich sein oder negativ / unangenehm verlaufen. Häufige Themen sind:

- negative Bewertungen der eigenen Person (Selbstkritik)
- negative Vorstellungen über die Welt oder die Zukunft (Zukunftsängste)
- negatives Denken über andere Menschen (z. B. Ärger über andere)
- Angst vor negativen Bewertungen durch andere Menschen
- Selbstvorwürfe bezüglich vergangener Ereignisse
- Schamgefühle, Schuldgefühle, Ärger über eine Situation
- aktuelle Probleme
- körperliche oder psychische Beschwerden (z. B. Kopfschmerzen, Antriebslosigkeit)

Unproduktives Denken

Grübeln beschäftigt sich wiederholt und andauernd mit negativen Inhalten. Es kann schwerfallen, sich von den Gedanken zu lösen. Das Denken ist unproduktiv, weil es weder zu einer Problemlösung noch zu einer Verbesserung der Situation beiträgt.

Grübeln startet häufig als Reaktion auf ein Problem. Es fühlt sich vielleicht auch so an, als würde man etwas tun, um seine Probleme zu lösen. Doch leider verringert Grübeln eher die Fähigkeit, das Problem zu lösen, weil negative Stimmung, Hilflosigkeit, Hoffnungslosigkeit, mehr negative Gedanken und Passivität in Folge auftreten. Es kann eine passiv-negative Haltung entstehen, mit der sich Probleme kaum noch lösen lassen.

Die Geister, die ich rief …

Übermäßiges Grübeln zieht verschiedene negative Folgen nach sich:

- unangenehme Emotionen (z. B. Traurigkeit, Angst, Ärger bis hin zu Hoffnungslosigkeit, Panik oder Verzweiflung)
- unangenehme körperliche Zustände (z. B. Anspannung, Herzrasen, Schwitzen, Erschöpfung, Antriebslosigkeit, Schlafstörungen, Konzentrationsschwierigkeiten)
- Entstehung psychischer Erkrankungen (z. B. Depressionen, Angststörungen)
- Probleme im sozialen Umfeld (z. B. Unverständnis, Konflikte)

Grübeln ist normal – in Maßen

Grübeln ist ein normales, weitverbreitetes Phänomen. Wir alle grübeln gelegentlich, z. B. wenn eine Partnerschaft unerwartet endet. Oder wir sorgen uns, z. B. dass uns ein Fehler bei einem Vortrag passieren könnte. Auch gesunde Menschen grübeln in einem gewissen Umfang und Rahmen.

Haben Sie sich einen schlechten Denkstil angewöhnt?

Grübeln gehört zu den negativen Denkschleifen, in der Fachsprache *repetitives negatives Denken (RND)* genannt. Übermäßiges Grübeln kann eine ungünstige Gewohnheit sein. Eine Gewohnheit ist ein automatisches Verhaltensmuster, das unabsichtlich und unbewusst ausgelöst wird. Wenn Personen wiederholt das gleiche Verhalten (z. B. Grübeln) ausüben, dann automatisiert sich dieses Verhalten. Man hat es sich sozusagen antrainiert. Sogar bestimmte Situationen (z. B. im Bett vor dem Einschlafen) können das Grübeln »triggern« (auslösen), wenn man in diesen Situationen regelmäßig gegrübelt hat.

> »Leider verfallen wir immer leichter ins Grübeln, je öfter wir damit anfangen. Machen wir uns in negativer Stimmung zu viele Gedanken, trainieren wir die Netzwerke negativer Gedanken und Erinnerungen und stärken die Verbindungen zwischen ihnen.« (Susan Nolen-Hoeksema, 2006, S. 48)

Grübeln ist kein Teil der Persönlichkeit, auch wenn dieser Prozess schon lange als Gewohnheit besteht. Denn zum Glück können Gewohnheiten auch wieder abtrainiert werden. Aber was ist genau der Unterschied zwischen einem *ungünstigen* und einem *günstigen* Denkstil?

Übermäßiges Grübeln

Automatisiert, plötzlich auftretend, kaum kontrollierbar	Das Denken startet unabsichtlich und unbewusst. Der Denkverlauf scheint schwierig zu beeinflussen oder zu beenden zu sein. Die Gedanken laufen plötzlich automatisch ab. Das Denken geht auch in Situationen los, in denen man es gar nicht will (z. B. auf der Arbeit, vor dem Einschlafen).
Sich wiederholend, auch sprunghaft / weitschweifig	Das Denken kreist immer wieder um den gleichen Inhalt. Das Denken verliert schnell den roten Faden und springt von einem Problem zum nächsten. Auch verliert sich das Denken schnell in zu weit führenden Aspekten. So kann kein Problem befriedigend gelöst werden.
Negativ, extrem, irrational	Die Inhalte des Denkens sehen nur negative Aspekte. Positive oder neutrale Aspekte werden weitgehend ausgeblendet. Die Gedanken tendieren zu einer negativen Überbewertung von Situationen oder Personen. Gedanken sind häufig zu selbstkritisch, selbstabwertend oder katastrophisierend.
Unproduktiv	Es entsteht keine Lösung, kein Handlungsplan, keine Entscheidung. Es werden vor allem Hindernisse und Schwierigkeiten gesehen. Das Denken kreist um Nicht-Lösungen (To-do-not-Liste). Hinterher fühlt man sich eher hilflos und verwirrt.
Abstrakt und verallgemeinernd	Das Denken bleibt oberflächlich, ohne einen Sachverhalt im Detail zu betrachten. Die konkrete Situation wird vernachlässigt. Gedanken verallgemeinern unzulässig (z. B. »immer«, »nie«).
Starr	Die Gedanken bleiben auf negative Inhalte gerichtet und lassen sich nicht so leicht auf andere Aspekte lenken. Neue Umstände oder Informationen führen nicht zu einer Anpassung von Zielen und Erwartungen.

Haben Sie sich einen schlechten Denkstil angewöhnt?

Bemüht, Emotionen zu vermeiden	Das Denken ist häufig ein Versuch, unangenehme Emotionen zu verdrängen.
Passiv	Das Denken verleitet dazu, passiv zu bleiben, weil kein Handlungsplan entsteht. Die Balance zwischen Denken und Handeln ist nicht gegeben. Es wird zu viel gedacht und zu wenig gehandelt.
Demotivierend	Das Denken entmutigt, mögliche Schritte zu gehen. Dies liegt z. B. daran, dass das Denken Unsicherheiten, Fehler, Risiken und Misserfolge nur schwer akzeptieren kann. Auch ein zugrunde liegendes Streben nach Perfektionismus kann demotivieren.

Problemlöseorientiertes, konstruktives Denken

Kontrollierbar und lösungsorientiert	Das Denken lässt sich steuern und verfolgt Fragen und Antworten in Richtung einer Lösung.
Fokussiert	Das Denken bleibt bei einem Thema oder Problem, das es zu lösen gilt. Es ist konzentriert auf Wichtiges, blendet Unwichtiges aus.
Ausgewogen, rational, logisch, faktenbasiert	Die positiven und negativen Aspekte einer Situation werden gleichermaßen betrachtet. Gegenüber der eigenen Person besteht eine wohlwollende Haltung, die Stärken und Schwächen gleichermaßen annimmt. Die Gedanken berücksichtigen Wahrscheinlichkeiten, Vernunft, Tatsachen und prüfen, ob die gezogenen Schlüsse folgerichtig sind.
Produktiv	Das Denken zielt auf eine Problemlösung oder Verbesserung der Situation ab. Es entstehen konkrete, schrittweise Lösungen und Handlungspläne sowie Entscheidungen. Hinterher weiß man, *wie* man vorgehen kann (To-do-Liste).
Konkret und situationsbezogen	Das Denken geht in die Tiefe und befasst sich mit wichtigen Details und Fragen, um ein Problem zu lösen. Es werden konkrete Situationen betrachtet.
Flexibel	Die Gedanken lassen sich von negativen auf positive Aspekte lenken. Ziele und Erwartungen können neuen Umständen oder Informationen angepasst werden.
Berücksichtigt Emotionen	Emotionen werden akzeptiert. Die Informationen von Emotionen werden mitberücksichtigt, ohne sie überzubewerten.
Aktiv	Beim Denken entsteht nach und nach ein konkreter Handlungsplan. Es ist klar, welche (Teil-)Schritte zu gehen sind. Es besteht eine günstige Balance zwischen Denken und Handeln.
Motivierend	Das Denken ermutigt zum Ausprobieren von Lösungsschritten (Motto: »Probieren geht über Studieren!«).

Impact-Technik: Sich aus der Verstrickung lösen und den »roten Faden« wiederfinden

Ziel

Patient:innen sollen erlebnisorientiert Unterschiede zwischen Rumination und problemlöseorientiertem, konstruktivem Denken vermittelt werden.

Voraussetzungen

Es wird ein rotes Wollknäuel benötigt. Patient:innen sollen eine Situation schildern, in der sie sich übermäßig Gedanken gemacht haben (Kontraindikation: z. B. Suizidalität, schwere Depression). Da es sich um eine Übung handelt, sollte keine schwer belastende Situation gewählt werden.

Vom Startgedanken aus das Grübelnetzwerk spannen

T: »Sie scheinen in der berichteten Situation gegrübelt zu haben. Lassen Sie uns diesen Denkprozess bildlich mithilfe dieses Wollknäuels darstellen. Was war der Startgedanke, mit dem Grübeln losging?«

Patient:innen werden unterstützt, einen Startgedanken zu identifizieren (z. B. »Warum mache ich immer alles falsch?«). Dann wird das Fadenende um ein Stuhlbein oder Ähnliches geknotet. Es werden nachfolgende Gedanken benannt und im Raum Punkte gesucht, um den Wollfaden zu befestigen (z. B. Tischbeine, Türklinken, Fenstergriffe). Wenn das Denken plötzlich zu einem Thema »springt« (z. B. von der konkreten Situation, in der ein Fehler gemacht wurde, zu früheren Erinnerungen an Versagen), kann dies auch räumlich dargestellt werden durch eine größere Distanz zum nächsten Befestigungspunkt. Hierbei kann das Wollknäuel auch durch den Raum geworfen werden, um die Sprunghaftigkeit des Denkens zu verdeutlichen. Nach und nach wird das Netzwerk der assoziativen Gedanken immer weiter im Raum gespannt. Hierbei kann auch ein Kreisen um dasselbe Thema dargestellt werden, indem der Faden wiederholt um dieselbe Stelle gewickelt wird. Auch ein »Sich-immer-tiefer-in-etwas-Hineinsteigern« kann bildlich dargestellt werden, indem z. B. der Faden abwärts mehrmals um ein Tischbein gewickelt wird.

Folgen der Rumination

Während des Prozesses werden Patient:innen nach ihrem aktuellen Empfinden befragt. Das Erlebte wird in Bezug zu realen Folgen der Rumination gesetzt (z. B. Verwirrung, Gefühle von Hilflosigkeit, Erschöpfung).

Impact-Technik: Sich aus der Verstrickung lösen und den »roten Faden« wiederfinden

Der rote Faden des problemlöseorientierten Denkens
Im Anschluss wird das Netzwerkbild mit einem Bild für problemlöseorientiertes, konstruktives Denken kontrastiert. Hierzu wird ein ca. drei Meter langer Wollfaden abgeschnitten. Startpunkt ist eine Ecke im Raum, und der Faden wird gerade in Richtung Tür oder Fenster gelegt. Als Startpunkt wird das Problem definiert (z. B. »Mir ist ein Fehler auf der Arbeit passiert.«).

T: »Ausgangspunkt war also, dass Ihnen auf der Arbeit ein Fehler unterlaufen ist. Wie können Sie konkret mit dieser Situation umgehen? Lassen Sie uns die einzelnen Schritte entlang des roten Fadens ablaufen.«

Patient:innen laufen den roten Faden vom Startpunkt schrittweise ab und werden angeleitet, sich bei jedem Schritt eine konstruktive Idee zu überlegen (z. B. »Ich überlege, wie schwerwiegend der Fehler überhaupt ist.«). Sollte das Denken einmal nicht konstruktiv oder zielführend sein (z. B. selbstabwertende Gedanken), kann dies mit dem Legen einer »Schlaufe« dargestellt werden.

Ziel ist es, immer wieder zurück zum »roten Faden« der Problemlösung zu kommen. Allein das Bemerken, dass die Gedanken abschweifen, ist auch schon ein wichtiger Schritt. Dabei sollen die Gedanken immer wieder zurückgeholt werden zum nächsten Schritt. Abschließend können Patient:innen auch hier nach ihrem Erleben während der Übung gefragt werden.

Mögliche Interventionen im Anschluss
- Problemlösetraining (**INFO 57** »Anti-Grübel-Skill: Problemlösetraining«)
- Defusionsübungen zum Startgedanken (z. B. **AB 27** »Mein Gehirn ist ein Arschloch!«): »Wenn Sie im Alltag bemerken, dass Sie grübeln, können Sie dies benennen: ›Mein Gehirn will sich gerade wieder in Wollfäden verstricken‹,
- Aktivitäten überlegen, um Grübeln zu unterbrechen (z. B. **AB 18** »Bügeln statt Grübeln?!«)
- Konkretes Denken üben (**INFO 37** »Konkretes Denken fördern«)
- **AB 30** »Anti-Grübel-Skill: Wie statt warum«: Patient:innen erhalten den roten Wollfaden als Give-away und sollen diesen in der folgenden Woche in der Hosentasche mit sich führen. Immer wenn ihnen ein Wechsel in konkretes Denken gelungen ist, sollen sie einen Knoten in den Faden machen.
- Selbstwahrnehmung schulen: Patient:innen sollen jedes Mal, wenn sie sich im Alltag beim Grübeln ertappen, einen Knoten in einen mitgegebenen Wollfaden machen und ggf. im Anschluss das **AB 10** »Dem Grübeln auf die Spur kommen« ausfüllen

Rumination erkennen: Die 3-Fragen-Daumenregel

Ziele

Oft fällt es Patient:innen schwer, zu erkennen, dass sie gerade grübeln. Dies liegt z. B. daran, dass konstruktives Nachdenken unbemerkt fließend in Grübeln übergehen kann. Nachfolgendes Gedankenexperiment soll erlebnisorientiert Patient:innen den Unterschied zwischen Grübeln und konstruktivem Nachdenken verdeutlichen (Addis & Martell, 2004; Teismann, 2014; Watkins, 2018; nachfolgend modifiziert). Die 3-Fragen-Daumenregel soll im Alltag helfen, Grübeln leichter zu erkennen.

Gedankenexperiment

»Ich möchte Sie zu einem Gedankenexperiment einladen, um Ihnen etwas über Grübeln zu verdeutlichen. In dem Gedankenexperiment sollen Sie sich gleich zwei Szenen vor dem inneren Auge vorstellen und Ihre Reaktion darauf beobachten. Sind Sie bereit dazu? … Prima! Dann setzen Sie sich bequem hin und schließen, wenn möglich, die Augen. Mit geschlossenen Augen können sich die meisten die Situation besser vorstellen.

Stellen Sie sich vor, Sie haben einen Mietwagen für eine Urlaubsrundreise gebucht. Als Sie eine Zeit lang damit gefahren sind und eine Pause in einer menschenleeren Landschaft einlegen, springt der Motor nicht mehr an. Ich bitte Sie nun, sich ca. zwei Minuten gedanklich mit der Situation auseinanderzusetzen, indem Sie sich möglichst viele *Warum-Fragen* stellen. Fragen Sie sich z. B. ›Warum muss das ausgerechnet jetzt passieren? Warum habe ich das Auto nicht vorher besser geprüft? Warum passiert immer mir so etwas?‹. Bitte beginnen Sie jetzt!«

Nach zwei Minuten sollen die Patient:innen auf aufgezeichneten Skalen, jeweils von -3 bis +3, mit einer Markierung angeben:

- wie sie ihre Stimmung empfunden haben
  sehr negativ ☐ –3 ☐ –2 ☐ –1 ☐ 0 ☐ 1 ☐ 2 ☐ 3 sehr positiv
- wie nah sie einer Lösung / einem Handlungsplan waren
  sehr weit entfernt ☐ –3 ☐ –2 ☐ –1 ☐ 0 ☐ 1 ☐ 2 ☐ 3 Plan steht

»Schließen Sie bitte erneut die Augen und stellen Sie sich die Situation noch einmal vor. Stellen Sie sich vor, Sie haben einen Mietwagen für eine Urlaubsrundreise gebucht. Als Sie eine Zeit lang damit gefahren sind und eine Pause in einer menschenleeren Landschaft einlegen, springt der Motor nicht mehr an. Ich bitte Sie nun, sich ca. zwei Minuten gedanklich mit der Situation auseinanderzusetzen, indem Sie sich möglichst viele *Wie-Fragen* stellen, z. B. ›Wie komme ich jetzt am schnellsten zurück? Wie gehe ich vor? Was ist zu tun?‹. Bitte beginnen Sie jetzt!«

Nach zwei Minuten sollen erneut Markierungen auf den Skalen vorgenommen werden, eventuell in anderer Farbe oder mit anderem Symbol (z. B. Kreis statt Kreuz).

Nachbesprechung

Im anschließenden Gespräch werden folgende Fragen erörtert:

- Wie wurde das Experiment erlebt?
- Gibt es Unterschiede im subjektiven Erleben, die man anhand der Einschätzung auf den Skalen ablesen kann?
- Welche Version des Denkens erlebten die Patient:innen als konstruktiver?

Rumination erkennen: Die 3-Fragen-Daumenregel

Wenn Patient:innen in der ersten Version grübelten, bezeichnen Therapeut:innen dies auch als Grübeln in der Nachbesprechung. Wenn Patient:innen in der zweiten Version konstruktives Denken zeigten, wird auch dieses so benannt.

Alltagstransfer
Patient:innen werden gefragt, wie sie Grübeln im Alltag erleben. Erkennen die Patient:innen diese Denkprozesse bereits? Woran könnten sie Grübeln erkennen?

Therapeut:innen können validieren, dass es vielen Patient:innen im Alltag zunächst schwerfällt, Grübeln rechtzeitig zu erkennen. Sie können erklären, dass dies unter anderem daran liegt, dass das Denken zunächst konstruktiv beginnt und erst im Verlauf in Grübeln abdriftet.

Schließlich kann Patient:innen für den Alltag eine Daumenregel mitgegeben werden, um zu beurteilen, ob das Denken noch konstruktiv ist oder es sich bereits um Grübeln handelt (Addis & Martell, 2004, nachfolgend modifiziert).

Die 3-Fragen-Daumenregel

»Wenn Sie sich unsicher sind, ob Sie schon grübeln, dann lassen Sie das Denken noch zwei Minuten weiterlaufen. Anschließend stellen Sie sich folgende Fragen:

- Bin ich einer Lösung nähergekommen? / Habe ich eine Idee, wie ich vorgehen werde? (Fokus Handlungsplan)
- Ist meine Stimmung besser geworden? (Fokus emotionales Befinden)
- Bin ich weniger selbstkritisch geworden? (Fokus Selbstwert / Selbstmitgefühl)

Wenn Sie nicht wenigstens eine Frage eindeutig bejahen, handelt es sich sehr wahrscheinlich um Grübeln.«

Therapeut:innen können klarstellen, dass ein Denken, das zu Handlungsplänen, Hoffnung, Zuversicht, Motivation, Selbstvertrauen oder Selbstmitgefühl führt, als hilfreich zu bezeichnen ist. Führt das Denken hingegen nicht zu konkreten Lösungsschritten, löst deprimierte Verstimmungen oder Ängste aus oder resultiert in Demotivation, Minderwertigkeitsgefühlen, Hilflosigkeit und Hoffnungslosigkeit, handelt es sich um keinen hilfreichen Denkprozess. An dieser Stelle können Therapeut:innen Patient:innen auch entlasten durch eine klare Problemdefinition:

Beispiel • Entlastende Problemdefinition

T: »Auch wenn es sich beim Grübeln so anfühlt, als seien eine Situation, Person oder Sie selbst das Hauptproblem, ist das Hauptproblem tatsächlich das Grübeln. Deswegen arbeiten wir gemeinsam in der Therapie daran, dass Sie lernen, weniger zu grübeln. Anschließend werden sich Probleme leichter lösen lassen.«

Rumination erkennen: Offenes Grübeln in der Therapiestunde

Häufig ist Patient:innen nicht bewusst, dass sie gerade grübeln. Auch Therapeut:innen kann dies nicht bewusst sein. *Offenes Grübeln* bedeutet, dass Patient:innen im Gespräch Grübelketten äußern. Wenn Therapeut:innen dies nicht erkennen, sondern das Gespräch »laufen lassen«, kann sich dies ungünstig auf die Therapiestunde und den -verlauf auswirken. Offenes Grübeln während der Therapiestunde kann bei Patient:innen Niedergeschlagenheit, Hilf- und Hoffnungslosigkeit auslösen und ihre Problemlösekompetenzen verringern. Dies kann sich auch auf Therapeut:innen übertragen. Diese haben dann vielleicht den Eindruck, dass der »Fall« schwierig und hoffnungslos sei. Auf Dauer kann sich hierdurch sowohl auf Seite von Patient:innen als auch bei Therapeut:innen Frustration einstellen.

Akademisches Grübeln

Bei Patient:innen, die Zusammenhänge gerne analysieren und stark zur Selbstreflexion neigen, kann Grübeln auch wie konstruktives Nachdenken aussehen. Ein schöner Begriff hierfür ist *akademisches Grübeln*. Therapeut:innen kann es passieren, dass sie diesen Patient:innen gerne lange passiv zuhören, weil sie den Eindruck haben, der / die Patient:in generiere hilfreiche Erkenntnisse. Manchmal ist auch eine interessante Information dabei, was einer *intermittierenden Verstärkung* für Patient:in und Therapeut:in gleicht. Durch diese intermittierende Verstärkung kann es passieren, dass Grübeln in der Therapiesitzung häufig zugelassen und weder erkannt noch benannt wird. Dies kann zur Folge haben, dass für manche Patient:innen ihr:e Therapeut:in / die Therapiestunde zu einem konditionierten Stimulus für offenes Grübeln wird.

Daher ist es essentiell, Grübeln bereits *in* der Therapiestunde zu identifizieren und zu modifizieren. Zudem fällt es durch die ausgelöste deprimierte Stimmung in der Therapiestunde ansonsten schwer, eine aktive Veränderung von Verhalten und / oder der Lebenssituation anzugehen.

Hinweise für offenes Grübeln

Nachfolgende Fragen sollen Therapeut:innen für offenes Grübeln sensibilisieren:

Offenes Grübeln	Konstruktives lautes Denken
Trägt die aktuelle Erzählung eher dazu bei, dass der / die Patient:in passiv bleibt oder sogar notwendige Veränderungen vermeidet?	Wird der / die Patient:in durch den aktuellen Denkprozess aktiv? Entwirft er / sie gerade einen Handlungsplan, der konkret ist und wahrscheinlich dazu beitragen wird, dass sich die Beschwerden und die Lebenssituation der / des Patient:in verbessern?
Löst das Erzählen bei dem / der Patient:in deprimierte Stimmung, Frustration, Lustlosigkeit oder Hoffnungslosigkeit aus?	Entwickeln sich bei dem / der Patient:in, während er / sie redet, Hoffnung, Zuversicht und Veränderungsmotivation?
Sind die gewonnenen Erkenntnisse zwar interessant, aber nicht wirklich relevant, um etwas zu verändern? Sind die Erkenntnisse nicht neu, sondern bereits bekannt?	Werden Erkenntnisse gewonnen, die relevant sind, um die Beschwerden und Lebenssituation des / der Patient:in zu verbessern? Werden die Erkenntnisse direkt mit Veränderungsabsichten und -plänen verknüpft?

Rumination erkennen: Offenes Grübeln in der Therapiestunde

Offenes Grübeln	Konstruktives lautes Denken
Wirkt sich das Erzählen negativ auf Selbstwertgefühl und Selbstwirksamkeit des / der Patient:in aus?	Trägt das Erzählen zu einer Steigerung von Selbstwertgefühl und Selbstwirksamkeit bei?
Wiederholt der / die Patient:in dysfunktionale Kognitionen? Äußert er / sie wiederholt irrationale oder nicht hilfreiche Sichtweisen auf die Situation?	Regt das Reden bei dem / der Patient:in funktionale Kognitionen an (z. B. Neubewertung der Situation, radikale Akzeptanz), sodass das Leiden hierdurch langfristig reduziert werden kann?

Rumination in der Therapiestunde äußert sich häufig darin, dass …

- Patient:innen über die Ursachen, Folgen oder Bedeutungen von Situationen nachdenken (Warum-Fragen).
- Patient:innen Situationen abstrakt, verallgemeinernd und übertrieben beschreiben, anstatt die Situation konkret, im Detail und besonnen zu berichten (keine Wer- / Wo- / Wann- / Wie- / Was-Genau-Beschreibung).

Daumenregel: Zu viel »warum?« und zu wenig »wie genau?«

Prüfen Sie, ob es sich um Grübeln handelt, wenn …

- Sie den Eindruck haben, Patient:innen befassen sich mehr damit, warum eine Situation passiert ist, welche Folgen und Bedeutungen dies hat, aber nicht damit, wie sie etwas verändern können.
- bei Ihnen durch die Art, wie Patient:innen eine Situation beschreiben, keine bildliche Vorstellung entsteht, wie genau etwas passiert ist.

Auch die Wahrnehmung der eigenen Reaktionen (Emotionen, Kognitionen, Impulse, Verhalten) während der Sitzung kann Hinweise geben, ob Patient:innen in der Therapiesitzung offen grübeln.

Mögliche therapeutische Reaktionen auf offenes Grübeln in der Therapie

- sich hilflos oder genervt fühlen oder Patient:innen aggressiv unterbrechen
- das Vielreden und die Weitschweifigkeit auf die Persönlichkeit von Patient:innen fehlattribuieren (z. B. denken, dass man nichts machen könne, weil Herr / Frau XY »eben so ist«)
- Unsicherheit und Zweifel bezüglich der eigenen therapeutischen Kompetenz
- sich schuldig oder minderwertig fühlen
- Versagensgedanken oder Gedanken, dass Kolleg:innen einen besseren Job machen würden
- Gedanken wie »Das ist aber hoffnungslos!« oder abwertende Gedanken über Patient:innen
- Impulse, die Therapie vorzeitig zu beenden oder ein anderes Therapieverfahren zu empfehlen
- Unlust, wenn ein Termin mit dem / der Patient:in ansteht
- passiv das Vielreden des / der Patient:in erdulden
- das Vielreden von Patient:innen pseudo-rechtfertigen damit, dass das Reden an sich die Patient:innen schon entlaste
- Langeweile in der Stunde
- verdecktes eigenes Grübeln

Rumination erkennen: Verdecktes Grübeln in der Therapiestunde

Rumination kann in Therapiestunden auch verdeckt auftreten. Patient:innen grübeln dann innerlich parallel zu dem Gespräch. Aber woran erkennt man diese verdeckten Prozesse?

Hinweise für verdecktes Grübeln (Watkins, 2018, S. 115)

- Patient:innen wirken abwesend
- Patient:innen nehmen weniger Blickkontakt auf
- Auftauchen von aversiven Emotionen (z. B. Traurigkeit, ängstliche Anspannung, Unruhe)
- keine aktive Mitarbeit mehr, sondern nur passives »Konsumieren«
- kurz zuvor äußerten Patient:innen bekannte oder anzunehmende Trigger-Gedanken für Grübeln (z. B. »Warum bekomme ich mein Leben nicht auf die Reihe?«)

Wenn Sie den Verdacht haben, dass Patient:innen gerade verdeckt grübeln, können Sie dies offen ansprechen und Ihre Hypothese prüfen.

Verdecktes Grübeln ansprechen

- Was geht Ihnen gerade durch den Kopf?
- Wie fühlen Sie sich gerade?
- Woran haben Sie gerade gedacht, nachdem Sie sagten … (möglichen Trigger-Gedanken benennen)?
- Welche Vorstellungen oder Bilder sind Ihnen gerade gekommen?
- Sind Sie gerade gedanklich etwas abwesend?
- Sind Ihre Gedanken gerade in die Vergangenheit oder Zukunft abgedriftet?
- Haben Sie sich gerade an etwas erinnert gefühlt?
- Geraten Sie gerade ins Grübeln?
- Bemerken Sie, dass sich die Art Ihres Denkens gerade verändert? Wenn ja, beschreiben Sie das bitte näher!
- Kommen gerade viele negative Gedanken?
- Könnten Sie die Gedanken, die Sie gerade haben, laut werden lassen?

Wenn Rumination in der Therapiestunde auftritt: Interventionen

Tritt offene oder verdeckte Rumination in der Therapiestunde auf, stehen Therapeut:innen verschiedene Behandlungsoptionen zur Verfügung. Nachfolgende Tabelle stellt mögliche Ziele und Interventionen gegenüber.

Ziel	**Intervention**
Grübeln erkennen können	Repetitives negatives Denken als Grübeln labeln
	Psychoedukation, was die Merkmale von Grübeln sind (**INFO 5** »Grübeln – Gedankenkaugummi«, **AB 1** »Haben Sie sich einen schlechten Denkstil angewöhnt?«)
Grübeln von konstruktivem Denken unterscheiden können	Gegenüberstellung der Unterschiede zwischen Grübeln und konstruktivem Denken, insbesondere unterschiedliche Folgen im Verhalten und Befinden (z. B. **AB 2** »Repetitives negatives Denken erkennen: Die 3-Fragen-Daumenregel«)
Grübeln erkennen, unterbrechen und zum konstruktiven Denken wechseln können	Impact-Technik »Der Münztrick« (**AB 3** »Der Münztrick: Offenes Grübeln in der Therapiestunde unterbinden«)
Ursachen und Konsequenzen von Grübeln erkennen und verstehen	Verhaltensanalyse schriftlich anfertigen (**AB 10** »Dem Grübeln auf die Spur kommen«), Trigger-Analyse (**AB 12** »Es geht schon wieder los – Startsignale für das Grübeln«), aktuelle Konsequenzen ansprechen (z. B. Veränderung der Stimmung, Verringerung der Problemlösekompetenz; **AB 13** »Die Folgen von übermäßigem Grübeln (Kosten-Nutzen-Analyse)«)
Erprobung von Alternativen zum Grübeln	Alternativverhalten aktiv anwenden, z. B. *Wie-Fragen* statt *Warum-Fragen* (**AB 30** »Anti-Grübel-Skill: Wie statt warum«), Problemlösetraining (**INFO 57** »Anti-Grübel-Skill: Problemlösetraining«)
Einführung oder Einüben von Anti-Grübel-Skills	Mögliche Skills vorstellen und ausprobieren oder bereits bekannte Skills weiter einüben, z. B. Gedankenaufschub (**AB 41** »Daten Sie Ihre Grübeleien!«) oder eine Entspannungsübung (**INFO 60** »Entspannung to go: Angewandte Entspannung«)

AB 3 • T

Der Münztrick: Offenes Grübeln in der Therapiestunde unterbinden

Ziele

Patient:innen sollen Rumination schneller erkennen. Dabei wird eine Münze als *Prompting* eingesetzt. Mithilfe dieser Impact-Technik üben Patient:innen zudem den Wechsel vom Grübeln zurück in konstruktives Denken.

Voraussetzungen

- Vertrauensvolle therapeutische Beziehung
- Psychoedukation über Grübeln ist bereits erfolgt

Vorgehen

(1) Sobald Patient:innen grübeln: »Ich unterbreche Sie an dieser Stelle kurz, weil ich den Eindruck habe, dass Sie in lautes Grübeln gerutscht sind. Was denken Sie? Handelt es sich um Grübeln?« Optional können Sie noch einmal die Kriterien für Rumination wiederholen (**AB 1** »Haben Sie sich einen schlechten Denkstil angewöhnt?«)

(2) Nachdem Patient:innen verstanden haben, dass es sich um Grübeln handelt: »Das Denken kann tatsächlich mit konstruktiven Gedanken starten und dann rutscht man unbewusst in negative Denkschleifen hinein. Ich möchte Sie gerne dabei unterstützen, dass Sie schneller bemerken, wenn Sie in diese Schleifen abdriften. Hierzu bräuchte ich eine Geldmünze. Haben Sie zufällig eine dabei?«

(3) Am besten mit der Münze von Patient:innen, ansonsten mit einer eigenen arbeiten: »Die Münze hat die beiden Seiten Kopf und Zahl. Eine Seite soll für Grübeln stehen, die andere für konstruktives Denken. Welche Seite soll für Grübeln stehen? … Okay, dann lege ich die Münze zwischen uns auf den Tisch. Zunächst liegt die Seite oben, die das konstruktive Denken anzeigt. Immer wenn ich den Eindruck habe, dass Sie ins Grübeln geraten, drehe ich die Münze auf die andere Seite. Das ist für Sie das Signal, kurz innezuhalten und wieder zurück in ein konstruktives Denken zu kommen. Ich helfe Ihnen anfangs natürlich dabei. Sobald Sie wieder im konstruktiven Denken sind, dürfen Sie die Münze auf die andere Seite zurückdrehen.«

(4) Zu Selbstmanagement und Eigenverantwortung anregen: »Natürlich dürfen Sie auch selbst die Münze auf die Grübel-Seite drehen, wenn Sie sich bei negativen Denkschleifen erwischen. Sollen wir es gemeinsam ausprobieren?«

(5) Graduelles Vorgehen mit stufenweiser Anleitung zum Selbstmanagement: Zunächst können Therapeut:innen die Münze selbst umdrehen, wenn sie Grübeln erkennen. Dann können Therapeut:innen auch nur durch ein Räuspern mit Blick auf die Münze o. Ä. Grübeln signalisieren und Patient:innen drehen selbst die Münze um. Bemerken Patient:innen selbst ihr Grübeln, sollten sie als Konsequenz verbal / nonverbal verstärkt werden (z. B. »Super!«, anerkennendes Nicken, Daumen hoch). Ebenso sollte der Wechsel in konstruktives Denken verstärkt werden.

Alltagstransfer

Patient:innen sollen die Münze mit einem Klebestreifen markieren, sodass sie im Geldbeutel auffällt und im Alltag daran erinnert, Grübeln rechtzeitig zu bemerken. Alternativ kann die Münze auch an einen Ort, an dem sie oft gesehen wird oder Grübeln häufig auftritt, platziert werden (z. B. Schreibtisch auf der Arbeit). Auf diese Weise sollen Patient:innen mehr Kontrolle über ihr Grübeln gewinnen.

In drei Schritten zur passenden Intervention

Der Psychologe Edward Watkins (2018) empfiehlt in seiner *Ruminationsfokussierten Kognitiven Verhaltenstherapie* einen dreischrittigen Ansatz, um geeignete Interventionen für Patient:innen zu identifizieren. Basis ist die *individuelle Funktionsanalyse*. Aus den auslösenden und aufrechterhaltenden Bedingungen für Rumination werden die spezifischen Interventionen abgeleitet. Während des Therapieverlaufs können neue Erkenntnisse die ursprüngliche Funktionsanalyse aktualisieren (»updaten«). So können z. B. aus der Nicht-Effektivität von Interventionen neue Erkenntnisse gewonnen werden. Dieses individuelle, hypothesengeleitete Vorgehen wendet sich ab von einer manualbasierten, chronologischen Anwendung von Interventionen. Es entspricht vielmehr modernen Ansätzen wie der *Prozessbasierten Psychotherapie* (Hofmann & Hayes, 2019).

Funktionsanalyse

Die Funktionsanalyse betrachtet Rumination auf der Ebene einzelner Situationen sowie auf einer globalen, situationsübergreifenden Ebene. Die Betrachtung auf der Ebene einzelner Situationen ist die *Mikroanalyse / situative Verhaltensanalyse* (auch horizontale Verhaltensanalyse, **AB 4** »Funktionsanalyse: Situative Verhaltensanalyse (Mikroanalyse)«). Die Betrachtung auf globaler, situationsübergreifender Ebene ist die *Makroanalyse* (**AB 5** »Funktionsanalyse: Makroanalyse«).

Hypothesentesten in der Therapiestunde

Abgeleitet aus der Funktionsanalyse werden in der Therapiestunde ausgewählte Interventionen getestet.

Beispiel

Einer Patientin steht nach der Elternzeit der berufliche Wiedereinstieg bevor. In der situativen Verhaltensanalyse wird deutlich, dass der berufliche Wiedereinstieg Auslöser für Grübeln ist (z. B. »Warum habe ich die Elternzeit nicht besser genutzt? Warum habe ich mich nicht weitergebildet? Ich weiß nicht, ob ich es schaffen werde. Warum fehlt es mir immer an Selbstvertrauen?«). In der Therapiestunde wird der Patientin die *Wie-statt-warum-Technik* (**AB 30** »Anti-Grübel-Skill: Wie statt warum«) vorgeschlagen. Die Patientin wird instruiert, an den beruflichen Wiedereinstieg zu denken und ihre Gedanken laut werden zu lassen. Nach den ersten zwei, drei Gedanken soll sie versuchen, sich *Wie-Fragen* zu stellen und gezielt nach Antworten zu suchen. Nachdem die Patientin die Technik erfolgreich in der Stunde anwenden kann, soll sie diese als Hausaufgabe im Alltag erproben.

Erprobung im Alltag

In der Therapiestunde erfolgreich erprobte Techniken sollen Patient:innen im Alltag weiter anwenden. Dabei handelt es sich stets um Experimente zur Überprüfung, ob an den richtigen Bedingungen mit den richtigen Interventionen gearbeitet wird.

Funktionsanalyse: Situative Verhaltensanalyse (Mikroanalyse)

Situation Was sind die vorausgehenden Stimuli (kognitiv, emotional, somatisch, situativ)?	**Organismusvariable** Was sind überdauernde Variablen, die die Reaktion vermitteln (z. B. Grundannahmen, Metakognitionen, genetische Prädisposition)?	**Reaktion** Was sind Grübelthemen? Welche Emotionen werden ausgelöst? Welche Körperreaktionen? Welches Verhalten wird gezeigt (z. B. Gedankenunterdrückung)?	**Konsequenzen** Welche Folgen hat das Grübeln kurz- und langfristig? Welche Folgen sind positiv / negativ?

Funktionsanalyse: Situative Verhaltensanalyse (Mikroanalyse)

Wichtige Aspekte bei der Exploration der situativen Bedingungen

(1) Äußere Bedingungen: Personen, Objekte (z. B. Foto vom Ex-Partner), Orte, Uhrzeiten
(2) Verhalten und Routinen, z. B. abends beim Fernsehen, morgens im Bett liegend
(3) Innere Bedingungen: Gefühle (z. B. Traurigkeit, Ärger, Angst), Stimmungen / Zustände (z. B. deprimiert, gereizt, gelangweilt), Körperempfindungen (z. B. Herzklopfen, Erschöpfung), Gedanken (z. B. »Warum interessiert sich keiner für mich?«), Erinnerungen (z. B. an frühere Fehler), Vorstellungen (z. B. an den nächsten Arbeitstag denken), innere Bilder (z. B. von einer verstorbenen Person), wahrgenommene Diskrepanz zu erwünschten Zielen (z. B. Unzufriedenheit über noch nicht erreichte Ziele, Wahrnehmung des Zielerreichungsprozesses als zu langsam)

Erfassen Sie die auslösenden Stimulusbedingungen präzise durch sorgfältige Exploration!

Beispiel

Wenn Patient:innen sagen, sie grübeln, wenn sie alleine sind, explorieren Sie: »Was genau bedeutet für Sie, alleine zu sein? Was ist für Sie schwierig am Alleinsein?« Wenn der auslösende Stimulus Einsamkeit ist, dann wäre eine passende Intervention, eine Freundin anzurufen oder Sozialkontakte auszubauen. Auslöser könnte aber auch Langeweile sein, dann wäre die passende Intervention der Aufbau von Interessen und Hobbys.

Wenn Patient:innen sagen, sie grübeln, weil sie merken, dass sie ein bestimmtes Ziel nicht erreichen, explorieren Sie: »Was ist Ihnen an diesem Ziel wichtig? Warum genau wollen Sie das Ziel erreichen? Was haben Sie bislang versucht, um das Ziel zu erreichen?« Wenn der auslösende Stimulus die Nichterreichung eines Ziels ist, das diskrepant zu persönlichen Werten ist, dann wäre eine passende Intervention eine Ziel- und Wertklärung. Wird das Ziel aufgrund von Selbstmanagementdefiziten nicht erreicht, wäre eine passende Intervention der Aufbau entsprechender Kompetenzen wie Formulierung von Teilzielen, Selbstverstärkung usw.

Funktionsanalyse: Makroanalyse

Makroanalyse	
Welche Vulnerabilitäten für Rumination liegen vor?	
Genetische Prädisposition für bestimmte psychische Störungen	
Ungünstige Temperamentsfaktoren (z. B. Impulsivität, Ängstlichkeit)	
Neurobiologie (z. B. ADHS)	
Somatische Erkrankungen (z. B. chronische Erkrankungen, die wiederholt Anlass zur Sorge geben)	
Metakognitionen	
Dysfunktionale (Grund-)Annahmen (z. B. »Ich muss immer alles perfekt machen!«, »Die Welt ist gefährlich!«, »Ich muss immer froh und ausgeglichen sein!«)	
Rigide Persönlichkeitsstile (z. B. dependent, selbstunsicher, zwanghaft) / Ungünstige Persönlichkeitsmerkmale (z. B. Unsicherheitsintoleranz)	
Dysfunktionaler Einfluss der Eltern (modellierten Rumination und / oder waren übermäßig kritisierend, überkontrollierend oder übergriffig)	
Defizite in der emotionalen Kompetenz (z. B. Erlebnisvermeidung, dysfunktionale Einstellungen zu Emotionen)	

Funktionsanalyse: Makroanalyse

Makroanalyse	
Wodurch wurde Rumination ausgelöst in der Lebensgeschichte?	
Kritische Lebensereignisse (z. B. Scheidung, Jobverlust, schwere Erkrankung)	
Chronischer Stress (z. B. hohe Arbeitsbelastung)	
Entwicklungsaufgaben (z. B. Autonomie von den Eltern)	
Neue Situationen, die eine Anpassung erforderten (z. B. Umzug, Jobwechsel)	
Verhaltensdefizite (Welche Kompetenzen fehlten, um die auslösenden Bedingungen zu bewältigen?)	
Wodurch wird Rumination aktuell aufrechterhalten?	
Internale Funktionalität (primärer Krankheitsgewinn, z. B. Vermeidung aversiver Emotionen, Konfliktvermeidung)	
Externale Funktionalität (sekundärer Krankheitsgewinn, z. B. soziale Zuwendung)	
Dysfunktionale mentale Strategien (z. B. Gedankenunterdrückung)	
Dysfunktionale behaviorale Strategien (z. B. Rückversichern, Substanzmissbrauch, Vermeidungsverhalten)	
Dysfunktionale Aufmerksamkeitslenkung (z. B. Bedrohungsmonitoring, erhöhte Selbstaufmerksamkeit)	
Hindernisse für eine Verbesserung (z. B. chronischer Personalmangel am Arbeitsplatz)	

AB 6 • T

Situative Verhaltensanalyse: Fragen

Situation

▶ Erinnern Sie sich an die *letzte* Situation, in der Sie gegrübelt haben. Führen Sie sich diese Situation genau vor Augen wie in einem Film. Alternativ: Schildern Sie bitte eine typische oder häufige Situation, in der Sie grübeln.
- Wann war das? Zu welcher Tageszeit? Wo waren Sie? Wer war anwesend? Was haben Sie gemacht?
- Was ist Ihnen durch den Kopf gegangen in der Situation vor dem Grübeln? Welche Gedanken? Welche Bilder? Welche Erinnerungen? Welche Vorstellungen?
- Wie haben Sie sich gefühlt vor dem Grübeln? Welche Emotionen traten auf?
- Wie haben Sie sich körperlich gefühlt vor dem Grübeln?

Reaktion

▶ Worüber haben Sie gegrübelt? Lassen Sie die Gedanken bitte laut werden.
▶ Wie lange dauerte das Grübeln?
▶ Welche Gefühle begleiteten das Grübeln? Welche Körperreaktionen?
▶ Wie haben Sie sich verhalten? (Explorieren Sie hier auch dysfunktionale Strategien, s. **INFO 15** »Dysfunktionale mentale Strategien im Umgang mit Rumination«, **INFO 16** »Dysfunktionale behaviorale Strategien im Umgang mit Rumination«)

Konsequenzen

▶ Welche Folgen hatte das Grübeln? / Was passierte im Anschluss?
▶ Wie ging es Ihnen nach dem Grübeln? Welche Gefühle traten auf? Wie ging es Ihnen körperlich?
▶ Welche weiteren Gedanken traten auf? Wie haben Sie über das Grübeln gedacht?
▶ Was haben Sie anschließend getan?
▶ Wie haben andere Personen reagiert?
▶ Sie hatten vorhin erzählt, Sie hätten vor dem Grübeln Gefühle von … gehabt. Was ist mit diesen Gefühlen passiert? Sie hatten vorhin erzählt, Sie hätten vorher Gedanken an … / Körperempfindungen von … gehabt. Was ist mit diesen Gedanken und Körperempfindungen passiert?

Organismus

▶ Gibt es in der Familie psychische Erkrankungen? Gibt es Angehörige, die viel grübeln?
▶ Gibt es Einstellungen, die Sie für Grübeln anfällig machen? (Machen Sie hier gerne konkrete Vorschläge, die Sie aus der biografischen Anamnese ziehen, z. B. perfektionistische Annahmen.)
▶ Gibt es Erkrankungen, die Grübeln anregen (z. B. chronische Schmerzen)?
▶ Was erhoffen Sie sich oder haben Sie sich einmal von dem Grübeln erhofft (positive Metakognitionen)? / Welche Befürchtungen bezüglich des Grübelns haben Sie (negative Metakognitionen) (s. a. **INFO 66** »Metakognitionen explorieren und identifizieren: Tipps und Beispiele«)?

Weitere Explorationsfragen

▶ Wie oft grübeln Sie?
▶ Was macht das Grübeln tendenziell besser / schlechter? Was unterbricht / beendet das Grübeln?
▶ Gibt es Zeiten, Situationen oder Orte, in / an denen es häufiger vorkommt, dass Sie grübeln?

Behandlungsplan

Aus den Informationen der Funktionsanalyse sollte ein individuelles Entstehungs- und Aufrechterhaltungsmodell (Störungsmodell) der Rumination entwickelt werden. Dieses Störungsmodell ist Basis für den individuellen Behandlungsplan.

Analyse der auslösenden Bedingungen		
Durch welche auslösenden Bedingungen in Verbindung mit welchen Verhaltensdefiziten entwickelte sich Rumination? Durch welche Situationen, Gedanken, Gefühle oder Körperempfindungen wird Rumination *aktuell* ausgelöst?	Welche Ziele leiten sich für die Psychotherapie ab?	Welche Interventionen sind geeignet?

Analyse der aufrechterhaltenden Bedingungen		
Durch welche Konsequenzen wird Rumination aktuell verstärkt (internale / externale Funktionalität)? Welche dysfunktionalen mental-behavioralen Strategien und Aufmerksamkeitsprozesse sind aufrechterhaltend?	Welche Ziele leiten sich für die Psychotherapie ab?	Welche Interventionen sind geeignet?

Behandlungsplan

Analyse der prädisponierenden Bedingungen		
Welche Vulnerabilitäten sind zu berücksichtigen (z. B. [Grund-]Annahmen, Metakognitionen, Defizite in der emotionalen Kompetenz)?	Welche Ziele leiten sich für die Psychotherapie ab?	Welche Interventionen sind geeignet?
Analyse der Hindernisse		
Welche Hindernisse stehen einer Veränderung im Weg?	Welche Ziele leiten sich für die Psychotherapie ab?	Welche Interventionen sind geeignet?

Was ist eigentlich das Problem?!

Ein essenzieller Aspekt in der Psychotherapie der Rumination ist, bei Patient:innen ein Bewusstsein und Verständnis dafür zu erzielen, was das Problem ist, an dem die Psychotherapie ansetzt. Ein Behandlungserfolg setzt voraus, dass Patient:innen verstehen und akzeptieren:

(1) Grübeln im aktuellen Ausmaß ist ein dysfunktionaler Prozess, der viele negative Folgen nach sich zieht.

(2) Grübeln steht aufrechterhaltend im Zusammenhang mit der psychischen Erkrankung.

Aus den genannten beiden Aspekten resultiert die Problemdefinition:

Nicht »was«, sondern »wie« ist das Problem

Grübeln, also die Art und Weise des Denkens, ist das Problem. Das Problem ist demzufolge *nicht* vorrangig der Denkinhalt, also womit sich das Denken befasst (»was«), sondern der Denkstil (»wie«).

Therapeut:innen und Patient:innen müssen diese gemeinsame Problemdefinition entwickeln, um ein Arbeitsbündnis zu erzielen. Viele Interventionen zur Reduktion von Grübeln können ansonsten invalidierend aufgefasst werden, wenn Patient:innen implizit eine andere Problemdefinition haben.

Beispiel

Eine Patientin grübelt häufig über ihre Kinder nach. Sie befürchtet, dass ihnen etwas auf dem Schulweg zustoßen könnte, und fährt sie daher lieber mit dem Auto zur Schule. Sie sorgt sich um die schulischen Leistungen, obwohl die Kinder gut in der Schule sind. Auch grübelt die Patientin darüber nach, ob sie eine gute Mutter sei. Als die Therapeutin der Patientin wiederholt vorschlägt, diese Gedanken auf eine tägliche Grübelzeit um 17 Uhr zu verschieben, reagiert die Patientin verärgert. Sie wirft der Therapeutin vor, sie nicht ernst zu nehmen. Die Patientin sagt, ihr Problem sei, dass sie durch Schlafstörungen, häufige Kopfschmerzen und Konzentrationsschwierigkeiten ihren Kindern keine gute Mutter mehr sein könne. Sie wolle einfach nur lernen, besser zu entspannen.

Wie gelingt eine gemeinsame Problemdefinition?

Therapeut:innen regen Patient:innen im sokratischen Dialog dazu an, ihre Perspektive auf das Problem zu verändern (Neudefinition des Problems).

Sokratische Fragen zur Neudefinition des Problems (nach Wells, 2011)

- Welche Folgen hat es, wenn Sie grübeln? … Und wenn Sie weniger grübeln würden, wäre Ihr Problem dann größer, kleiner oder gleich groß?
- Wenn Sie erleben würden, dass Sie Grübeln steuern könnten, wie groß wäre dann noch Ihr Problem?
- Müssten Sie vielleicht einfach noch intensiver grübeln, um Ihre Probleme zu lösen?
- Hilft Ihnen Grübeln, Ihre Situation ausgewogen zu betrachten?
- Hat Ihnen Grübeln bislang mehr geholfen oder mehr geschadet?

Was ist eigentlich das Problem?!

Erweiterung der ursprünglichen Problemdefinition

Zu einem späteren Zeitpunkt der Therapie, wenn achtsamkeits- oder defusionsorientierte Interventionen angewendet werden, geht die ursprüngliche Problemdefinition noch weiter. Patient:innen gehen häufig davon aus, dass ihre negativen Gedanken das Problem seien. Tatsächlich sind negative Gedanken aber normal und kommen auch bei gesunden Personen vor. Es ist normal, selbstzweifelnde, selbstkritische, ängstliche oder ähnlich negative Gedanken zu haben.

Die *Haltung* gegenüber diesen mentalen Ereignissen entscheidet über negative Folgen und psychisches Leiden. Werden negative Gedanken automatisch als *wahr, richtig, zutreffend, real, relevant* bewertet, hat dies zur Folge, dass Personen sich intensiver mit ihnen befassen, unangenehme Emotionen sich verstärken und ungünstige Verhaltensimpulse entstehen können. Auch eine Haltung der Nicht-Akzeptanz, die zu dysfunktionalem Kontroll- und Vermeidungsverhalten führt, wirkt sich ungünstig aus.

Beispiel

Einem Zwangspatienten schießt beim Verlassen des Hauses der Gedanke in den Kopf, der Herd könnte noch eingeschaltet sein und einen Brand verursachen. Der Gedanke und die Vorstellung eines Hausbrandes lösen Angst aus. Tatsächlich wurde der Herd aber seit zwei Tagen nicht mehr benutzt. Dennoch stuft der Patient den Gedanken als *relevant* ein. Er beginnt zu zweifeln, ob er den Herd ausgeschaltet hat, und beginnt, sich zu sorgen (»Was wäre, wenn der Herd eingeschaltet wäre …?«). Eine innere Anspannung nimmt zu. Schließlich geht der Patient zurück und kontrolliert den Herd.

Nicht negative Gedanken, sondern die Haltung dazu ist das Problem

Negative Gedanken sind normale mentale Ereignisse. Eine Haltung, die negativen Gedanken automatisch Realität, Wahrheitsgehalt oder Bedeutsamkeit zuspricht, ist problematisch. Ebenso zieht eine Haltung, die negativen Gedanken nicht-akzeptierend, vermeidend, überkontrollierend begegnet, häufig psychisches Leiden nach sich.

Sokratische Fragen zur Erweiterung der Problemdefinition

- Entsprechen Gedanken immer der Realität? Was passiert, wenn wir unsere Gedanken mit Realität gleichsetzen?
- Passiert es manchmal, dass Sie einen Gedanken für *zutreffend* halten, sich aber im Nachhinein getäuscht haben? Was sagt das über unsere Gedanken aus?
- Passiert es manchmal, dass Sie einen Gedanken für *wichtig* halten und nach einer Stunde oder ein paar Tagen ist der Gedanke gar nicht mehr wichtig? Was sagt das über unsere Gedanken aus?
- Manche Gedanken fühlen sich bedrohlich an, aber sind sie automatisch relevant für unser Leben?
- Was ist Akzeptanz nicht (Akzeptanz heißt nicht Aufgeben, nicht Gutheißen, nicht Sich-die-Sache-schön-Reden)?
- Inwiefern könnte es manchmal hilfreich sein, Dinge erst zu akzeptieren, bevor man sie verändert (s. »Die Formel des Leidens« auf **INFO 26** »Was ist Achtsamkeit?«)?
- Wenn Sie Ihre Gedanken unterdrücken, hilft das kurzfristig oder langfristig?

Therapietracker

	Datum:	Datum:	Datum:	Datum:	Datum:	Datum:	Datum:
Wie stark war der Leidensdruck durch das Grübeln? 0 = gar nicht 10 = sehr stark	☐ 0 ☐ 1 ☐ 2 ☐ 3 ☐ 4 ☐ 5 ☐ 6 ☐ 7 ☐ 8 ☐ 9 ☐ 10	☐ 0 ☐ 1 ☐ 2 ☐ 3 ☐ 4 ☐ 5 ☐ 6 ☐ 7 ☐ 8 ☐ 9 ☐ 10	☐ 0 ☐ 1 ☐ 2 ☐ 3 ☐ 4 ☐ 5 ☐ 6 ☐ 7 ☐ 8 ☐ 9 ☐ 10	☐ 0 ☐ 1 ☐ 2 ☐ 3 ☐ 4 ☐ 5 ☐ 6 ☐ 7 ☐ 8 ☐ 9 ☐ 10	☐ 0 ☐ 1 ☐ 2 ☐ 3 ☐ 4 ☐ 5 ☐ 6 ☐ 7 ☐ 8 ☐ 9 ☐ 10	☐ 0 ☐ 1 ☐ 2 ☐ 3 ☐ 4 ☐ 5 ☐ 6 ☐ 7 ☐ 8 ☐ 9 ☐ 10	☐ 0 ☐ 1 ☐ 2 ☐ 3 ☐ 4 ☐ 5 ☐ 6 ☐ 7 ☐ 8 ☐ 9 ☐ 10
Wie häufig haben Sie gegrübelt? 0 = gar nicht 1 = sehr selten 2 = gelegentlich 3 = oft 4 = sehr oft 5 = fast immer	☐ 0 ☐ 1 ☐ 2 ☐ 3 ☐ 4 ☐ 5	☐ 0 ☐ 1 ☐ 2 ☐ 3 ☐ 4 ☐ 5	☐ 0 ☐ 1 ☐ 2 ☐ 3 ☐ 4 ☐ 5	☐ 0 ☐ 1 ☐ 2 ☐ 3 ☐ 4 ☐ 5	☐ 0 ☐ 1 ☐ 2 ☐ 3 ☐ 4 ☐ 5	☐ 0 ☐ 1 ☐ 2 ☐ 3 ☐ 4 ☐ 5	☐ 0 ☐ 1 ☐ 2 ☐ 3 ☐ 4 ☐ 5
Wie lange dauerten die Episoden des Grübelns an? 1 = startete kurz, aber hörte schnell auf 2 = einige Minuten 3 = 1 Stunde 4 = mehrere Stunden	☐ 1 ☐ 2 ☐ 3 ☐ 4	☐ 1 ☐ 2 ☐ 3 ☐ 4	☐ 1 ☐ 2 ☐ 3 ☐ 4	☐ 1 ☐ 2 ☐ 3 ☐ 4	☐ 1 ☐ 2 ☐ 3 ☐ 4	☐ 1 ☐ 2 ☐ 3 ☐ 4	☐ 1 ☐ 2 ☐ 3 ☐ 4
Welche Auslöser für Grübeln haben Sie bemerkt?							
Welche Alternativen und Skills haben Sie erprobt? Wie haben Sie diese erlebt (+ hilfreich, + / – keine Hilfe, – negative Folgen)? Welche Schwierigkeiten in der Anwendung der Alternativen / Skills haben Sie bemerkt?							

2 Funktionsanalyse: Ursachen von Rumination

Das zweite Kapitel beleuchtet die auslösenden und aufrechterhaltenden Bedingungen von Rumination. Hierbei wird die Bedeutung hervorgehoben von

- klassischer und operanter Konditionierung
- Aufmerksamkeitsprozessen
- weiteren kognitiven Prozessen (kognitive Fusion, Objektmodus)
- dysfunktionalen Annahmen (z. B. Perfektionismus)
- übergeordneten Annahmen über das Denken (Metakognitionen)

Ein Teufelskreis-Modell fasst auslösende und aufrechterhaltende Bedingungen übersichtlich zusammen. Ein Grübelexperiment sowie ein Arbeitsblatt zur individuellen Verhaltensanalyse können das Teufelskreis-Modell validieren und ergänzen.

Weitere Arbeitsblätter unterstützen Patient:innen insbesondere in der Identifikation von antezedenten Bedingungen für Rumination (Warnsignale, Auslöser) sowie in der Reflexion über die Konsequenzen von Rumination. Eine Analyse der Vor- und Nachteile von Grübeln soll die Veränderungsmotivation bestärken.

Das Kapitel geht separat auf dysfunktionale mentale (z. B. Gedankenunterdrückung) und behaviorale Strategien (z. B. Rückversicherungen) im Umgang mit Rumination ein. Das Gedankenexperiment »Das wilde Huhn« demonstriert Patient:innen die Auswirkungen von Gedankenunterdrückung.

Schließlich befasst sich das Kapitel noch mit einem Sonderfall der Rumination, dem »betreuten Grübeln« (Simons, 2018, S. 115). In den sozialen Beziehungen von Patient:innen kann gemeinsames offenes Grübeln auftreten und Rumination aufrechterhalten.

Arbeits- und Informationsmaterial

INFO 12 Ursachen für repetitives negatives Denken
Therapeut:innen erfahren, welche vielfältigen Faktoren Grübeln und Sich-Sorgen zugrunde liegen können. Hieraus lassen sich individuelle Therapieziele und passende Interventionen ableiten.

INFO 13 Aufrechterhaltungsmodell: Circulus vitiosus der Rumination
Therapeut:innen können sich über das Teufelskreismodell mit seinen Auslösern und dysfunktionalen Regulationsmechanismen informieren. Darüber hinaus werden Ziele der Psychoedukation benannt.

AB 9 Der Teufelskreis des Grübelns
Auf diesem Arbeitsblatt können Patient:innen gemeinsam mit ihren Therapeut:innen ein individuelles Aufrechterhaltungsmodell für Grübeln entwickeln.

AB 10 Dem Grübeln auf die Spur kommen
Patient:innen nutzen dieses Arbeitsblatt, um in der Therapiestunde oder als Hausaufgabe Verhaltensanalysen zur Rumination zu erstellen. Durch diese systematische Selbstbeobachtung sollen Patient:innen Bewusstsein und Verständnis für antezedente Bedingungen und nachfolgende Konsequenzen der Rumination erlangen.

INFO 14 Frühwarnzeichen und Auslöser für Rumination
Therapeut:innen werden über Stimuli informiert, die zu frühen Zeitpunkten auf Grübeln hinweisen können, sowie über Stimuli, die unmittelbar Grübeln auslösen.

AB 11 Achtung! Achtung! Warnsignale für das Grübeln
Patient:innen können mit diesem Arbeitsblatt persönliche Frühwarnzeichen für Grübeln durch Selbstbeobachtung identifizieren.

AB 12 Es geht schon wieder los! – Startsignale für das Grübeln
Hier können Patient:innen persönliche Auslöser für Grübeln durch Selbstbeobachtung identifizieren.

AB 13 Die Folgen von übermäßigem Grübeln (Kosten-Nutzen-Analyse)
Zur Erhöhung der Veränderungsmotivation können Patient:innen sich mit positiven / negativen Folgen der Rumination auseinandersetzen. Zudem werden internale / externale Funktionalitäten transparent und können in der Therapie berücksichtigt werden.

INFO 15 Dysfunktionale mentale Strategien im Umgang mit Rumination
Selbstkritik, Gedankenunterdrückung und weitere dysfunktionale mentale Strategien, die Patient:innen anwenden, um negatives Denken zu verhindern, werden auf diesem Informationsblatt für Therapeut:innen vorgestellt.

AB 14 Gedankenexperiment: Das wilde Huhn im Therapiezimmer
Die vorgestellte Übung (auch bekannt mit rosa Elefanten oder grünen Kaninchen) soll Patient:innen erfahrungsbasiert den Unterschied zwischen Gedankenunterdrücken und Gedankenzulassen vermitteln.

AB 15 Erfahrungen mit meinen »wilden Hühnern«: Ab in den Käfig oder Freilandhaltung?
Das Arbeitsblatt nutzen Patient:innen zum Protokollieren einer Hausaufgabe im Anschluss an das Gedankenexperiment aus **AB 14** »Gedankenexperiment: Das wilde Huhn im Therapiezimmer«. Hierbei erproben sie Gedankenunterdrückung und Gedankenzulassen an verschiedenen Tagen und beobachten die jeweiligen Folgen.

INFO 16 Dysfunktionale behaviorale Strategien im Umgang mit Rumination
Auf diesem Informationsblatt werden für Therapeut:innen verschiedene dysfunktionale Verhaltensweisen bei Grübeln aufgeführt (z. B. Rückversicherungen, Vermeidungsverhalten). Zudem sind Beispielfragen zur Exploration angegeben.

AB 16 Meine Strategien zur Kontrolle negativer Gedanken
Auf diesem Arbeitsblatt können Patient:innen gemeinsam mit ihren Therapeut:innen ihre persönlichen dysfunktionalen Kontrollstrategien bei negativen Gedanken identifizieren.

INFO 17 Grübeln geht auch zu zweit!
Das Arbeitsblatt leitet Therapeut:innen an, wie sie mit Patient:innen deren soziales Netz bezüglich Grübel-Dyaden analysieren und Ansätze zur Veränderung erarbeiten können.

Ursachen für repetitives negatives Denken

In Forschung und Praxis ist die Frage von Interesse, warum einige Personen exzessiv grübeln und sich sorgen. Studien weisen nicht auf *die eine* Ursache hin, sondern auf verschiedene Faktoren. Diese verschiedenen Faktoren können sich wechselseitig beeinflussen und verstärken.

Klassische Konditionierung
Indem Grübeln wiederholt auf bestimmte Reizkonstellationen hin auftritt, können diese Reize zu konditionierten Stimuli werden und Rumination auslösen (Watkins, 2018).

> **Beispiel**
>
> Durch häufiges Grübeln vor dem Einschlafen kann das Bett zu einem situativen Auslöser für Grübeln werden. Patient:innen geraten dann automatisch ins Grübeln, wenn sie abends ins Bett gehen.

Grundsätzlich können die konditionierten Stimuli aufgeteilt werden in …
- **Situationen:** z. B. äußere Bedingungen wie Personen, Alleinsein, Objekte (z. B. der Anblick nicht erledigter Post), Orte, Uhrzeiten
- **Kognitionen:** z. B. Gedanken, Zweifel (z. B. »Ich könnte einen Fehler gemacht haben.«), innere Bilder / Vorstellungen (z. B. dass man in einer Prüfung versagen wird), Erinnerungen, wahrgenommene Diskrepanz zwischen persönlichen Zielen und dem Status quo
- **Emotionen:** z. B. Angst, Stress, deprimierte Stimmung
- **Körperempfindungen oder körperliche Zustände:** z. B. Herzklopfen, Schlaflosigkeit, Müdigkeit
- **Verhalten:** z. B. Ausüben monotoner Tätigkeiten, Erledigen einer zu schwierigen Aufgabe

Der Psychologe Olle Wadström fasst einige übergeordnete Kategorien für kognitive Auslöser zusammen.

> **Kategorien für kognitive Auslöser für repetitives negatives Denken (RND)** (Wadström, 2019)
>
> - Katastrophengedanken (z. B. »Vielleicht habe ich Krebs.«)
> - Zweifelgedanken (z. B. »Was, wenn ich den Herd nicht ausgeschaltet habe?«)
> - Selbstkritische Gedanken (z. B. »Ich habe mich peinlich verhalten.«)
> - Existenzielle Gedanken (z. B. »Hat mein Leben einen Sinn?«)
> - Vergleichsgedanken (z. B. »Meine Nachbarin ist viel dünner als ich.«).

Kognitive Auslöser können auch störungsbezogen sein, z. B.
- **Depression:** Beurteilung depressiver Symptome, Erinnerungen an negative Ereignisse
- **Soziale Phobie:** Befürchtung, man könnte unangenehm aufgefallen sein
- **Generalisierte Angststörung:** Befürchtung, es könnte etwas Schlimmes / Unangenehmes passieren

Da die konditionierten Stimuli individuell sind, kommt der *Verhaltensanalyse* eine wesentliche Bedeutung zu. Hieraus werden spezifische Ansatzpunkte zur Modifikation von RND abgeleitet wie
(1) Stimuluskontrolltechniken und
(2) Gegenkonditionierung (Watkins, 2018).

Ursachen für repetitives negatives Denken

Stimuluskontrolltechniken. Stimuluskontrolltechniken zielen auf eine Vermeidung oder Veränderung der situativen Auslöser ab (s. **INFO 61** »Die guten alten Basics der Verhaltenstherapie: Stimuluskontrolltechniken«). Einige Stimuli lassen sich vermeiden (z. B. das Bett verlassen bei Grübeln) oder verändern (z. B. den Feierabend aktiv gestalten, statt auf der Couch zu liegen).
Gegenkonditionierung. Bei der Gegenkonditionierung wird auf die konditionierten Stimuli mit Verhalten, das inkompatibel mit Grübeln ist, wiederholt reagiert (s. **AB 38** »Wenn-dann-Pläne«). Zum Beispiel kann eine Patientin, statt morgens im Bett noch lange liegen zu bleiben und zu grübeln, direkt nach dem Weckerklingeln aufstehen, einen spannenden Podcast einschalten und sich ein attraktives Frühstück zubereiten.

Auslösende Kognitionen können zwar durch kognitive Umstrukturierung verändert werden, es ist aber wahrscheinlich, dass negative Kognitionen weiterhin auftreten. Denn viele dieser Kognitionen kommen auch bei gesunden Personen vor (z. B. »Ich könnte einen Fehler gemacht haben.«). Daher ist auch auf kognitive Auslöser Gegenkonditionierung ein geeignetes Vorgehen. Beispielsweise können Patient:innen üben, auf übertriebene Angst, einen Fehler gemacht zu haben, mit Humor zu reagieren (z. B. humorvolle Übertreibung: »Bestimmt berichtet die Tageszeitung morgen darüber!«).

Operante Konditionierung

Repetitives negatives Denken (RND) kann durch negative oder positive Verstärkung entstehen und aufrechterhalten werden. Viele berufliche, soziale oder private Problemkonstellationen sind nicht schnell und einfach zu lösen. Im Gegenteil, der Problemlöseprozess erfordert oft Anstrengung, Frustrationstoleranz, Unsicherheitstoleranz, Überwindung von Misserfolgen, Erleben von unangenehmen Emotionen oder das Erlernen neuer Verhaltensweisen. RND ist dann nicht selten ein *Vermeidungsverhalten*, das passiv den Status quo aufrechterhält und die zuvor aufgeführten aversiven Erlebnisse während der Problemlösung verhindert (negative Verstärkung).

RND kann negative Verstärkung erfahren durch …
- die Vermeidung / Reduktion unangenehmer Emotionen (z. B. Angst, Traurigkeit)
- die Vermeidung / Reduktion unangenehmer Kognitionen (z. B. andere könnten einen ablehnen)
- die Vermeidung / Reduktion unangenehmer Körperzustände (z. B. Anspannung)
- die Vermeidung unangenehmer Aktivitäten (z. B. Prüfungsvorbereitung, Konfliktgespräch führen)

RND kann positive Verstärkung erfahren durch …
- Zuwendung des sozialen Umfelds (z. B. beruhigende Gespräche mit Angehörigen)
- Befriedigung des Bindungsbedürfnisses (Nähe / Intimität spüren; s. **INFO 17** »Grübeln geht auch zu zweit!«)
- Erleben von Kontrolle und Kompetenz (z. B. sich bemühen, ein zukünftiges negatives Ereignis zu verhindern oder den Eindruck haben, etwas zur Problemlösung beizutragen)

Zur Veränderung der oben aufgeführten dysfunktionalen Verstärkerprozesse kann …
- positive Verstärkung bewusst unterbunden werden (z. B. sollen Angehörige nicht mehr mit Zuwendung auf offenes Grübeln reagieren, »betreutes Grübeln« (Simons, 2018, S. 115) mit Vertrauenspersonen soll vermieden werden; s. **INFO 17** »Grübeln geht auch zu zweit!«)
- Alternativverhalten aufgebaut werden (z. B. Problemlösekompetenzen, s. **INFO 57** »Anti-Grübel-Skill: Problemlösetraining«)

Ursachen für repetitives negatives Denken

Intermittierende Verstärkung

Ein weiterer positiv verstärkender Faktor für RND können neue oder interessante Erkenntnisse während des Grübelns sein. Patient:innen erleben Einsichten, die durch ihr seltenes und zufälliges Auftreten den Denkprozess vermutlich *intermittierend verstärken* (Teismann et al., 2017, S. 21). Hierdurch könnte RND besonders löschungsresistent werden. Hinzu kommt, dass diese seltenen und zufällig auftretenden Einsichten scheinbar positive Metakognitionen bestätigen (z. B. »Grübeln hilft mir, meine Probleme besser zu verstehen.«). Tatsächlich stehen diese zufälligen »Gewinne« durch das exzessive Grübeln jedoch in keinem ausgewogenen Verhältnis zu den »Kosten« (z. B. Zeitverlust, Passivität, Depressivität).

Rigide Aufmerksamkeitsfokussierung

In der Forschung gibt es Hinweise, dass Personen, die viel grübeln, ihre Aufmerksamkeit schwerer von negativen Reizen abwenden können (Joormann, 2005). Die Metakognitive Therapie (MKT) beschreibt eine rigide Aufmerksamkeitsfokussierung (z. B. auf innere/äußere Signale für Bedrohung) als störungsrelevant für verschiedene psychische Erkrankungen (Wells, 2011). Die MKT spricht von einem *Cognitive Attentional Syndrom* (CAS; kognitives Aufmerksamkeitssyndrom). Hierzu zählen dysfunktionale Prozesse im Denken, Verhalten und der Aufmerksamkeit. Daher nutzt die MKT zur Reduktion von RND ein Aufmerksamkeitstraining (s. **INFO 19** »Aufmerksamkeitstraining«) sowie Übungen zur Aufmerksamkeits*re*fokussierung im Alltag.

Mangelnde Distanzierung von Gedanken

Die Metakognitive Therapie (MKT) geht davon aus, dass Personen leichter ins RND geraten, wenn sie ihre Gedanken als zutreffende Bewertung der Realität, sozusagen als »Abbild der Realität«, ansehen (Wells, 2011). Diese mangelnde Distanzierung von Gedanken wird in der MKT als »Objektmodus« bezeichnet. Durch die Annahme, die Gedanken seien »richtig« und »real«, fühlen sich Personen motiviert, sich mit ihren Gedanken weiter auseinanderzusetzen. Auf diese Weise geben negative Gedanken (z. B. »Ich bin eine schlechte Mutter.«) Anlass für weitere Gedanken. Es entstehen Gedankenketten und -schleifen.

In ähnlicher Weise geht die Akzeptanz- und Commitment-Therapie (ACT, Hayes & Smith, 2007) davon aus, dass die Verschmelzung von Gedanken und Realität psychische Störungen bedinge. Die mangelnde Distanzierung von Gedanken wird in der ACT als »Fusion« bezeichnet.

Sowohl MKT als auch ACT vermitteln Techniken, um sich schneller und leichter von dysfunktionalen Kognitionen distanzieren zu können. Diese distanzierten Zustände werden in der MKT als »Losgelöste Achtsamkeit« und in der ACT als »Defusion« bezeichnet (s. z. B. **AB 24** »Losgelöste Achtsamkeit erleben«, **INFO 30** »Defusionstechniken«).

Dysfunktionale Annahmen

Bestimmte kognitive Annahmen können im Einzelfall die Vulnerabilität für RND erhöhen. Zu berücksichtigen sind z. B. Annahmen in Richtung

- Perfektionismus (**INFO 41** »Perfektionismus und Rumination«, **INFO 42** »Holen Sie das Beste aus Ihrem Perfektionismus heraus!«),
- Fixed Mindset (**INFO 43** »Anti-Grübel-Skill: Growth Mindset«),

Ursachen für repetitives negatives Denken

- geringer Selbstwirksamkeitserwartung (**INFO 44** »Selbstwirksamkeit fördern: Lebenslinie der bewältigten Herausforderungen«),
- dysfunktionaler Einstellungen zu Emotionen (**INFO 50** »Spezifische Grübelthemen und ihre Modifikation: Emotionen«).

Perfektionismus. Der Psychologe Edward Watkins (2008) definiert Grübeln als einen selbstbezogenen Problemlöseversuch, wenn der aktuelle Zustand nicht einem gewünschten Ziel entspricht. Personen mit dysfunktionalen perfektionistischen Annahmen setzen sich hohe Ziele und richten ihre Aufmerksamkeit besonders auf Fehler und Defizite im eigenen Handeln (Altstötter-Gleich & Geisler, 2018). Daraus resultiert ein stärkeres Diskrepanzerleben zwischen dem aktuellen Zustand und dem gewünschten Ziel. Dann kann Grübeln als Problemlöseversuch genutzt werden.
Fixed Mindset. Personen mit einem *Fixed Mindset* haben ein stabiles Selbstbild, das davon ausgeht, Intelligenz und weitere Eigenschaften seien angeboren und statisch (Dweck, 2017). Personen mit Fixed Mindset meiden Herausforderungen und versuchen, Fehler und Misserfolge zu vermeiden, weil sie negative Erlebnisse als Beweis für ihre »Dummheit« ansehen. Treten negative Erlebnisse auf, können sie leichter ins Grübeln geraten (Dweck, 2017, S. 52).
Geringe Selbstwirksamkeitserwartung. Eine geringe Selbstwirksamkeitserwartung hängt mit geringeren Problemlösekompetenzen zusammen (Bandura, 1977, S. 215). Anscheinend weisen Patient:innen mit exzessivem Sorgen eine geringe Selbstwirksamkeitserwartung bezüglich negativer Ereignisse auf, weil sie ihre Fähigkeiten unterschätzen, diese gut zu bewältigen (Borkovec et al., 1999, S. 129). Grübeln wirkt sich ungünstig auf die Problemlösefähigkeit und die Umsetzung von Lösungen aus (Lyubomirsky & Nolen-Hoeksema, 1995; Lyubomirsky et al., 1999; Teismann, 2014), was die Selbstwirksamkeitserwartung weiter reduzieren kann.
Dysfunktionale Einstellungen zu Emotionen. Dysfunktionale Einstellungen gegenüber Emotionen (z. B. »Es ist wichtig, immer gut gelaunt und positiv zu bleiben.«) können Personen dazu motivieren, unangenehme Emotionen um jeden Preis zu vermeiden. Derartig dysfunktionale Einstellungen können Rumination fördern (McGuirk et al., 2017). Der therapeutische Ansatz besteht in der Modifikation dysfunktionaler Annahmen durch sokratischen Dialog, Verhaltensexperimente und Aufbau von Alternativverhalten.

Übergeordnete Annahmen über das Denken (Metakognitionen)

Die Forschung zeigt, dass einige Personen positive Annahmen über das Grübeln haben (z. B. Lyubomirsky & Nolen-Hoeksema, 1993, Watkins & Baracaia, 2001). Menschen, die viel grübeln, versprechen sich oft positive Effekte davon, z. B. durch Grübeln sich selbst besser zu verstehen oder Probleme lösen zu können. Diese Annahmen werden als positive Metakognitionen bezeichnet (Wells, 2011). Negative Metakognitionen drücken hingegen Befürchtungen aus, welche negativen Folgen Denkprozesse zur Folge haben könnten (Wells, 2011). Personen befürchten z. B., Grübeln könnte körperlichen, seelischen oder sozialen Schaden anrichten.

Weil Metakognitionen einen Circulus vitiosus bewirken können, sind sie Ansatzpunkt für therapeutische Interventionen (s. **INFO 68–73** »Modifikation von Metakognitionen […]«).

Aufrechterhaltungsmodell: Circulus vitiosus der Rumination

Ein Teufelskreismodell hilft Patient:innen, innere Prozesse und Zusammenhänge besser zu verstehen (s. **AB 9** »Der Teufelskreis des Grübelns«). In dem Modell weisen Warnsignale (z. B. Stress, Müdigkeit, deprimierte Stimmung) früh auf die Gefahr für Grübeln hin. Konkrete Auslöser gehen dem Grübeln dann unmittelbar voraus. Diese Auslöser können sein:

- situativ (z. B. den Geburtstag einer Freundin vergessen haben)
- kognitiv (z. B. »Ich bin eine schlechte Freundin!«)
- emotional (z. B. Scham)
- somatisch (z. B. Druck in der Brust)
- behavioral (z. B. im Internet mit dem Handy surfen)

Die Erstreaktionen (z. B. zu denken, eine schlechte Freundin zu sein und sich zu schämen) sind zunächst einmal zwar unangenehm, aber nicht pathologisch. Bei allen Menschen kann derartiges Erleben auftreten. Entscheidend ist der nachfolgende Umgang mit diesen Erlebnissen, zusammengefasst im Teufelskreismodell als *funktionale versus dysfunktionale Regulation*.

Eine funktionale Regulation wäre z. B. eine kognitive Neubewertung der Situation (z. B. »Das kann passieren, ich hatte viel Stress.«). Weitere funktionale Regulationsstrategien könnten zum Beispiel sein:

- Problemlöseorientiertes Denken (z. B. »Ich könnte nachträglich gratulieren.«)
- Veränderung der Situation (z. B. zur Ablenkung eine Runde spazieren gehen)
- Anwendung von Skills (z. B. eine Folge der Lieblingsserie ansehen)
- Entspannung (z. B. Yoga machen)
- Soziale Unterstützung suchen (z. B. dem Partner von dem Missgeschick erzählen)

Eine dysfunktionale Regulation wäre hingegen Grübeln. In dem Beispiel könnte die Person beginnen, zu grübeln, warum sie eine schlechte Freundin sei. Hierdurch würde sich die Stimmung verschlechtern. Aus dem ursprünglich unangenehmen Gefühl würde sich eine deprimierte Stimmung entwickeln. Aufgrund der negativen Stimmung würden wiederum vermehrt negative Gedanken und Grübeln auftreten (»Hefeteigeffekt« des Grübelns, Nolen-Hoeksema, 2006). Grübeln wird intensiviert und resultiert in weiteren negativen Konsequenzen (z. B. Hilflosigkeit, Hoffnungslosigkeit, Antriebsschwäche, Passivität). Hierdurch entsteht eine Abwärtsspirale mit zunehmender Exazerbation des psychischen Befindens. Denn auch die Folgen der Abwärtsspirale können Patient:innen wieder Anlass zum Grübeln geben (z. B. »Warum fühle ich mich so antriebslos?«). Hierdurch schließt sich ein Teufelskreis.

Ziele der Psychoedukation

- emotionale und kognitive Erstreaktion auf eine Situation entpathologisieren
- Rumination als dysfunktionale Regulationsstrategie aufdecken
- eine konstruktive Problemdefinition entwickeln: Nicht die unangenehme Erstreaktion ist das Problem, sondern Rumination
- aufzeigen, dass negative Stimmung Rumination intensiviert und ein Teufelskreis entsteht
- weitere negative Folgen aufzeigen (z. B. Konsum psychotroper Substanzen, übermäßiges Essen, Depression, Panik)
- erklären, dass einige Symptome reversible Folgen der Rumination sind und daher kein Anlass zum Grübeln sind, sondern vielmehr zum Handeln (z. B. nicht über Antriebsschwäche nachgrübeln, sondern einen kleinen Spaziergang machen)

Aufrechterhaltungsmodell: Circulus vitiosus der Rumination

Modell validieren
Patient:innen können das Teufelskreismodell durch Selbstbeobachtung im Alltag (**AB 11** »Achtung! Achtung! Warnsignale für das Grübeln«, **AB 12** »Es geht schon wieder los! Startsignale für das Grübeln«), Verhaltensanalysen (**AB 10** »Dem Grübeln auf die Spur kommen«) sowie durch ein Grübelexperiment (s. nachfolgender Abschnitt) validieren.

Grübelexperiment. Eine Validierung des Teufelskreismodells während der Therapiestunde ist möglich. Hierzu sollen Patient:innen ein häufiges Symptom wählen (z. B. Antriebsschwäche, Niedergeschlagenheit, Anspannung) und die momentane Intensität einschätzen (z. B. 0–10). Im Anschluss sollen sie sich über ein Problem (leichtes bis maximal mittelschweres aktuelles Problem) vier Minuten lang in Form von Grübeln Gedanken machen (z. B. viele Warum-Fragen stellen, sich mögliche negative Katastrophenszenarien vorstellen, möglichst selbstkritisch-abwertende Gedanken hegen). Im Anschluss wird erneut eine Einschätzung des ursprünglichen Symptoms vorgenommen und auftretende Unterschiede in der Intensität erörtert.

Der Teufelskreis des Grübelns

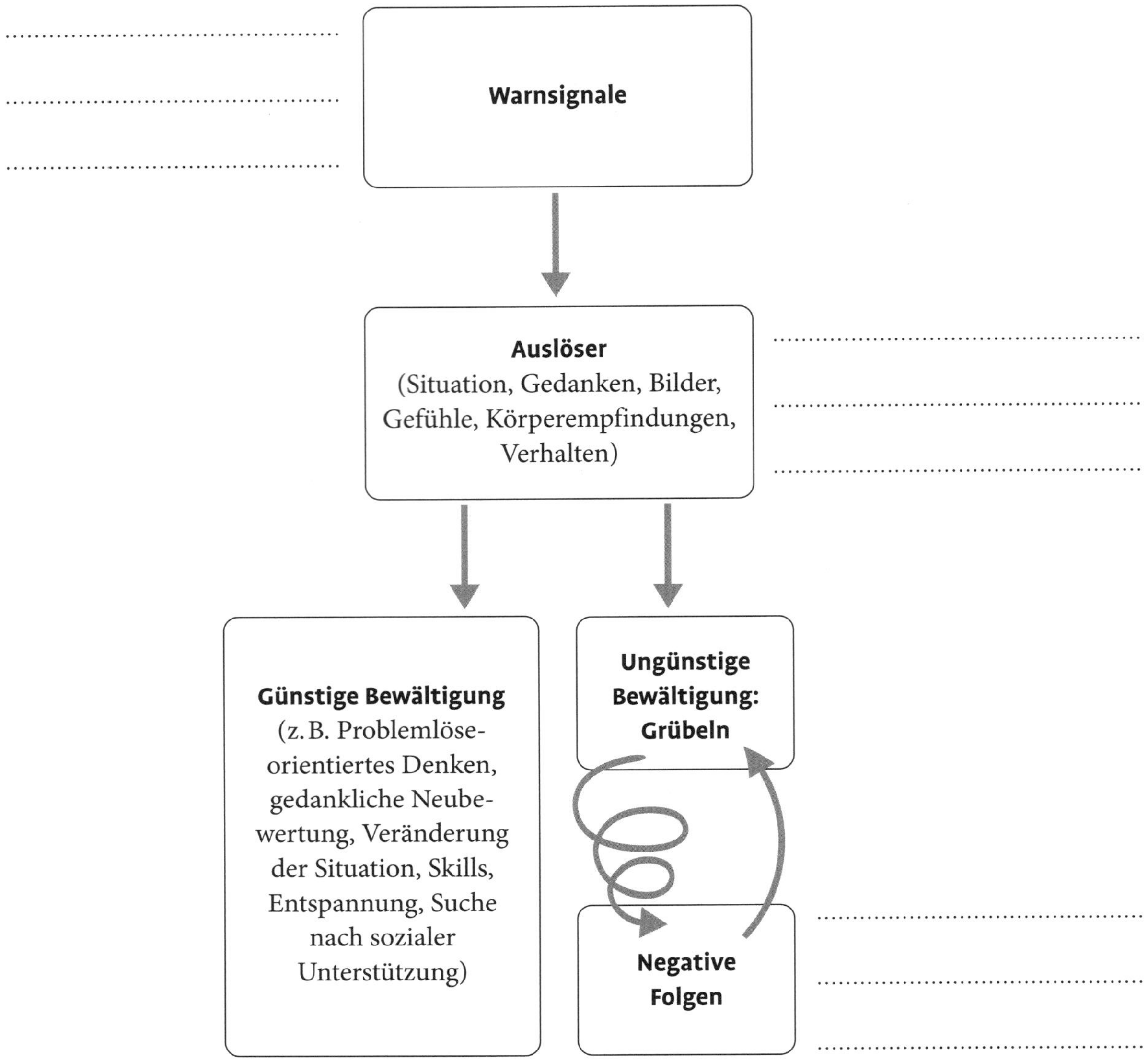

Negative Folgen

- **emotional:** z. B. Depression, Angst / Panik, Gereiztheit / Wut, Hilflosigkeit, Hoffnungslosigkeit
- **gedanklich:** z. B. Erleben von Minderwertigkeit, Inkompetenz, Kontrollverlust
- **körperlich:** z. B. Anspannung, Schmerzen, Schlafstörungen
- **verhaltensbezogen:** z. B. Konsum schädlicher Substanzen, Essanfälle, Passivität

Dem Grübeln auf die Spur kommen

Es gleicht einer Detektivarbeit, herauszufinden, durch welche Bedingungen Grübeln beeinflusst wird. Wenn Sie im Alltag grübeln, füllen Sie nachfolgendes Arbeitsblatt aus. Gehen Sie dabei ohne Zensur und unvoreingenommen vor.

Achten Sie beim Ausfüllen darauf, dass Sie Punkt 2 möglichst kurz halten! Achten Sie darauf, dass Sie nicht während des Ausfüllens ins Grübeln geraten! Wenn Sie merken, dass dies passiert, gehen Sie zügig weiter zur nächsten Frage und richten hierauf Ihre Aufmerksamkeit.

(1) Situation

Datum / Uhrzeit, als Grübeln auftrat: ....

Wo war ich? Wer war dabei?

....

Wie war die Situation vorher, was ist passiert?

....

Was habe ich gemacht, bevor ich ins Grübeln geraten bin?

....

Ist mir irgendetwas durch den Kopf gegangen (Gedanken, Bilder, Vorstellungen, Erinnerungen)?

....

....

Wie habe ich mich gefühlt, bevor das Grübeln losging? In welcher Stimmung war ich?

....

....

Wie habe ich mich körperlich gefühlt (z. B. müde, erschöpft, hungrig)? ....

....

Dem Grübeln auf die Spur kommen

(2) Grübeln

Worüber habe ich gegrübelt? Was waren die Themen? ....

....

....

Wie lange habe ich gegrübelt? ....

(3) Folgen

Welche Emotionen traten auf? Wie war die Stimmung hinterher? ....

....

....

Wie ging es mir körperlich anschließend? ....

....

....

Was ist mir dann noch durch den Kopf gegangen? ....

....

....

Was habe ich danach getan? ....

....

....

Was haben andere Personen getan? ....

....

....

INFO 14 • T

Frühwarnzeichen und Auslöser für Rumination

Pathologisches Grübeln ist ein automatisierter Prozess. Es erfordert Aufmerksamkeit und Übung, um diesen Prozess zu modifizieren. Grübeln gehen oft Frühwarnzeichen (Warnsignale) voraus, die darauf hinweisen, dass auf einen auslösenden Stimulus wahrscheinlicher mit Grübeln reagiert wird (Watkins, 2018, S. 55).

Frühwarnzeichen → **Auslösende Stimuli** → **Rumination**

Eine Analyse der individuellen Frühwarnzeichen hilft Patient:innen, automatische Reaktionsmuster rechtzeitig zu erkennen und einzugreifen, bevor intensive negative Folgen durch das Grübeln entstehen und eine Beendigung des Grübelns schwieriger ist. Mögliche Warnsignale können z. B. sein: Müdigkeit, Stress, unspezifisches Unwohlsein, negative Stimmung, Langeweile, Reizüberflutung, negative Ereignisse (z. B. kritisiert werden), sozialer Rückzug, Erschöpfung, Zeitdruck

Nach Analyse der Frühwarnzeichen können in der Psychotherapie individuelle Wenn-dann-Pläne entwickelt werden (s. **AB 11** »Achtung! Achtung! Warnsignale für das Grübeln«, **INFO 58** »Kontingenzpläne (Wenn-dann-Pläne)«). Hierdurch lernen Patient:innen, wie sie auf die jeweiligen Frühwarnzeichen reagieren können.

Beispiel

Identifikation der Frühwarnzeichen
Eine Patientin berichtet, sie habe gestern vor dem Fernseher gegrübelt, dass sie in keiner Sache richtig gut sei. In der therapeutischen Exploration wird mittels einer Verhaltensanalyse die Ereigniskette präzise zurückverfolgt. Einige Stunden vor dem Grübeln erfuhr die Patientin Kritik von ihrer Vorgesetzten und war seitdem in einer negativen Stimmung.

Wenn-dann-Plan
Es wird folgender Wenn-dann-Plan entwickelt: »Wenn ich Kritik erfahre, prüfe ich, ob diese berechtigt oder unberechtigt ist. Berechtigte Kritik werde ich nutzen, um meine Kompetenzen weiterzuentwickeln. Unberechtigte Kritik werde ich zurückweisen. Meine negative Stimmung werde ich verbessern, indem ich eine Aktivität beginne, bei der ich aufgehe, z. B. mit meiner Katze spielen.«

Passende Interventionen
- **INFO 43** »Anti-Grübel-Skill: Growth Mindset«
- Rollenspiel zur Zurückweisung unberechtigter Kritik (**INFO 64** »Soziale Kompetenz als Antwort auf Rumination«),
- **INFO 22** »Flow-Aktivitäten«

- Die individuellen auslösenden Stimuli (Startsignale) finden sich auf verschiedenen Ebenen:
  - Situationen
  - Kognitionen
  - Emotionen
  - Körperempfindungen
  - Verhalten
- Nähere Beschreibungen zu Auslösern finden sich auf den Materialien **AB 4** »Funktionsanalyse: Situative Verhaltensanalyse (Mikroanalyse)«, **INFO 12** »Ursachen von repetitivem negativem Denken« sowie **AB 12** »Es geht schon wieder los! – Startsignale für das Grübeln«.

AB 11 • P

Achtung! Achtung! Warnsignale für das Grübeln

Grübeln kann ein automatisierter Prozess sein. Es startet unbewusst und unbeabsichtigt. *Warnsignale* zeigen früh die Gefahr an, dass Grübeln droht. Zu einem späteren Zeitpunkt lösen *Startsignale* dann Grübeln aus. Bei aufmerksamem Hinsehen werden Sie mit der Zeit lernen, welche Warnsignale in Ihrem Fall zutreffen. Sie können folgendes Arbeitsblatt in nächster Zeit zur Selbstbeobachtung nutzen. Ergänzen Sie auch Warnsignale, die noch nicht auf dem Arbeitsblatt vermerkt sind, wenn Sie diese bei sich entdecken.

Warnsignal	Markieren Sie mit einem Strich, wenn auf das Warnsignal hin Grübeln auftrat!
Müdigkeit	
Stress	
Unspezifisches Unwohlsein	
Negative Stimmung	
Langeweile	
Reizüberflutung	
Negative Ereignisse (z. B. kritisiert werden)	
Sich von Sozialkontakten zurückziehen	
Erschöpfung	
Zeitdruck	
Sonstiges:	
Sonstiges:	
Sonstiges:	
Sonstiges:	
Sonstiges:	

Es geht schon wieder los! – Startsignale für das Grübeln

Aufgrund unserer Lernerfahrung, Biografie, Ziele, Werte und Persönlichkeit haben wir ganz persönliche *Grübel-Starter* (Auslöser, Trigger). Solche Startsignale finden sich auf verschiedenen Ebenen: Situationen, Gedanken, Emotionen, Körperempfindungen und Verhalten.

Startsignal	Beispiele
Situationen	Abends im Bett; während der Arbeit; beim Lernen für eine Prüfung; nach einem Streit; Entscheidungen treffen müssen; nach einem Fehler / Misserfolg
Gedanken	▶ Katastrophengedanken (z. B. »Ich könnte durch die Prüfung fallen.«) ▶ Zweifel oder Unsicherheit (z. B. »Habe ich den Herd ausgeschaltet?«) ▶ Selbstkritische Gedanken (z. B. »Ich bin wirklich zu blöd, dass ich …«) ▶ Vergleiche (z. B. »Meine Freundin ist viel beliebter als ich.«) ▶ Existenzielle Gedanken (z. B. »Macht mein Leben überhaupt Sinn?«) ▶ Sozialphobische Gedanken (z. B. »Hoffentlich denken die anderen nicht, dass ich mich blöd verhalten habe.«) ▶ Gedanken über die eigene psychische Erkrankung (z. B. »Warum bin ich immer depressiv?«) ▶ (Aufdringliche) Gedanken / Vorstellungen / Bilder / Erinnerungen
Emotionen	Deprimierte Stimmung, Traurigkeit, Angst, Ärger, Unsicherheit, Scham, Schuld
Körperempfindungen	Schmerzen, Herzrasen, Bruststechen, scheinbar unerklärliche Körperbeschwerden, Müdigkeit, Erschöpfung, innere Unruhe, Schlafstörungen
Verhaltensweisen	Sozialer Rückzug, sich ins Bett zurückziehen

Kennen Sie Ihre persönlichen Startsignale?

	Meine Startsignale
Situationen	
Gedanken	
Emotionen	
Körper	
Verhalten	

AB 13 • P

Die Folgen von übermäßigem Grübeln (Kosten-Nutzen-Analyse)

Grübeln kann verschiedene Folgen nach sich ziehen. Negative Folgen sind oft eher langfristig, während positive Folgen eher kurzfristig sind. Markieren Sie mit einem Kreuz, welche Folgen auf Sie zutreffen!

Beispiele für negative Folgen (»Kosten«)	Beispiele für positive Folgen (»Nutzen«)
☐ Niedergeschlagenheit / Gereiztheit / Angst ☐ Immer mehr negative Gedanken / Erinnerungen ☐ Schwierigkeiten, sich für etwas zu motivieren, bis hin zur Antriebslosigkeit ☐ Schwierigkeiten, Probleme zu lösen ☐ Psychische Störungen (z. B. Depressionen) ☐ Beziehung zu anderen Menschen verschlechtert sich, Unverständnis von anderen, Konflikte ☐ Erleben von Kontrollverlust ☐ Erleben von Hilflosigkeit / Hoffnungslosigkeit ☐ Passivität ☐ Übermäßiges Essen / Essanfälle, zu viele Süßigkeiten ☐ Aggressives Verhalten ☐ Schlafstörungen ☐ Gefühl der Minderwertigkeit ☐ Überbewertung von Problemen / Misserfolgen / Missgeschicken oder Fehlern ☐ Unruhe ☐ Körperliche Beschwerden, Muskelverspannungen, Kopfschmerzen ☐ Konsum von Alkohol / Drogen ☐ Sonstiges:	☐ Vermeidung von unangenehmen Emotionen / Vermeidung von Unsicherheit ☐ Vermeidung von zwischenmenschlichen Konflikten (»Harmonie bewahren«) ☐ »Nicht oberflächlich« / gewissenhaft sein ☐ Ein Ventil für Ärger haben ☐ Eindruck haben, besser auf Negatives vorbereitet zu sein ☐ Sich gut fühlen, weil man sich viele Gedanken um andere macht ☐ Zuwendung von anderen Personen (z. B. beruhigendes Gespräch mit dem Partner) ☐ Sich anderen Menschen nah und verbunden fühlen (z. B. Verstorbenen, Freund:innen) ☐ Vermeidung, sich tatsächlich mit einem Problem auseinanderzusetzen / etwas zu verändern ☐ Vermeidung unangenehmer Tätigkeiten (z. B. Prüfungsvorbereitung, Arbeiten) ☐ Streben nach Perfektion ☐ Etwas nicht akzeptieren müssen (z. B. negative Konsequenzen einer Entscheidung) ☐ Sonstiges: ....

Was sind die Hauptgründe, warum Sie Grübeln verändern wollen (siehe negative Folgen)? Was belastet Sie am Grübeln? Was stört Sie?

....

Was sind die wichtigsten Funktionen, die Grübeln derzeit für Sie erfüllt (siehe positive Folgen)? Wobei hilft Ihnen Grübeln aktuell?

....

Dysfunktionale mentale Strategien im Umgang mit Rumination

Patient:innen setzen häufig dysfunktionale Strategien im Umgang mit Grübeln ein. *Dysfunktionale mentale Strategien* sind nicht sichtbar und daher schwer zu identifizieren, weswegen sie exploriert werden sollten. Das Erleben von kurzfristig positiven Effekten durch diese Strategien kann validiert werden, um es dann aber mit den langfristig negativen Folgen zu kontrastieren. Im Folgenden sind häufige dysfunktionale mentale Strategien aufgeführt (nach Clark, 2022). Im Anschluss sind beispielhaft Explorationsfragen dargestellt.

Selbstberuhigung / -rückversicherung

Rumination kann durch selbstberuhigende oder selbstrückversichernde Gedanken aufrechterhalten werden. In diesem Aufrechterhaltungsmodell spielen operante Konditionierung und Generalisierung eine Rolle. Unangenehme Gedanken lösen unangenehme Gefühle und Körperempfindungen aus (z. B. Angst und Anspannung). Beruhigende Gedanken können die ausgelösten negativen Effekte abschwächen. Folgt auf einen beunruhigenden Gedanken (z. B. »Ich könnte einen Fehler in der E-Mail gemacht haben.«) ein beruhigender Gedanke (z. B. »Ich werde die E-Mail morgen auf der Arbeit nochmal genau durchlesen.«), setzt kurzfristig Erleichterung ein. Langfristig lernen Patient:innen jedoch nicht, sich an die ausgelösten unangenehmen Emotionen zu gewöhnen, und wenden stattdessen weitere dysfunktionale Strategien an (z. B. exzessives Kontrollverhalten, Rückversicherungsverhalten).

Selbstkritik

Patient:innen reagieren auf Grübeln mit selbstkritischen oder selbstabwertenden Gedanken. Sie beschimpfen sich zum Beispiel dafür, sich so viele Gedanken zu machen (z. B. »Ich bin wirklich verrückt!«).

Selbstappell

Patient:innen befehlen sich, mit dem Grübeln aufzuhören. Der Appell reicht jedoch in der Regel nicht aus, da die Aufmerksamkeit ohne aktive Steuerung schnell wieder von den negativen Gedanken »angezogen« wird.

Gedankenunterdrückung

Patient:innen versuchen, nicht mehr an bestimmte Gedanken oder Bilder zu denken. Wie Studien des Psychologen Daniel Wegner (2011) aber zeigen, führt genau dieser mentale Kontrollversuch zu vermehrtem Auftreten der unterdrückten Gedanken und Bilder. Therapeut:innen können mit einem einfachen Experiment während der Therapiestunde Patient:innen verdeutlichen, dass es sinnlos ist, Gedanken unterdrücken oder kontrollieren zu wollen:

Experiment: Sprichwörter nicht zu Ende denken (nach Korn & Rudolf, 2015, S. 17)

»Ich werde Ihnen gleich den Anfang eines Sprichwortes sagen und bitte Sie, es *nicht* gedanklich zu ergänzen. Versuchen Sie also bewusst, Ihre Gedanken zu unterdrücken. Der Satz lautet: Morgenstund hat …« (Falls das Sprichwort nicht bekannt sein sollte, kann ein anderes gewählt werden).

Dysfunktionale mentale Strategien im Umgang mit Rumination

Wiederholt und zwanghaft Gegenbeweise suchen
Patient:innen beginnen, bei negativen Gedanken nach Gegenbeweisen oder Gegenargumenten zu suchen. Im Gegensatz zu einer kognitiven Umstrukturierung unterdrücken Patient:innen dabei Aspekte, die für den negativen Gedanken sprechen würden. Der negative Gedanke wird nicht empirisch geprüft. Vielmehr versuchen Patient:innen, sich zwanghaft einzureden, dass der Gedanke nicht stimme.

Fragen für die Exploration
- Wie reagieren Sie auf unangenehme / beunruhigende Gedanken? / Wie reagieren Sie auf Grübeln?
- Kennen Sie es, sich selbst innerlich gut zuzureden? Beschreiben Sie dies bitte näher!
- Kommt es vor, dass Sie sich innerlich kritisieren? Wenn ja, beschreiben Sie dies bitte näher!
- Befehlen Sie sich manchmal, nicht mehr »so negativ« zu denken? Können Sie das erläutern?
- Versuchen Sie, die negativen Gedanken »wegzuschieben« oder zu verdrängen?
- Suchen Sie zwanghaft nach Gegenargumenten bei negativen Gedanken?

Gedankenexperiment: Das wilde Huhn im Therapiezimmer

Ziel

Patient:innen soll erfahrungsbasiert vermittelt werden, dass Gedanken-Unterdrückung dazu führt, dass ein Gedanke im Gehirn präsent bleibt, während Gedanken-Zulassen dazu führt, dass ein Gedanke »vorüberzieht«.

Instruktion (angelehnt an Clark, 2022 und die Originalstudie von Wegner et al., 1987)
»Ich schlage Ihnen ein Gedankenexperiment vor, das aus zwei Teilen besteht. Sind Sie einverstanden? … Zuerst geht es darum, wie gut Sie an einem Gedanken festhalten können. Ich gebe Ihnen ein Klemmbrett mit Papier und Stift in die Hand, weil Sie immer einen Strich machen sollen, wenn Sie es nicht schaffen und ein anderer Gedanke auftaucht. Stellen Sie sich nun vor, wie ein wildes Huhn durch das Therapiezimmer läuft. Es macht immer wieder laut »gack-gack-gack« und schlägt wild mit den Flügeln. Haben Sie es vor Augen? … Dann versuchen Sie jetzt zwei Minuten lang *nur* an das wilde Huhn zu denken und an nichts anderes. Halten Sie sich den Gedanken vom wilden Huhn die ganze Zeit präsent. Machen Sie einen Strich jedes Mal, wenn Sie an etwas anderes gedacht haben. … Okay, stoppen Sie jetzt und wir kommen zum zweiten Teil des Experiments. Wenden Sie bitte das Papier auf dem Klemmbrett. … Versuchen Sie jetzt zwei Minuten lang *nicht* an das wilde Huhn zu denken. Machen Sie einen Strich auf dem Papier jedes Mal, wenn Sie doch an das Huhn gedacht haben. … Prima, vielen Dank! Was haben Sie während des Experiments erlebt?«

Nachbesprechung
Patient:innen berichten in der Regel, dass sie es im ersten Teil nicht geschafft hätten, ständig an das Huhn zu denken, wohingegen der Gedanke an das Huhn im zweiten Teil ständig unerwünscht aufgetaucht sei. Dieser paradoxe Effekt der Gedanken-Unterdrückung (Teil 2) wird auch als *Rebound-Effekt* bezeichnet. Patient:innen kann dies als »Bumerang-Effekt« erklärt werden.

Der Bumerang-Effekt

»Wenn wir versuchen, einen Gedanken wegzuwerfen, kommt er wie ein Bumerang zu uns zurück. Gedanken-Unterdrückung erfordert viel mentale Kontrolle und ist anstrengend. Noch schwieriger wird es, wenn ein Gedanke für uns Bedeutung hat und unangenehme Emotionen auslöst.«

Patient:innen sollten zum *kritischen Nachfragen* motiviert werden, um zu gewährleisten, dass das Gedankenexperiment und der Rebound-Effekt verstanden wurden.

Zudem sollte Patient:innen erklärt werden, dass es uns schwerfällt, lange Zeit an demselben Gedanken oder Bild festzuhalten (Teil 1 des Experiments). Es scheint unserem Gehirn dann »langweilig« zu werden und es produziert neue Gedanken oder Bilder. Dieser Effekt kann als »Langeweile-Effekt« Patient:innen kommuniziert werden.

Der Langeweile-Effekt

»Wenn wir einen Gedanken einfach zulassen, ohne weiter auf ihn zu reagieren, dann ist unserem Gehirn schnell langweilig und es sucht sich andere Gedanken oder Bilder.«

Gedankenexperiment: Das wilde Huhn im Therapiezimmer

Wenn paradoxe Effekte berichtet werden ...

Patientenaussage	Mögliche Therapeutenaussage
»Mir ist es gut gelungen, im zweiten Teil nicht mehr an das Huhn zu denken.«	»Wie genau ist Ihnen das gelungen? ... Wenn Sie sich mit anderen Gedanken abgelenkt haben, kann das tatsächlich kurzfristig dazu führen, dass der Gedanke an das Huhn nicht mehr auftritt. Wenn Sie den Gedanken an das Huhn einfach zugelassen haben, kann das langfristig dazu führen, dass der Gedanke seltener auftritt.«
»Ich konnte die ganze Zeit im ersten Teil an das Huhn denken.«	»Wie genau ist Ihnen das gelungen? ... Wenn Sie den Gedanken an das Huhn ausgeschmückt haben, z. B. das Huhn gedanklich haben Cha-Cha-Cha tanzen lassen, wird der Gedanke für unser Gehirn interessant. Wenn Sie den Gedanken aber einfach so belassen würden, wie lange würde der Gedanke dann präsent bleiben? ... Es ist sehr wahrscheinlich, dass unser Gehirn den Gedanken mit der Zeit langweilig findet und sich etwas anderes zum Nachdenken sucht.«

Alltagstransfer

Am Ende sollten Patient:innen angeregt werden, die *Take-Home-Message*, dass Gedanken-Unterdrückung nicht funktioniert, noch einmal in eigenen Worten zu wiederholen. Es sollten persönliche Implikationen erörtert werden (z. B. effektivere Strategien im Umgang mit unangenehmen Gedanken zu erlernen).

Als Hausaufgabe können Patient:innen an zwei Tagen die erlebten Effekte überprüfen. Einen Tag lang sollen sie Gedanken-Unterdrückung praktizieren, den anderen Tag darauf verzichten und die Gedanken einfach kommen und gehen lassen. Die Erfahrungen sollen notiert werden (s. **AB 15** »Erfahrungen mit meinen ›wilden Hühnern‹: Ab in den Käfig oder Freilandhaltung?«), um sie in der nächsten Therapiestunde zu besprechen.

Erfahrungen mit meinen »wilden Hühnern«: Ab in den Käfig oder Freilandhaltung?

Tag mit Gedanken-Unterdrückung

Versuchen Sie, an diesem Tag unangenehme Gedanken bewusst zu unterdrücken und »wegzusperren« – wie Hühner in Käfigzellen.

Was haben Sie beobachtet? ....

....

....

Bitte markieren Sie auf den Linien jeweils mit einem Kreuz:

Wie häufig trat Grübeln auf?

Ständig ———————————————————————— selten

Wie war die Stimmung?

Negativ ———————————————————————— positiv

Tag mit Gedanken-frei-Lassen

Versuchen Sie, an diesem Tag unangenehme Gedanken einfach kommen und gehen zu lassen wie Hühner in Freilandhaltung.

Was haben Sie beobachtet? ....

....

....

Bitte markieren Sie auf den Linien jeweils mit einem Kreuz:

Wie häufig trat Grübeln auf?

Ständig ———————————————————————— selten

Wie war die Stimmung?

Negativ ———————————————————————— positiv

INFO 16 • T

Dysfunktionale behaviorale Strategien im Umgang mit Rumination

Patient:innen setzen häufig dysfunktionale Strategien im Umgang mit Grübeln ein. Dysfunktionale behaviorale Strategien erhalten Rumination aufrecht und / oder werden selbst zum Folgeproblem (z. B. übermäßiger Alkoholkonsum, Medikamentenabusus, Essanfälle).

Rückversicherung

Einige Patient:innen wenden sich an ihr soziales Umfeld, wenn unangenehme Gedanken auftreten. Sie fragen andere Personen, ob ein negativer Gedanke stimme oder wie wahrscheinlich das Eintreten eines negativen Ereignisses sei. Patient:innen lassen sich versichern, dass »alles gut« sei. Diese externale Beruhigung hilft jedoch nur kurzfristig.

Rückversicherungen können auch eine Recherche im Internet oder Konsultation von Expert:innen (z. B. Ärzt:innen) sein. Therapeut:innen sollten nicht selbst in die Falle der Rückversicherung geraten.

Beispiel • Eine dysfunktionale therapeutische Rückversicherung

P: *(ängstlich-unruhig)* Ich mache mir erneut viele Sorgen, dass mein Mann wieder Krebs bekommen könnte. Ich habe furchtbare Angst und kann an nichts anderes mehr denken!

T: Die letzte Kontrolluntersuchung ist erst vier Wochen her und die Ärztin hat von einem positiven Verlauf gesprochen. Es ist unwahrscheinlich, dass Ihr Mann wieder Krebs bekommt. *(Die Patientin wirkt sichtlich erleichtert.)*

Vermeidungsverhalten

Patient:innen können auch versuchen, Situationen, Personen oder Gegenstände, die unangenehme Gedanken auslösen, zu vermeiden. Sozialphobische Patient:innen können z. B. soziale Interaktionen vermeiden, um anschließendes Grübeln (*Post-Event-Processing*) zu verhindern.

Zwanghafte Rituale

Wenn unangenehme Gedanken auftreten, versuchen einige Patient:innen, durch zwanghaftes Aufsagen von Gebeten oder Sprüchen sowie durch zwanghaftes Verhalten (z. B. viermal den Lichtschalter betätigen) ihre Anspannung zu regulieren.

Substanzmissbrauch

Zur »Selbstmedikation« nutzen Patient:innen Alkohol, nicht verordnete Medikamente oder andere psychotrope Substanzen. Auch Binge-Eating (exzessives Essen) kann auftreten.

Fragen für die Exploration

- »Kommt es vor, dass Sie andere Personen oder das Internet befragen, wenn sich unangenehme Gedanken aufdrängen? Wenn ja, beschreiben Sie dies bitte näher!«
- »Kommt es vor, dass Sie Situationen, Personen oder Gegenstände meiden, weil diese unangenehme Gedanken auslösen? Wenn ja, beschreiben Sie dies bitte näher!«
- »Kommt es vor, dass Sie zwanghaft bestimmte Sprüche zu sich sagen oder bestimmte Rituale ausführen, um sich von unangenehmen Gedanken zu befreien? Wenn ja, beschreiben Sie dies bitte näher!«
- »Wann trinken Sie Alkohol? Nehmen Sie etwas ein, um sich zu beruhigen? Essen Sie manchmal etwas, um sich zu beruhigen? Wenn ja, beschreiben Sie dies bitte näher!«

Meine Strategien zur Kontrolle negativer Gedanken

Welche Strategien haben Sie bislang angewendet, um weniger negative Gedanken zu haben?

Ungünstiges Verhalten	Beschreibung	Bitte ankreuzen, wenn zutreffend
Selbstberuhigung	Sich selbst positiv zureden	☐
Selbstkritik	Sich selbst beschimpfen und abwerten	☐
Selbstappell	Sich selbst auffordern, aufzuhören, so zu denken	☐
Gedankenunterdrückung	Sich anstrengen, einen Gedanken nicht mehr zuzulassen	☐
Gegenbeweise / Gegenargumente suchen	Nach Beweisen oder Argumenten suchen, die gegen den Gedanken sprechen	☐
Rückversichern bei anderen Personen	Angehörige oder Freunde befragen	☐
Rückversichern durch Internetrecherche	Internet befragen (z. B. »Dr. Google«)	☐
Rückversicherung durch Expert:innen	Expert:innen wiederholt aufsuchen und befragen (z. B. viele Arztbesuche)	☐
Vermeidung	Situationen, Personen, Gegenstände meiden	☐
Zwanghafte Rituale	Sprüche, Gebete oder Verhalten wiederholen müssen	☐
Missbrauch von Substanzen	Alkohol, Medikamente, Drogen nehmen zur Beruhigung; übermäßiges Essen	☐
Sonstiges:		☐
Sonstiges:		☐
Sonstiges:		☐

Grübeln geht auch zu zweit!

Gemeinsames Grübeln in vertrauten Beziehungen

Die Forscherin Amanda Rose (2002) befasste sich mit den Auswirkungen von *gemeinsamem Grübeln*. Rose versteht darunter das übermäßige Diskutieren von Problemen mit einer befreundeten Person. Mädchen würden mehr als Jungen zum gemeinsamen Grübeln mit Freundinnen tendieren. Als positive Konsequenz würden sie dadurch mehr Intimität und Nähe in ihren Freundschaften erleben als Jungen. Als negative Konsequenz würden jedoch Ängste und depressive Stimmungen zunehmen.

Drei-Kreise-Diagramm

Es ist sinnvoll, bei Patient:innen mit Rumination das soziale Netz mitzuberücksichtigen. Es gilt zu prüfen, ob es soziale Beziehungen gibt, die das Grübeln verstärken (z. B. durch Beruhigung, Rückversicherung, Zuwendung, Intimität, Nähe) und aufrechterhalten. Mittels eines Drei-Kreise-Diagramms (s. Abbildung) können verschiedene Personen des sozialen Umfelds erfasst werden. Dabei repräsentieren die Kreise unterschiedliche Nähe zu der jeweiligen Person. Im therapeutischen Gespräch können die Beziehungen analysiert und ggf. Veränderungen vorgenommen werden.

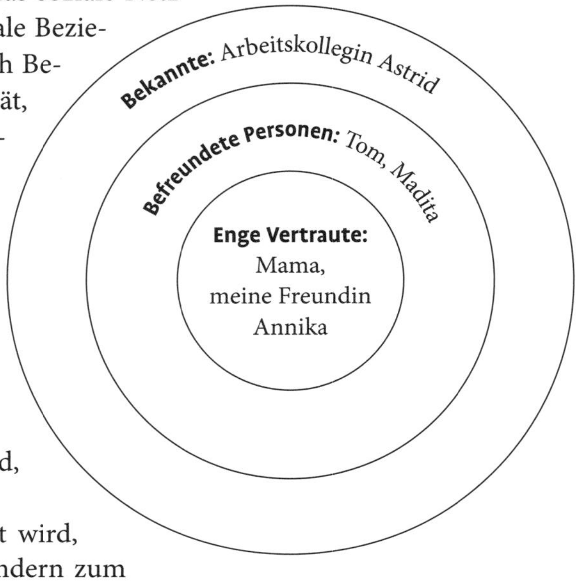

Veränderungsoptionen

Beziehungen, in denen gemeinsam gegrübelt wird, können verändert werden, indem Patient:innen …

- die Situation, in der sonst gemeinsam gegrübelt wird, neu gestalten (z. B. sich nicht mehr im Café, sondern zum Tennis verabreden).
- positive, interessante oder herausfordernde Aktivitäten planen, um nicht gemeinsam zu grübeln (z. B. einen Sprachkurs besuchen).
- wenn gemeinsames Grübeln auftritt, eine ablenkende Aktivität vorschlagen (z. B. ein Kartenspiel).
- problemlöseorientiertes Verhalten modellieren (z. B. mit dem / der Freund:in ein Brainstorming machen, wie ein bestimmtes Problem gelöst werden könnte).
- die andere Person auf das gemeinsame Grübeln aufmerksam machen und zusammen eine Lösung diesbezüglich entwickeln.
- den Kontakt reduzieren oder sich in einem anderen Rahmen treffen (z. B. Freund:innen, die selbst viel grübeln, nicht mehr alleine treffen).
- den Kontakt bei Auftreten von Grübeln beenden (z. B. früher wieder nach Hause gehen).
- sich von bestimmten Personen auf Zeit oder unbegrenzt trennen.

3 Aufmerksamkeitsfokussierte Techniken: Den Scheinwerfer lenken können

Das dritte Kapitel stellt aufmerksamkeitsfokussierte Interventionen zur Veränderung von Rumination vor. Dysfunktionale Aufmerksamkeitsprozesse können Grübeln mitbedingen. Patient:innen tendieren zu …

(1) einer exzessiven Selbstaufmerksamkeit (Hoyer, 2000)
(2) einer exzessiven Aufmerksamkeitslenkung auf bedrohliche Stimuli (Bedrohungsmonitoring) (Wells, 2011).

Eine bewusste, flexible und angemessene Aufmerksamkeitslenkung gehört daher zu den essenziellen Anti-Grübel-Skills. In der kognitiven Psychologie wird visuelle Aufmerksamkeit mit einem Scheinwerfer (engl. *Spotlight*) verglichen, den Menschen lenken, um sich auf etwas zu konzentrieren (Anderson, 2001, S. 83).

Am Anfang des Kapitels stehen kognitionspsychologische Informationen über Aufmerksamkeitsfunktionen. Anschließend wird ein zentrales Element der Metakognitiven Therapie vorgestellt: das Aufmerksamkeitstraining (Wells, 2011). Dieses Training widmet sich drei verschiedenen Aufmerksamkeitsfunktionen (selektive Aufmerksamkeit, Wechsel der Aufmerksamkeit und geteilte Aufmerksamkeit). Ziel ist, wieder Kontrolle über diese Aufmerksamkeitsprozesse zu erlangen.

Im Zusammenhang mit Rumination spielt darüber hinaus eine Refokussierung der Aufmerksamkeit nach außen eine Rolle. Insbesondere depressive Personen fokussieren die Aufmerksamkeit übermäßig nach innen und ihre Fähigkeit zur bewussten Aufmerksamkeitslenkung ist »wie ein Muskel« untrainiert (Korn & Rudolf, 2015, S. 91). Zur Refokussierung der Aufmerksamkeit nach außen werden in diesem Kapitel verschiedene Verhaltensstrategien beschrieben:

- Ablenkung durch Aktivitäten
- Flow-Erleben fördern
- Werteorientierte Aktivitäten

Auch ein Selbstinstruktionstraining kann Patient:innen unterstützen, die Aufmerksamkeit bei relevanten Aufgaben im Außen zu halten und nicht zu grübeln.

Schließlich finden sich in diesem Kapitel Informationen zur bewussten Aufmerksamkeitslenkung auf positive Aspekte, um einem Negativ-Bias in der Aufmerksamkeitslenkung entgegenzuwirken.

Das Training des »Aufmerksamkeitsmuskels« (Korn & Rudolf, 2015, S. 91) kann beginnen und wird gewiss nicht langweilig!

Arbeits- und Informationsmaterial

INFO 18 Die Bedeutung von Aufmerksamkeitsprozessen

Therapeut:innen erhalten hier Informationen über Aufmerksamkeitsfunktionen im Zusammenhang mit repetitivem negativen Denken (RND). Es wird insbesondere auf Bedrohungsmonitoring eingegangen.

INFO 19 Aufmerksamkeitstraining

Das Aufmerksamkeitstraining von Adrian Wells wird für Therapeut:innen in Bezug auf Anwendung, Ablauf, Erfolgskontrolle sowie Risiken bei der Durchführung vorgestellt.

AB 17 Instruktion zum Aufmerksamkeitstraining
Die schriftliche Anleitung zur Durchführung des Aufmerksamkeitstrainings können Therapeut:innen in der Therapiestunde ihren Patient:innen vorlesen.

INFO 20 Tipps und Hinweise zum Aufmerksamkeitstraining
Das Informationsblatt kann mit Patient:innen in einer Therapiestunde besprochen werden, bevor diese eigenständig das Aufmerksamkeitstraining zu Hause üben. Es werden Aspekte der Durchführung, Motivation, Erfolgskontrolle sowie missbräuchliche Anwendung thematisiert.

INFO 21 Ablenkung: Vermeidung oder Skill?
Therapeut:innen erhalten Informationen, um für den Einzelfall zu entscheiden, ob Ablenkung als adaptiv oder nicht anzusehen ist. Zudem werden Möglichkeiten zur Ablenkung übersichtlich kategorisiert, um für Patient:innen entsprechende Optionen systematisch zu erörtern.

AB 18 Bügeln statt Grübeln?!
Patient:innen finden auf dieser Liste Ideen zur Ablenkung und Refokussierung der Aufmerksamkeit.

INFO 22 Flow-Aktivitäten
Das Informationsblatt erläutert das Konstrukt »Flow« für Therapeut:innen und leitet an, wie es Patient:innen vermittelt werden kann. Zudem werden günstige Bedingungen für Flow-Erleben erörtert.

INFO 23 Grübeln mit Werten begegnen
Werteorientierte Aktivitäten eignen sich dafür, die Aufmerksamkeit nach außen zu lenken. Therapeut:innen erfahren mehr über den Zusammenhang zwischen Rumination und Werten. Das Konstrukt »Selbstinfiltration als eine Gefahr für Grübeln« wird dargestellt. Schließlich werden wertefokussierte Interventionen aufgeführt.

AB 19 Anti-Grübel-Skill: Selbstinstruktionstraining
Das Selbstinstruktionstraining nach Meichenbaum und Goodman (1971) wird dargestellt. Therapeut:innen lernen, wie sie Patient:innen unterstützen, ihre Aufmerksamkeit bei relevanten Aufgaben und Tätigkeiten zu halten, statt zu grübeln.

INFO 24 Aufmerksamkeit auf positive Aspekte lenken: Das Positiv-Tagebuch
Therapeut:innen werden über die Anwendung des Positiv-Tagebuchs informiert. Hierzu zählen: Psychoedukation über den Negativ-Bias, Erläuterung des Therapierationals, Instruktion, Prompting und Fallstricke.

Die Bedeutung von Aufmerksamkeitsprozessen

Repetitives negatives Denken (RND) lenkt die Aufmerksamkeit selektiv auf negative Aspekte (z. B. Gefahren, Defizite, Fehler, Schwächen, Verluste, Risiken). Dies führt wiederum zu einer einseitig verzerrten Perspektive auf die eigene Person, andere Menschen, die Welt, die Zukunft, die Gegenwart oder die Vergangenheit. Diese verzerrte Perspektive lenkt dann die Aufmerksamkeit auf weitere negative Informationen, was wiederum Anlass für RND gibt – ein Circulus vitiosus entsteht.

Kognitives Aufmerksamkeitssyndrom

Es sind diese wechselseitigen Prozesse zwischen RND und Aufmerksamkeit, die nach dem metakognitiven Modell von Adrian Wells (2011) zahlreiche psychische Störungen bedingen. Hinzu kommen noch dysfunktionale Bewältigungsstrategien (z. B. rückversicherndes Verhalten, Gedankenunterdrückung). Wells spricht von einem »kognitiven Aufmerksamkeitssyndrom« (*Cognitive Attentional Syndrome, CAS*). Aufmerksamkeitsprozessen kommt demzufolge eine zentrale Bedeutung im Zusammenhang mit Rumination zu.

Arten von Aufmerksamkeit

Grundsätzlich können verschiedene Aufmerksamkeitsprozesse voneinander unterschieden werden. Dazu zählen selektive und geteilte Aufmerksamkeit sowie der Wechsel der Aufmerksamkeit (Sturm, 2005). Bei der *selektiven Aufmerksamkeit* wird die Wahrnehmung auf bestimmte Reize gerichtet und konkurrierende Reize werden ausgeblendet. Bei *geteilter Aufmerksamkeit* erfasst die Wahrnehmung gleichzeitig verschiedene Reize. Beim *Wechsel der Aufmerksamkeit* wird die Wahrnehmung von einem Reiz gelöst, verschoben und auf einen neuen Reiz fokussiert.

Bedrohungsmonitoring

Für zahlreiche psychische Störungen stellt das Bedrohungsmonitoring einen aufrechterhaltenden Faktor dar. Bei diesem kognitiven Prozess wird die Aufmerksamkeit auf potenzielle internale oder externale Gefahren automatisch gelenkt. Dies hat bei exzessiver Anwendung vielfältige negative Auswirkungen. Es entsteht der subjektive Eindruck von gegenwärtiger anhaltender Bedrohung, Ängste werden aufrechterhalten oder exazerbieren, die Wahrnehmungsschwelle für Gefahren sinkt und neuronale Angstnetzwerke werden aktiviert, sodass Intrusionen zunehmen können (Wells, 2011, S. 30). Die als bedrohlich bewerteten Stimuli können störungsspezifisch sein.

Bedrohungsmonitoring für ...

- gefährliche Personen oder Situationen (z. B. bei der Posttraumatischen Belastungsstörung)
- Signale der sozialen Ablehnung (z. B. bei Sozialer Phobie)
- inadäquates Verhalten / unzureichende Performanz (z. B. bei Sozialer Phobie)
- Körperempfindungen / -symptome (z. B. bei Hypochondrie, Panikstörung, Depression)
- unangenehme Gefühle oder Gedanken (transdiagnostisch relevant)
- Misserfolge, Fehler, Schwächen, negative Eigenschaften (z. B. bei Depressionen)
- Figur, Gewicht und Aussehen (z. B. bei Anorexie)

Die Bedeutung von Aufmerksamkeitsprozessen

Neuausrichtung der Aufmerksamkeit

Die Metakognitive Therapie nutzt die Methode der Neuausrichtung der Aufmerksamkeit (*Situational Attention Refocusing, SAR*), um dysfunktionale Annahmen durch die Aufnahme neuer Informationen zu modifizieren und um Bedrohungsmonitoring zu reduzieren (Wells, 2011, S. 81).

Neue Informationen können z. B. bei Sozialer Phobie die Annahme verändern, stets im Mittelpunkt der Aufmerksamkeit zu stehen, indem Patient:innen in Verhaltensexperimenten ihre Aufmerksamkeit darauf lenken, wohin andere Personen ihre Aufmerksamkeit richten. Aber auch eine bewusste Neuausrichtung der Aufmerksamkeit nach außen auf den Gesprächspartner (z. B. Augen, Gesprächsinhalt) kann hilfreich sein. Dies alles könnte helfen, *Post-Event-Rumination* im Anschluss an soziale Interaktionen oder auch *Pre-Event-Rumination* vor sozialen Zusammenkünften zu reduzieren.

Auch bei Posttraumatischen Belastungsstörungen wird SAR genutzt, z. B. können Betroffene ihre Aufmerksamkeit bewusst auf neutrale Signale oder Sicherheitssignale lenken, statt die Umwelt nach bedrohlichen Signalen abzusuchen.

Von innen nach außen

In der Psychotherapie ist ein Ziel, dysfunktionale Aufmerksamkeitsprozesse bewusst zu machen und zu verändern. Bei vielen psychischen Störungen spielt eine übermäßige Aufmerksamkeitslenkung auf innere Prozesse (Gedanken, Gefühle, Körperempfindungen) eine Rolle. Als Ausgleich soll die bewusste Aufmerksamkeitsrefokussierung nach außen auf die aktuelle Situation, momentane Aufgabe oder Tätigkeit geübt werden.

Von rigide zu flexibel

Ein pathologisches Merkmal von Aufmerksamkeitsprozessen ist zudem ihre *Rigidität.* Daher wird das Erlangen einer bewussten flexiblen Aufmerksamkeitslenkung angestrebt.

Aufmerksamkeitstraining

In der Metakognitiven Therapie (Wells, 2011) stellt das Aufmerksamkeitstraining (*Attention Training Technique, ATT*) einen wichtigen Baustein der Behandlung dar. Das Training verfolgt die Ziele, Aufmerksamkeitsressourcen wiederzuerlangen, metakognitive Kontrolle zu verbessern und Aufmerksamkeitsprozesse flexibler steuern zu können. Ziel ist *nicht,* Gedanken oder innere Bilder, Vorstellungen, Erinnerungen »aus dem Kopf zu bekommen«, sondern zu lernen, die eigene Aufmerksamkeit diesbezüglich zu steuern.

Anwendung

Das Aufmerksamkeitstraining wird in der Therapiestunde eingeführt. Anschließend führen Patient:innen es ein- bis zweimal täglich durch. Ein Durchgang nimmt ca. 12 Minuten in Anspruch.

Ablauf

Trainiert werden drei verschiedene Aufmerksamkeitsprozesse: die selektive Aufmerksamkeit mit dem Ausblenden konkurrierender Reize (5 Minuten), der Wechsel der Aufmerksamkeit zwischen verschiedenen Reizen (5 Minuten) sowie die geteilte Aufmerksamkeit auf mehrere Reize zugleich (2 Minuten).

Akustische Reize

Es wird mit akustischen Reizen unterschiedlicher Lokalisation geübt:
(1) Geräusche in direkter Nähe
(2) in etwas Entfernung und
(3) in weiter Entfernung.

In der Therapiestunde werden hierfür Geräusche genutzt:
- innerhalb des Raumes (z. B. Ticken der Uhr, Therapeutenstimme),
- Geräusche im Gebäude (z. B. Stimmen aus anderen Räumen) und
- Geräusche außerhalb des Gebäudes (z. B. Straßenverkehr)

Es kann auch instruiert werden, Geräusche auf der rechten oder linken Seite wahrzunehmen. Sollten in einer Lokalisation keine Geräusche auszumachen sein, ist dies kein Problem. Es soll die *bewusste Ausrichtung der Aufmerksamkeit* geübt werden – unabhängig von tatsächlichen Geräuschen.

Erfolgskontrolle

Zur Evaluation wird vorab eine *Selbstaufmerksamkeitsskala*, wie stark die Aufmerksamkeit auf die eigene Person versus die Umgebung gerichtet ist, ausgefüllt. Im Anschluss an die Übungseinheit wird eine erneute Einschätzung vorgenommen.

Aufmerksamkeit ganz nach innen gerichtet	☐ –3	☐ –2	☐ –1	☐ 0	☐ 1	☐ 2	☐ 3	Aufmerksamkeit ganz nach außen gerichtet

Eine Reduktion der Selbstaufmerksamkeit von mindestens 2 Punkten ist auf der siebenstufigen Skala erstrebenswert. Ansonsten sollten Ursachen für die mangelnde Effektivität exploriert werden.

Aufmerksamkeitstraining

Wichtig

- Patient:innen sollten nicht parallel zu der Übung grübeln.
- Patient:innen sollten mentale Kontrollstrategien wie Gedankenunterdrückung unterlassen.
- Das Aufmerksamkeitstraining selbst sollte nicht als dysfunktionale Kontroll- oder Vermeidungsstrategie eingesetzt werden, um Gedanken oder Emotionen zu unterdrücken oder sich davon abzulenken.

Ausführliche Anleitungen zum Aufmerksamkeitstraining finden sich bei Wells (2011) oder im Internet unter https://www.metakognitivetherapie.de/aufmerksamkeitstraining-att (hier finden Sie auch Audiofiles zum Üben).

Instruktion zum Aufmerksamkeitstraining

Anleitung (adaptiert nach Wells, 2011)

»Wir werden nun verschiedene Qualitäten der Aufmerksamkeit nacheinander trainieren. Nehmen Sie hierfür eine bequeme Sitzposition ein, sodass Sie einige Minuten entspannt sitzen können. Sie dürfen natürlich auch während des Trainings Ihre Sitzposition jederzeit ändern. Die Augen richten Sie auf einen Punkt ungefähr einen Meter vor sich auf den Boden und lassen den Blick darauf ruhen.

Das Training besteht aus drei Teilen. Zuerst werde ich Sie bitten, Ihre Aufmerksamkeit auf bestimmte Geräusche zu lenken und bei diesen Geräuschen konzentriert zu verweilen. Ich werde Sie auch bitten, die Aufmerksamkeit in eine bestimmte Richtung zu lenken und dorthin zu hören. Dabei kann es sein, dass Sie in der Richtung kein Geräusch wahrnehmen, richten Sie bitte dennoch Ihre Aufmerksamkeit in diese Richtung hin aus. Im zweiten Teil werde ich Sie bitten, schnell zwischen den verschiedenen Geräuschen und Richtungen zu wechseln. Im letzten Teil sollen Sie Ihre Aufmerksamkeit auf alle Geräusche gleichzeitig lenken und alles wie in einem großen Orchester wahrnehmen, ohne gezielt auf ein einzelnes Geräusch zu hören. Wir beginnen. (*Therapeut:in fängt an, fortlaufend in die Hände zu klatschen.*)

Konzentrieren Sie sich zunächst nur auf meine Stimme, egal ob ich gerade spreche oder eine Pause mache. Lenken Sie Ihre Aufmerksamkeit immer wieder auf meine Stimme oder die Richtung, aus der die Stimme kommt. Wenn Ihre Aufmerksamkeit abwandert, dann führen Sie Ihre Aufmerksamkeit wieder zurück zu meiner Stimme.

Lenken Sie jetzt Ihre Aufmerksamkeit auf das Klatschen meiner Hände. Nehmen Sie nur dieses Klatschen wahr. Wenn Ihre Aufmerksamkeit abwandert, dann führen Sie Ihre Aufmerksamkeit wieder zurück zu meinem Klatschen.

Lenken Sie jetzt Ihre Aufmerksamkeit auf Geräusche links von sich in diesem Raum. Wenn Ihre Aufmerksamkeit abwandert, dann führen Sie Ihre Aufmerksamkeit wieder zurück zu den Geräuschen links von sich.

Lenken Sie jetzt Ihre Aufmerksamkeit auf Geräusche rechts von sich in diesem Raum. Wenn Ihre Aufmerksamkeit abwandert, dann führen Sie Ihre Aufmerksamkeit wieder zurück zu Geräuschen rechts von sich.

Lenken Sie jetzt Ihre Aufmerksamkeit auf Geräusche innerhalb dieses Gebäudes. Auch wenn Sie keine Geräusche wahrnehmen, halten Sie Ihre Aufmerksamkeit innerhalb dieses Gebäudes und führen Sie die Aufmerksamkeit immer wieder darauf zurück.

Lenken Sie jetzt Ihre Aufmerksamkeit auf Geräusche außerhalb dieses Gebäudes. Auch wenn Sie keine Geräusche wahrnehmen, halten Sie Ihre Aufmerksamkeit außerhalb dieses Gebäudes und führen Sie die Aufmerksamkeit immer wieder darauf zurück.

Als Nächstes sollen Sie mit der Aufmerksamkeit auf meine Anweisung hin schnell zwischen verschiedenen Geräuschen wechseln. Richten Sie Ihre Aufmerksamkeit auf meine Stimme … jetzt auf die Geräusche rechts von sich … Geräusche innerhalb des Gebäudes … das Klatschen … Geräusche außerhalb des Gebäudes … Geräusche links von sich … das Klatschen … meine Stimme … Geräusche rechts von sich … Geräusche außerhalb des Gebäudes … Geräusche innerhalb des Gebäudes …

Instruktion zum Aufmerksamkeitstraining

Als Letztes sollen Sie die Aufmerksamkeit auf alle Geräusche gleichzeitig lenken. Versuchen Sie, Geräusche innerhalb des Raumes, innerhalb des Gebäudes und außerhalb des Gebäudes auf einmal wahrzunehmen. Erfassen Sie alle Geräusche wie mit einem großen Scheinwerfer, ohne sich gezielt auf ein einzelnes Geräusch zu konzentrieren.

Damit beenden wir die Übung. Lassen Sie wieder Bewegung in die Hände, Arme und Beine kommen. Strecken Sie sich gerne, wenn Sie wollen, und dann besprechen wir Ihre Erlebnisse während der Übung.«

Lassen Sie vor dem Aufmerksamkeitstraining und im Anschluss daran Patient:innen beurteilen, wie sehr ihre Aufmerksamkeit nach innen oder außen gelenkt ist. Trennen Sie dafür die folgende Skala an der Trennlinie ab und geben Sie diese Ihren Patient:innen.

✂ ....

Bitte schätzen Sie nachfolgend ein, wie sehr Ihre Aufmerksamkeit nach innen oder nach außen gerichtet ist!

Vor dem Aufmerksamkeitstraining

Aufmerksamkeit ganz nach innen gerichtet	☐ –3 ☐ –2 ☐ –1 ☐ 0 ☐ 1 ☐ 2 ☐ 3	Aufmerksamkeit ganz nach außen gerichtet

Nach dem Aufmerksamkeitstraining

Aufmerksamkeit ganz nach innen gerichtet	☐ –3 ☐ –2 ☐ –1 ☐ 0 ☐ 1 ☐ 2 ☐ 3	Aufmerksamkeit ganz nach außen gerichtet

Tipps und Hinweise zum Aufmerksamkeitstraining

Ihr:e Therapeut:in hat Ihnen ein Aufmerksamkeitstraining empfohlen, um wieder zu lernen, die Aufmerksamkeit besser zu steuern. Bei der Durchführung sollten Sie folgende Punkte beachten:

(1) Sie sollten das Aufmerksamkeitstraining *regelmäßig* durchführen, um eine Verbesserung der Aufmerksamkeitsleistung zu erzielen. Empfehlenswert ist eine Anwendung zweimal täglich über einen mehrwöchigen Zeitraum. Sie entscheiden: Wenn Sie nur selten üben, wählen Sie eine drittklassige Psychotherapie. Wenn Sie häufig üben, holen Sie das Optimum aus Ihrer Psychotherapie heraus.

(2) Die Durchführung des Aufmerksamkeitstrainings dauert ca. 12 Minuten. Es besteht aus drei Teilen. Im ersten Teil wird die *selektive Aufmerksamkeitsausrichtung* für 5 Minuten geübt. Es folgt der *schnelle Aufmerksamkeitswechsel* für weitere 5 Minuten. Zuletzt wird *geteilte Aufmerksamkeit* für 2 Minuten geübt.

(3) Bitte üben Sie möglichst mit *geöffneten Augen*. Fixieren Sie mit den Augen einen beliebigen Punkt und lassen Sie hierauf Ihre Augen ruhen.

(4) Das Aufmerksamkeitstraining kann anstrengend sein. Es dient *nicht* der Entspannung, sondern hilft Ihnen, Ihren »Aufmerksamkeitsmuskel« zu trainieren.

(5) Um das Aufmerksamkeitstraining erfolgreich zu absolvieren, hilft es Patient:innen,
- wenn sie *vorab planen*, wann eine gute Zeit und Situation im Tagesverlauf ist, um das Aufmerksamkeitstraining zu erledigen (z. B. immer am Nachmittag, direkt nach dem Nachhausekommen)
- wenn sie davon *überzeugt* sind, dass das Aufmerksamkeitstraining ihnen helfen wird. Wie überzeugt sind Sie davon? Klären Sie gegebenenfalls Unsicherheiten vorab mit Ihrem / Ihrer Therapeut:in!
- wenn sie sich für die Durchführung des Aufmerksamkeitstrainings *belohnen* (z. B. eine Folge der Lieblingsserie ansehen)
- wenn sie die Durchführung des Aufmerksamkeitstrainings *protokollieren* (z. B. im Kalender notieren, wann und wie lange geübt wurde und mit welchem Ergebnis)
- wenn sie *Schwierigkeiten, die auftreten, notieren,* um sie dann mit Ihrem / Ihrer Therapeut:in zu besprechen

(6) Sie können mit Audiodateien üben (z. B. über https://www.metakognitivetherapie.de/aufmerksamkeitstraining-att, nur zum persönlichen Gebrauch bestimmt) oder Ihre eigene Geräuschkulisse nutzen. Sie können auch eine Geräuschkulisse künstlich herstellen. Hierzu wählen Sie ca. sechs Geräusche. Wählen Sie z. B. drei Geräusche in unmittelbarer Nähe, zwei im weiteren Hörradius und eins in weiter Entfernung. Beispiel: das Ticken der Uhr, das Laptoprauschen und das Radio im Raum, Geräusche im Gebäude wie Stimmen oder Treppensteigen und in weiter Entfernung das Rauschen der Autos auf der Straße. Üben Sie zunächst für ca. 5 Minuten, die einzelnen Geräusche bewusst zu hören, und bleiben Sie jeweils ca. 30 Sekunden bei den einzelnen Geräuschen. Üben Sie dann die nächsten 5 Minuten, schnell zwischen den Geräuschen mit der Aufmerksamkeit zu wechseln. Anfangs vielleicht noch, indem Sie ca. 10 Sekunden bei dem einzelnen Geräusch bleiben, bevor Sie wechseln, dann verkürzen Sie auf ca. 5 Sekunden. Zuletzt versuchen Sie, so viele Geräusche wie möglich für die Dauer von ca. 2 Minuten wahrzunehmen. Stellen Sie sich vor, dass Sie alle Geräusche auf einmal wie in einem Konzert auf sich wirken lassen.

(7) Bitte missbrauchen Sie das Aufmerksamkeitstraining *nicht* dazu, unangenehme Gedanken zu unterdrücken.

(8) Schätzen Sie vor dem Aufmerksamkeitstraining und direkt im Anschluss ein, wie sehr Sie mit der Aufmerksamkeit im Außen sind (-3 »ganz innen« bis +3 »ganz außen«).

Viel Erfolg!

INFO 21 • T

Ablenkung: Vermeidung oder Skill?

Treten negative Gedanken und unangenehme Emotionen auf, wird »sich ablenken« oft als dysfunktionale Vermeidung angesehen. Denn das Auftreten von Grübeln kann Hinweise geben auf relevante Lebensprobleme, die gelöst werden sollten (z. B. Unzufriedenheit im Beruf oder der Partnerschaft). Dann wäre ständige Ablenkung ungünstig, weil sich an der Problemsituation nichts ändert.

Ablenkung stört das Aufgehen des Hefeteigs

Umgekehrt fand die Psychologin Susan Nolen-Hoeksema in ihren Studien positive Effekte, wenn bei Rumination Ablenkung eingesetzt wurde. Ablenkung trug zu einer Stimmungsverbesserung bei. Wahrscheinlich verhindert Ablenkung den sogenannten »Hefeteigeffekt« des Grübelns (Nolen-Hoeksema, 2006). Dieser Effekt besteht in einem Teufelskreis: Grübeln verschlechtert die Stimmung, negatives Denken vermehrt sich, Erleben von Hilflosigkeit und Hoffnungslosigkeit tritt auf, die Person wird passiv, wodurch sich das Grübeln wieder vermehrt und die Stimmung sich weiter verschlechtert. Grübeln vergrößert sich wie ein Hefeteig. Ablenkung kann diese dysfunktionalen Prozesse unterbinden, die Stimmung kann sich wieder verbessern und problemlöseorientiertes Denken wird leichter.

Es gilt also zu unterscheiden zwischen Ablenkung als dauerhafte Vermeidungsstrategie oder als kurzfristiger Skill, um Grübeln zu unterbinden und die Stimmung zu verbessern.

Aktivitäten, die Aufmerksamkeit auf sich ziehen

Ablenkung als kurzfristiger Skill bedeutet, die Aufmerksamkeit bewusst von negativen Gedanken wegzulenken auf interessante Reize. Es eignen sich zur Ablenkung Tätigkeiten, die …

- Konzentration erfordern (z. B. ein Strategie-Brettspiel),
- neu oder von Interesse sind (z. B. eine neue Sprache lernen, etwas Neues kochen),
- Emotionen auslösen (z. B. einen spannenden Thriller lesen, den Hund streicheln),
- Aktivität abverlangen im Gegensatz zu Passivität (z. B. Yoga vs. Meditation),
- den persönlichen Werten und Zielen entsprechen (z. B. ein Ehrenamt im Tierheim).

Anregungen für ablenkende Aktivitäten finden Patient:innen auf dem Arbeitsblatt **AB 18** »Bügeln statt Grübeln?!«. Des Weiteren können beim Auftreten von Warnsignalen und auslösenden Stimuli für Rumination gezielt alternative Tätigkeiten überlegt werden (s. **AB 11** »Achtung! Achtung! Warnsignale für das Grübeln«, **AB 12** »Es geht schon wieder los! – Startsignale für das Grübeln«, **INFO 58** »Kontingenzpläne (Wenn-dann-Pläne)«, **AB 38** »Wenn-dann-Pläne«). Insbesondere kritische Situationen, in denen Grübeln häufig auftritt, können in der Psychotherapie vorgeplant werden.

Beispiel

Ein allein lebender depressiver Patient grübelt häufig, wenn er abends nach Hause in die stille Wohnung kommt. In der Psychotherapie werden ablenkende Tätigkeiten besprochen: direkt nach dem Ankommen das Radio einschalten, ein neues Kochrezept für das Abendessen im Internet recherchieren, dann kochen und nach dem Essen mit einem Freund telefonieren.

Es ist darauf zu achten, dass die ablenkende Tätigkeit nicht selbst zum neuen Problembereich wird. Zum Beispiel kann sich aus »Computer zocken« oder »etwas Leckeres essen« Suchtverhalten entwickeln (z. B. Computerspielsucht, Essstörung).

Bügeln statt Grübeln?!

Grübeln tritt häufig bei negativer Stimmung auf und kann die Stimmung noch weiter verschlechtern. Aktivitäten beeinflussen die Stimmung oft positiv und durchbrechen die Abwärtsspirale. Wenn man »schlecht drauf« ist, mangelt es einem aber oft an Ideen, was man machen könnte. Folgendes Arbeitsblatt kann hier helfen.

Bitte kreuzen Sie an, wie gut Sie sich die jeweilige Aktivität beim Auftreten von Grübeln zur Ablenkung vorstellen können. Wenn Sie zum Beispiel gerne bügeln, kann dies eine gute Aktivität sein, um gegen Grübeln zu helfen. Wenn Sie nicht gerne bügeln, dann tun Sie das bei Grübeln lieber nicht.

Aktivität	**Kommt gar nicht in Frage!**	**Wieso nicht?**	**Auf jeden Fall!**
Bügeln	☐	☐	☐
Wohnung dekorieren	☐	☐	☐
Etwas lesen	☐	☐	☐
Hörbuch oder Podcast hören	☐	☐	☐
Musik hören	☐	☐	☐
Tanzen	☐	☐	☐
Sport machen	☐	☐	☐
Entspannungsübungen machen	☐	☐	☐
Rätsel lösen	☐	☐	☐
Textnachrichten schreiben	☐	☐	☐
Kochen	☐	☐	☐
Malen	☐	☐	☐
Basteln	☐	☐	☐
Handarbeiten	☐	☐	☐
Telefonieren	☐	☐	☐
Schreiben (z. B. Geschichten, Tagebuch)	☐	☐	☐
Boden wischen	☐	☐	☐
Staubsaugen	☐	☐	☐
Staub wischen	☐	☐	☐
Ein Bad nehmen oder duschen	☐	☐	☐
Fenster putzen	☐	☐	☐
Aufräumen	☐	☐	☐
Filme ansehen	☐	☐	☐
Fotografieren	☐	☐	☐
Singen	☐	☐	☐
Tiere pflegen	☐	☐	☐

Bügeln statt Grübeln?!

Aktivität	Kommt gar nicht in Frage!	Wieso nicht?	Auf jeden Fall!
Pflanzen pflegen	☐	☐	☐
Sich um Kinder kümmern	☐	☐	☐
Urlaub / Wochenende planen	☐	☐	☐
Sich mit Freund:innen treffen	☐	☐	☐
Sich die Nägel lackieren	☐	☐	☐
Sport im Fernsehen ansehen	☐	☐	☐
Auto putzen	☐	☐	☐
Etwas im Internet recherchieren	☐	☐	☐
Spazieren gehen	☐	☐	☐
In den Wald gehen	☐	☐	☐
Wandern gehen	☐	☐	☐
Barfuß laufen	☐	☐	☐
Parfüm auftragen	☐	☐	☐
Sich handwerklich betätigen	☐	☐	☐
Etwas reparieren	☐	☐	☐
In die Kirche gehen	☐	☐	☐
Meditieren	☐	☐	☐
Beten	☐	☐	☐
Massage mit Igelball	☐	☐	☐
Massiert werden	☐	☐	☐
Jemandem helfen	☐	☐	☐
Musik machen	☐	☐	☐
Fotos ansehen	☐	☐	☐
Briefe schreiben	☐	☐	☐
Gartenarbeit	☐	☐	☐

Eigene Ideen:

....

....

....

Bügeln statt Grübeln?!

Sammeln Sie weitere Ideen anhand nachfolgender Kategorien!

Aktivitäten, die Konzentration erfordern

....

....

Aktivitäten, die neu / interessant sind

....

....

Aktivitäten, die Emotionen auslösen

....

....

Aktivitäten, bei denen man wirklich aktiv ist (z. B. Spaziergang statt im Garten zu sitzen)

....

....

Aktivitäten im Einklang mit meinen Zielen und Werten

....

....

Ideen bei nächtlichem Grübeln

....

....

Flow-Aktivitäten

Ein Kernproblem der Rumination liegt in der exzessiven Verwendung einer abstrakt-bewertenden Art des Denkens. Durch diesen Denkstil können Patient:innen unaufmerksam sein und eventuell weniger Freude/Belohnung aus positiven Aktivitäten ziehen (Watkins, 2018). Die Ruminationsfokussierte Kognitive Verhaltenstherapie von Watkins schlägt daher vor, bei Patient:innen mit exzessivem Grübeln Aktivitäten zu planen, die sie »absorbieren« im Sinne eines *Flow-Zustands* (Watkins, 2018, S. 217 ff.). Denn im Flow-Zustand versiegt der fortlaufende Gedankenstrom negativer Selbstkommentare und die Aufmerksamkeit ist im Hier und Jetzt.

Was ist *Flow*?

Das Konstrukt *Flow* wurde von dem Psychologen Mihály Csíkszentmihályi (1990) entwickelt. Csíkszentmihályi interessierte sich für die Frage, wie Menschen sich so sehr in eine Tätigkeit vertiefen können, dass sie darin vollkommen »aufgehen«.

Definition

Flow (engl. »fließen«) bezeichnet das Erleben, vollkommen in eine Tätigkeit vertieft (absorbiert) zu sein, gekennzeichnet durch folgende Merkmale (Csíkszentmihályi, 1990):

- Die Aufmerksamkeit ist intensiv auf den aktuellen Moment fokussiert.
- Das Ausführen der Tätigkeit und die Wahrnehmung verschmelzen.
- Das Bewusstsein des eigenen Selbst verschwindet (Verschmelzen mit der Umwelt, keine erlebte Bedrohung des Selbst mehr).
- Ein Kontrollempfinden stellt sich ein.
- Das subjektive Zeitempfinden verändert sich (in der Regel vergeht Zeit schneller).
- Die Tätigkeit wird als intrinsisch belohnend empfunden.

Als Einstieg: Can't stop the Feeling!

Eine musikalische Psychoedukation über »Flow« kann das gemeinsame Anhören von Musikstücken, die diesen Zustand beschreiben, sein (z. B. Justin Timberlake »Can't stop the Feeling«, bayerisch von der Band DeSchoWieda »Locka – I hob so a Feeling«, jeweilige Musikvideos auf Youtube). Anschließend können Patient:innen befragt werden, in welchen Situationen sie das Gefühl »Can't stop the Feeling«/»Locka« kennen (z. B. »Wann erleben Sie sich präsent in der Gegenwart und direkt mit dem eigenen Tun verbunden? Wann sind negative Selbstbewertungen und Gedanken an Vergangenheit oder Zukunft im Hintergrund?«). Therapeut:innen können ggf. auch Beispiele anführen, bei welchen Aktivitäten einige Menschen »Flow« erleben:

- körperliche Aktivitäten wie Sport (z. B. Klettern am Berg)
- Tanzen (»eins werden mit der Musik«)
- kreative Tätigkeiten (z. B. Malen)
- handwerkliche Aktivitäten (z. B. Schnitzen, Nähen, Stricken)
- Tätigkeiten, bei denen die Aufmerksamkeit auf jedes Detail gerichtet ist (z. B. Modellbau)
- Aktivitäten, um ein Problem zu lösen (z. B. Rätsel lösen)

Berichten Patient:innen persönliche Flow-Erlebnisse, können diese Erinnerungen in einem nächsten Schritt imaginativ wiedererlebt werden (siehe nächster Abschnitt).

Flow-Aktivitäten

> **Wichtig**
>
> Wenn depressive Patient:innen Schwierigkeiten haben, sich an Situationen / Tätigkeiten mit Flow-Erleben zu erinnern oder derartige Tätigkeiten zu planen, können Therapeut:innen mit einer »Bypass«-Frage intervenieren (Watkins, 2018, S. 232). Hierbei wird die Aufmerksamkeit nicht auf positive Gefühle (»glücklich sein«), sondern gezielt auf das Verhalten gelenkt: »Wenn Sie den Eindruck hatten, ganz vertieft in eine Tätigkeit zu sein, was genau haben Sie in dieser Situation gemacht?«.

Spüren: Imaginatives Wiedererleben (Watkins, 2018)

Patient:innen werden gebeten, eine bequeme Sitzposition einzunehmen, eventuell die Augen zu schließen und sich an eine Flow-Situation zu erinnern.

»Erinnern Sie sich bitte an eine Situation, in der Sie voll und ganz in einer Tätigkeit aufgegangen sind. Ihre Aufmerksamkeit war nur auf den aktuellen Augenblick gerichtet. Ihre Gedanken waren weder in der Vergangenheit noch in der Zukunft, sondern im Hier und Jetzt. In dieser Situation waren Sie zufrieden mit sich und der Welt … Haben Sie eine solche Situation gefunden?«

Wenn Patient:innen eine Erinnerung gefunden haben, leiten Therapeut:innen eine Imagination an:

»Führen Sie sich die Situation lebhaft vor Augen. Wo sind Sie? Was sehen Sie? Was hören Sie? Was riechen Sie? Was spüren Sie? Was tun Sie gerade? Welche Gedanken sind da? Welche Gefühle? Wie ist Ihre Körperhaltung? Wie ist Ihr Gesichtsausdruck? Welche Impulse sind da? Worauf ist die Aufmerksamkeit gerichtet?«

Kontrastieren: Flow versus Rumination (Watkins, 2018)

Patient:innen können durch imaginatives Kontrastieren lernen, zwischen Flow-Zuständen und abdriftender Rumination zu unterscheiden. Hierzu sollen sich Patient:innen an eine Tätigkeit erinnern, die sie manchmal aufmerksam und präsent erledigen und währenddessen sie manchmal grübeln. Durch angeleitete Imagination wird das Erleben aktiviert und gegenübergestellt.

> **Beispiel**
>
> Eine Patientin macht in der Freizeit gerne Handarbeiten. Häufig gerät sie beim Stricken ins Grübeln. In einer angeleiteten Imagination stellt sie sich zunächst diese Situation vor. Sie erlebt sich in der Imagination als »selbstkritisch«, »angespannt« und das Stricken bereitet ihr keine Freude. Im Anschluss soll die Patientin sich eine Situation vorstellen, bei der sie die gegenteilige Erfahrung gemacht hat: »Wann hatten Sie richtig Freude am Stricken und waren ganz vertieft in Ihr Projekt?« Der Patientin fällt ein, dass sie früher eine Zeit lang *Amigurumi,* eine japanische Strickkunst, praktiziert habe. Hierbei habe sie kleine Tiere gestrickt. In der angeleiteten Imagination dieser Situation erlebt die Patientin sich als »zufrieden«, »entspannt« und »fröhlich«. Daraufhin beschließt sie, wieder mit Amigurumi in der Freizeit zu beginnen.

Flow-Aktivitäten

Günstige Bedingungen für Flow-Erleben schaffen

Therapeut:innen können Patient:innen unterstützen, auf Aspekte zu achten, die Flow-Erleben wahrscheinlich machen:

- ▶ sich auf die jeweilige Tätigkeit *ungeteilt* konzentrieren, kein Multitasking durchführen (z. B. beim Aquarellmalen nicht gleichzeitig mit einer Freundin telefonieren)
- ▶ ausreichend Zeit für die Tätigkeit einplanen, kein Zeitdruck
- ▶ störende Einflüsse (z. B. Handy) ausschalten
- ▶ sich während der Tätigkeit auf den Prozess konzentrieren, nicht auf das Ergebnis
- ▶ die Tätigkeit selbst als befriedigend erleben (intrinsische Motivation), keine Orientierung an einer extrinsischen Belohnung durch die Tätigkeit (z. B. Geschichten schreiben, um des Schreibens willen und nicht, um Ruhm durch Schriftstellerei zu erzielen)

Alltagstransfer: Flow-Aktivitäten mit adäquatem Schwierigkeitslevel planen

Bei der Planung potenzieller Flow-Aktivitäten ist neben günstigen Bedingungen auch die Schwierigkeit der Aufgabe zu berücksichtigen. Die durchgeführte Tätigkeit sollte die eigenen Fertigkeiten fordern, aber nicht überfordern. Zu leichte Tätigkeiten werden als langweilig empfunden und lassen Kapazität für Grübeln. Zu schwere Tätigkeiten werden als frustrierend empfunden und geben Anlass zum Grübeln. Therapeut:innen können Patient:innen unterstützen, geeignete Schwierigkeitslevel zu bestimmen und entsprechende Flow-Aktivitäten zu planen.

INFO 23 • T

Grübeln mit Werten begegnen

Während der Rumination ist die Aufmerksamkeit rigide nach innen auf die eigenen Gedanken und Vorstellungen gerichtet. Patient:innen müssen lernen, wieder flexibel die Aufmerksamkeit zwischen Innen- und Außenwelt zu steuern. Hierbei können insbesondere Aktivitäten, die persönlichen Werten entsprechen, die Aufmerksamkeit weg vom Grübeln lenken (Watkins, 2018). Werteorientierte therapeutische Interventionen finden sich in der Akzeptanz- und Commitmenttherapie (ACT).

Wertevakuum als Nährboden für Grübeln

Die Psychologin Susan Nolen-Hoeksema bringt es auf den Punkt: »ein Wertevakuum ist die ideale Brutstätte für Zu-viel-Denken« (Nolen-Hoeksema, 2006, S. 56). Nolen-Hoeksema sieht ein »Wertevakuum« darin, dass Werte heute nicht mehr von früheren Generationen übernommen würden, sondern überlieferte Werte angezweifelt würden. Zudem bestünden viele Wahlmöglichkeiten in unserer Gesellschaft (z. B. Beruf, Partnerschaft, Kinder), aber es sei schwierig zu entscheiden, was »das Beste« für einen sei. Es ist nachvollziehbar, dass die beschriebenen Faktoren Unsicherheit hervorrufen, was zum Grübeln anregen kann.

Die Gefahr der Selbstinfiltration

Es kann passieren, dass Personen fremde Ziele für ihr Leben übernehmen und diese für eigene Vorstellungen halten, obwohl die Ziele gar nicht zu persönlichen Zielen, Werten und Bedürfnissen passen. Dieses Phänomen wird in der Psychologie *Selbstinfiltration* genannt (z. B. Baumann & Kuhl, 2003). Infolgedessen werden die fremden Ziele nur mit wenig intrinsischer Motivation verfolgt. Selbstinfiltration steht mit Grübeln (Rumination) im Zusammenhang (Baumann & Kuhl, 2003). Psychotherapie kann Patient:innen helfen, *Selbstinfiltration* in Bezug auf persönliche Lebensziele und Werte aufzudecken.

Mögliche Interventionen zu Werten

- **Werteorientierter Start in die Therapiestunde**
  »Was war es Ihnen wert, heute in die Therapie zu kommen?«
- **Situationen explorieren, in denen Werte erlebt werden**
  »Beschreiben Sie Situationen, in denen Sie das Gefühl haben, etwas Sinnvolles zu tun und bereit sind, auch Unangenehmes dafür in Kauf zu nehmen. Beschreiben Sie Situationen, in denen Sie sich rundum wohlfühlen oder ›genau richtig‹ fühlen. Was haben die beschriebenen Situationen gemeinsam?«
- **Tradierte Werte explorieren und darüber reflektieren**
  »Was war Ihren Eltern in der Erziehung wichtig? Gab es wiederkehrende Sätze oder Botschaften? Welche Werte haben Ihre Eltern vorgelebt? Welche Werte zeigt(e) die Gesellschaft Ihnen (z. B. in den Medien, der Werbung)? Welche Werte Ihrer Eltern / der Gesellschaft wollen Sie für Ihr Leben übernehmen und welche nicht?«
- **Einzelne Lebensbereiche explorieren** (Partnerschaft, Freundschaft, Familie / Kinder, Arbeit, Bildung, Hobbys, Natur, Spiritualität / Religion, soziales und politisches Engagement, Selbstfürsorge, Gesundheit, angelehnt an Sipos & Schweiger, 2022, S. 35)
  »Wie wichtig ist Ihnen der Lebensbereich XY? Welche Aktivitäten führen Sie in diesem Lebensbereich durch? Wie zufrieden sind Sie mit dem Lebensbereich? Was wären Aktivitäten, um die Zufriedenheit zu erhöhen?«

AB 19 • T

Anti-Grübel-Skill: Selbstinstruktionstraining

Donald Meichenbaum und Joseph Goodman (1971) beschrieben das Selbstinstruktionstraining zum Einüben des »inneren Sprechens«, um die Aufmerksamkeit besser auf eine anstehende Aufgabe zu lenken und dort zu halten. Durch das schrittweise systematische Vorgehen und die innere Verbalisierung sollen Aufgaben konzentrierter bewältigt werden. Das Selbstinstruktionstraining kommt in der Behandlung von Aufmerksamkeitsdefizit-Hyperaktivitäts-Störungen (ADHS) sowie Angststörungen zum Einsatz. Es setzt sich aus Selbstinstruktionen, Selbstkontrolle und Selbstverstärkung zusammen.

Anwendung bei Rumination

Patient:innen mit Rumination können mit dem Selbstinstruktionstraining üben, die Aufmerksamkeit nach außen auf anstehende Aufgaben zu lenken. Selbstinstruktion kann hilfreich sein, wenn Tätigkeiten zur Ablenkung von Rumination als Skill eingesetzt werden, um die Aufmerksamkeit bei diesen Tätigkeiten zu halten. Auf diesem Weg können Patient:innen Kontrolle und Selbstwirksamkeit erleben.

Die fünf Schritte des Selbstinstruktionstrainings

Schritt	Fertigkeit	Beispiele für inneres Sprechen
(1) Aufgabe erfassen	Selbstinstruktion	▶ Ich überlege mir konkret, was ich machen muss. ▶ Was ist meine Aufgabe? Was muss ich tun?
(2) Klären, ob die Aufgabe verstanden wurde	Selbstkontrolle	▶ Ich kläre offene Fragen. Dann fasse ich die Aufgabe kurz und prägnant zusammen. ▶ Ist mir die Aufgabe klar oder gibt es Fragen? ▶ Meine Aufgabe lautet jetzt also …
(3) Aufgabe schrittweise ausführen	Selbstinstruktion	▶ Ich führe die Aufgabe konzentriert aus, immer einen Schritt nach dem anderen. ▶ Wie gehe ich vor? Was ist der erste Schritt? Was ist der nächste Schritt? Immer wieder prüfe ich: Bin ich noch auf dem richtigen Weg?
(4) Prüfen, ob die Aufgabe vollständig und richtig erledigt wurde	Selbstkontrolle	▶ Ich prüfe, ob ich alles erledigt habe. Ich prüfe, ob es Fehler gibt. ▶ Fehlt etwas? Alles richtig? Muss ich etwas korrigieren oder wiederholen?
(5) Erfolg und Anstrengung anerkennen	Selbstverstärkung	▶ Ich erkenne meine Leistung an. ▶ Geschafft! Gut gemacht!

Einüben der einzelnen Schritte

Zur Einführung der Methode können die fünf Schritte auf ein Papier / am Flipchart aufgeschrieben und erklärt werden. Zum Einüben in der Stunde kann eine beliebige Aufgabe gewählt werden (z. B. das 1 × 1 aufschreiben, eine Anfahrtsskizze zur Praxis zeichnen). Ein gestuftes Vorgehen kann sinnvoll sein: Zunächst führen Therapeut:innen modellhaft die Aufgabe mit lautem Sprechen des jeweiligen Schrittes aus. Dann führen Patient:innen die Aufgabe aus mit (1) lauter Selbstverbalisation (Therapeut:innen dürfen ggf. soufflieren), (2) leise flüsternder Selbstverbalisation und schließlich mit (3) innerer (verdeckter) Selbstverbalisation.

Aufmerksamkeit auf positive Aspekte lenken: Das Positiv-Tagebuch

Das Positiv-Tagebuch setzt an dysfunktionalen Aufmerksamkeitsprozessen an. Ziel ist es, eine rigide und exzessive Aufmerksamkeitsfokussierung auf negative Stimuli zu modifizieren.

Psychoedukation

»Ich möchte Ihnen gerne Wissen über die Rolle von Aufmerksamkeitsprozessen im Zusammenhang mit Grübeln vermitteln. Was denken Sie: Was verarbeitet unser Gehirn besonders gerne und intensiv? … Denken Sie, unser Gehirn verarbeitet lieber Negatives oder Positives? … Tatsächlich verarbeitet unser Gehirn negative Reize besonders gerne und intensiv. Diesen Effekt nennt man *Negativ-Bias*. Es bedeutet, dass unser Gehirn voreingenommen gegenüber Negativem ist. Negative Aspekte werden besonders beachtet, fallen mehr ins Gewicht und verzerren so leicht unser Bild von der Realität. Diese negative Voreinstellung des Gehirns sicherte das Überleben unserer Vorfahren und das sogar ziemlich gut. Denn sonst säßen weder Sie noch ich heute hier.

Der Negativ-Bias kann auch zu ungünstigen Gewohnheiten führen. Wir befassen uns dann übermäßig mit negativen Aspekten unseres Lebens. Dadurch verschlechtert sich unsere Stimmung, wir entwickeln Ängste und grübeln. Kennen Sie das?«

Therapierational

»Zum Glück verfügt unser Gehirn auch über eine Superkraft, die wir *Neuroplastizität* nennen. Das bedeutet, dass unsere Nervenzellen dazulernen können. Die ungünstige Gewohnheit, sich übermäßig mit negativen Aspekten zu befassen, kann verändert werden. Hierzu trainiert man, die Wahrnehmung und Aufmerksamkeit wieder bewusst auf positive Aspekte zu lenken. Zusätzlich trainiert man, positive Aspekte intensiver zu verarbeiten. Eine gute Möglichkeit, dies alles zu trainieren, ist ein Positiv-Tagebuch.«

Instruktion zum Positiv-Tagebuch

»Legen Sie sich ein kleines Heft zu und notieren Sie immer abends, was Sie an dem jeweiligen Tag Positives getan oder erlebt haben. Am Anfang kann Ihnen diese Übung schwerfallen, weil es ungewohnt ist. Mit der Zeit wird es leichter. Noch ein Tipp: Denken Sie nicht nur an die großen Dinge, sondern beachten Sie auch die kleinen Dinge des Lebens wie eine schöne Tasse Kaffee.«

Prompting

Haben Patient:innen Schwierigkeiten, kann *Prompting* durch konkrete Fragen indiziert sein. Hilfreiche Fragen können sich Patient:innen für zu Hause notieren. Zudem sollen Patient:innen weniger auf konfliktbehaftete, sondern auf derzeit ressourcenvolle Lebensbereiche achten (z. B. Partnerschaft, Beruf, Familie, Freizeit).

Prompting durch konkrete Fragen

- Welche Tätigkeit war heute angenehm?
- Welche Begegnung mit einer anderen Person war heute schön?
- Gab es einen Moment, in dem ich mich über etwas gefreut habe?
- Gab es einen Moment, in dem ich mich zufrieden fühlte?
- Gab es einen Moment, in dem ich stolz auf etwas war?

Aufmerksamkeit auf positive Aspekte lenken: Das Positiv-Tagebuch

- Gibt es etwas, wofür ich dankbar sein könnte?
- Habe ich etwas getan im Einklang mit meinen Zielen und Werten?
- In welchem Lebensbereich läuft eigentlich gerade alles ganz gut? Was läuft gut?
- Habe ich mich in einer Situation kompetent gefühlt?
- Konnte ich jemandem helfen?

Fallstricke

Schwierigkeiten und Hindernisse	Lösungen
Patient:in tendiert zur kognitiven Verzerrung von positiven Erlebnissen, indem sie / er diese abwertet oder weniger gewichtet, z. B. »Gestern hat mein Mann mir einen Kaffee ans Bett gebracht, aber das löst auch nicht unser Eheproblem!«	Die kognitive Verzerrung benennen: ▶ »Positives minimieren« (= Positives weniger gelten lassen und weniger gewichten) ▶ »Negatives maximieren« (= Negatives eher gelten lassen und stärker gewichten) Weitere Intervention ▶ »Gegen den Impuls handeln«-Technik: das Positive dennoch aufschreiben
Patient:in fällt am Abend nichts Positives ein, weil sie sich nicht mehr erinnern kann	▶ Sich schon tagsüber kleine Notizen (oder Fotos) mit dem Handy machen ▶ Ggf. zunächst Interventionen zu positiven Emotionen durchführen (s. **INFO 52** »Positive Emotionen aktivieren«, **AB 35** »Power-on: Wie Sie zehn positive Emotionen in Ihrem Leben aktivieren können«, **INFO 53** »Achtung Fallstricke! Vier Dinge, die positive Emotionen vertreiben oder verhindern«, **INFO 54** »Euthymes Erleben fördern«)
Patient:in fällt am Abend nichts Positives über den Tag ein, weil sie zu hohe Ansprüche hat	Dysfunktionale Annahme benennen: Perfektionismus Weitere Interventionen: ▶ Sokratischer Dialog zu den Vor- und Nachteilen der überhöhten Ansprüche ▶ Beispiele sammeln für die »kleinen« Dinge des Lebens ▶ Perfektionistische Annahmen modifizieren, z.B. **INFO 42** »Holen Sie das Beste aus Ihrem Perfektionismus heraus«
Patient:in zeigt mangelnde Motivation für die Durchführung	▶ Motivierende Gesprächsführung nach Miller & Rollnick (2025) ▶ Situation explorieren, Lösungen für Hindernisse entwickeln ▶ Betonung von Verantwortung und Entscheidungsfreiheit (z. B. »Sie sind frei in Ihrer Entscheidung und Verantwortung, ob Sie etwas ausprobieren möchten, damit es Ihnen besser gehen könnte.«, »Das Positiv-Tagebuch wäre die beste Therapie, die ich Ihnen anbieten kann. Sie sind aber frei, sich auch für eine zweitklassige Therapie zu entscheiden.«)

4 Achtsamkeitsfokussierte Techniken: Dem Hier und Jetzt mehr Raum geben

Die Forschung zeigt, dass die Anwendung von Achtsamkeit mit einer Reduktion von Rumination bei depressiven Störungen einhergeht (Li et al., 2022). Die Achtsamkeitsbasierte Kognitive Therapie der Depression (*Mindfulness-Based Cognitive Therapy, MBCT,* Segal et al., 2015) nutzt Achtsamkeit, um Patient:innen mit rezidivierenden Depressionen zu behandeln und das Rückfallrisiko zu senken. Rumination wird als Risikofaktor für die Entstehung sowie als aufrechterhaltender Faktor der depressiven Erkrankung angesehen (Watkins, 2018).

Achtsamkeit spielt auch in der Metakognitiven Therapie eine Rolle, um repetitives negatives Denken zu unterbrechen (Wells, 2011). Hier bezeichnet *Losgelöste Achtsamkeit* die Fähigkeit, Gedanken achtsam wahrzunehmen, ohne weiter auf sie zu reagieren.

Das vorliegende Kapitel widmet sich achtsamkeitsfokussierten Ansätzen zur Behandlung von Rumination. Es liefert Definitionen zu Achtsamkeit sowohl für Therapeut:innen als auch zur Psychoedukation für Patient:innen. Der Psychologin Marsha Linehan, Begründerin der Dialektisch-Behavioralen Therapie (DBT), ist es unübertroffen gelungen, Achtsamkeit in Patientensprache zu übersetzen (»Wie-Fertigkeiten« und »Was-Fertigkeiten«) und konkrete, schrittweise Übungen zu entwickeln (Linehan, 1996). Hierauf greift auch das aktuelle Kapitel zurück. Darüber hinaus werden alltagsnahe und einfache Übungen zum Achtsamkeitstraining vorgestellt (z. B. 5-4-3-2-1-Übung).

Des Weiteren wird das Konstrukt der *Losgelösten Achtsamkeit* vermittelt und Übungen dazu aufgezeigt.

Zu guter Letzt bekommt noch ein Power-Skill der Psychotherapie Raum. Achtsamkeit hängt mit einer annehmenden Haltung gegenüber dem augenblicklichen Erleben zusammen. Patient:innen tendieren häufig zu dem Gegenteil, einer Erlebnisvermeidung. *Radikale Akzeptanz* ist die Antwort, wie Patient:innen Erlebnisvermeidung abbauen können. Radikale Akzeptanz gehört auch im Zusammenhang mit Rumination zu einem Power-Skill.

Arbeits- und Informationsmaterial

INFO 25 Glücklich ist, wer vergisst, was nicht in der Gegenwart ist
In einem Therapiedialog zum Nachlesen erfahren Therapeut:innen von einer interessanten Studie und haben ein Modell, wie sie die Bedeutung von Achtsamkeit Patient:innen mit Rumination vermitteln können.

INFO 26 Was ist Achtsamkeit?
Patient:innen lernen hier eine Definition von Achtsamkeit kennen. Zudem veranschaulicht die Geschichte von den zwei Pfeilen und eine mathematische Formel den ungünstigen Einfluss von Nichtakzeptanz auf unser emotionales Befinden.

AB 20 Die Wie- und Was-Fertigkeiten der Achtsamkeit
Therapeut:innen können anhand von Marsha Linehans Unterscheidung in Wie- und Was-Fertigkeiten Achtsamkeit mit ihren Patient:innen trainieren.

AB 21 Anti-Grübel-Skill: 5-4-3-2-1-Übung
Diese einfache Achtsamkeitsübung können Therapeut:innen ihren Patient:innen vermitteln, um sich bei Rumination wieder im gegenwärtigen Augenblick zu verankern.

AB 22 Anti-Grübel-Skill: Kleine Auszeit

Therapeut:innen finden hier eine Anleitung, wie sie Patient:innen beibringen können, im Alltag in wenigen Minuten Achtsamkeit statt Grübeln zu praktizieren. Die Übung entstammt der Achtsamkeitsbasierten Kognitiven Therapie der Depression und heißt dort *Der-3-Minuten-Atemraum.*

AB 23 Von Handys und Zügen: Losgelöste Achtsamkeit vermitteln

Therapeut:innen können ein zentrales Konstrukt der Metakognitiven Therapie, Losgelöste Achtsamkeit, ihren Patient:innen mit anschaulichen Metaphern erläutern.

INFO 27 Ein Löwe ist nur ein Substantiv

Mit der beschriebenen Impact-Technik können Therapeut:innen Losgelöste Achtsamkeit verständlich ihren Patient:innen vermitteln: Gedanken sind keine Tatsachen und dürfen nicht mit der Realität verwechselt werden.

AB 24 Losgelöste Achtsamkeit erleben

Hier erhalten Therapeut:innen Anleitung, wie sich Losgelöste Achtsamkeit anschaulich demonstrieren und erleben lässt.

AB 25 Anti-Grübel-Skill: Losgelöste Achtsamkeit im Alltag

Patient:innen werden schrittweise angeleitet, wie sie Losgelöste Achtsamkeit im Alltag praktizieren können. Zudem werden hilfreiche Bilder und Metaphern für die Anwendung wiederholt.

INFO 28 Anti-Grübel-Skill: Radikale Akzeptanz

Therapeut:innen erhalten Informationen, wie sie radikale Akzeptanz vermitteln und in sensu einüben können.

Glücklich ist, wer vergisst, was nicht in der Gegenwart ist

Die folgende Psychoedukation vermittelt die Bedeutung von Achtsamkeit als Anti-Grübel-Skill. Es werden grundlegende Hirnprozesse wie das Abschweifen von Gedanken und der Zusammenhang zu der Stimmung aufgezeigt. Die erwähnte Studie ist von Killingsworth & Gilbert (2010).

T: Kennen Sie das Sprichwort »Glücklich ist, wer vergisst …«?

P: … was nicht mehr zu ändern ist.

T: Richtig! Aber eigentlich müsste es heißen: »Glücklich ist, wer vergisst, was nicht in der Gegenwart ist«. Das weiß man, seitdem 2010 zwei Wissenschaftler der Harvard-Universität eine interessante Studie veröffentlicht haben. Grundsätzlich ist es eine große Errungenschaft, dass unser Gehirn gedanklich in Zukunft und Vergangenheit wandern kann. So können wir zukünftige Gefahren vorhersehen oder aus vergangenen Fehlern lernen. Leider geht diese Errungenschaft mit einem hohen Preis einher. Haben Sie eine Idee?

P: Nicht so wirklich …

T: In der Studie, von der ich sprach, sollten die Teilnehmenden im Alltag immer wieder über eine App angeben, was sie gerade machten. Also ob sie zum Beispiel Sport machten oder fernsahen. Zusätzlich wurden die Teilnehmenden gefragt, wie glücklich sie sich gerade fühlten und ob sie mit den Gedanken bei der aktuellen Tätigkeit waren oder über etwas anderes nachdachten. Was denken Sie, wie viel Zeit des Tages waren die Teilnehmenden nicht mit ihren Gedanken bei der Sache, sondern irgendwo anders? Schätzen Sie mal in Prozent!

P: Vielleicht so 20 %?

T: Tatsächlich waren die Teilnehmenden fast die Hälfte der Zeit mit den Gedanken woanders. Unser Geist schweift sehr häufig ab. Was könnte das für einen Einfluss auf unser Glücksempfinden haben?

P: Wahrscheinlich sind wir dann nicht so glücklich.

T: Genau, die Teilnehmenden der Studie berichteten, dass sie weniger glücklich waren, wenn ihre Gedanken nicht bei der Sache waren. Dies war unabhängig von der Tätigkeit, die sie gerade ausübten. Die Teilnehmenden waren bei drei Aktivitäten am glücklichsten, und zwar, wenn sie Sex hatten, Sport machten oder in ein Gespräch vertieft waren. Die Top-Stimmungskiller bei den Aktivitäten waren drei andere, haben Sie eine Idee?

P: Gute Frage, vielleicht wenn Sie nichts zu tun hatten?

T: Ja, beim bloßen Ausruhen waren die Teilnehmenden weniger glücklich, auch bei der Arbeit oder am Computer. Die Studie zeigte vor allem, dass wir weniger glücklich sind, wenn wir mit den Gedanken nicht bei der Sache sind. Es hilft unserer Stimmung, mit den Gedanken bei der Sache zu sein. Ein anderes Wort dafür ist *Achtsamkeit*. Schon einmal gehört?

P: Ja klar, ist ja zurzeit in aller Munde.

T: Achtsamkeit bedeutet *mit der Aufmerksamkeit in der Gegenwart* sein und zwar in einer *offenen und annehmenden Haltung*. Könnte Achtsamkeit Ihnen helfen?

P: Ich denke schon. Ich wäre dann mehr bei der Sache und würde weniger grübeln.

T: Könnte das auch einen Einfluss auf Ihre Stimmung haben?

P: Wahrscheinlich schon, ich wäre dann vermutlich ausgeglichener.

T: Dann werden wir uns mit Achtsamkeit und Übungen dazu befassen. Was halten Sie davon?

P: Das klingt gut. Ich würde es gerne ausprobieren.

Was ist Achtsamkeit?

(1) Achtsamkeit ist eine besondere Art der Aufmerksamkeitslenkung und eine besondere innere Haltung gegenüber unserer Außen- und Innenwelt. Außenwelt bedeutet äußere Ereignisse wie Kontakte mit anderen Menschen, die Natur oder unser Verhalten. Innenwelt sind unsere inneren Ereignisse wie unsere Gedanken, Gefühle, Körperreaktionen oder Impulse.

(2) Diese Aufmerksamkeit und Haltung ist gekennzeichnet durch eine besondere Art der Wahrnehmung ...
- im Hier und Jetzt (auf die gegenwärtigen Ereignisse und Erlebnisse),
- absichtsvoll (die Aufmerksamkeit immer wieder zurücklenken, wenn der Geist abwandert in die Vergangenheit oder Zukunft)
- unvoreingenommen, nicht wertend, sondern interessiert, neugierig, offen und annehmend (Kabat-Zinn, 2013).

(3) Vor allem die Akzeptanz des Gegenwärtigen ist wichtig (Kabat-Zinn, 2013).

Die Geschichte von den zwei Pfeilen

Im Buddhismus erzählt ein Sutra (Lehrrede von Buddha), dass uns alle früher oder später der *Pfeil des Schmerzes* trifft. Wir alle werden einmal krank, verlieren Menschen, werden alt und müssen schließlich sterben. Wir können diesem Pfeil versuchen, auszuweichen, doch er wird uns in jedem Fall treffen, weil wir Menschen sind. Dann gibt es aber noch einen zweiten Pfeil, den *Pfeil des Widerstandes*, des Nicht-Akzeptierens. Wenn wir den Schmerz, der uns getroffen hat, nicht akzeptieren, machen wir ihn oft schlimmer, und das ist dann der zweite Pfeil, den wir uns selbst zufügen, obwohl wir es nicht müssten.

Eine Ausgabe der Zeitschrift »Psychologie Heute« drückte dies einmal treffend in ihrem Titel aus: »Hast du ein Problem und willst es nicht haben, dann hast du schon zwei« (Psychologie Heute, 2023).

Die Formel des Leidens

Eine mathematische Gleichung, die Meditationslehrende häufig zitieren, fasst obige Geschichte prägnant zusammen: Leiden = Schmerz × Widerstand.

Beispiel

Sie empfinden eine Traurigkeit mit einer Stärke von 9 (auf einer Skala von 1–10). Sie wollen aber auf keinen Fall traurig sein und kämpfen dagegen an (Widerstand mit einer Stärke von 10). Hieraus resultiert psychisches Leiden mit einer Stärke von 90. Bei einer akzeptierenden Haltung gegenüber der Traurigkeit, also weniger Widerstand (z. B. nur eine Stärke von 3), resultiert geringeres Leiden (z. B. Stärke von 27).

Die Wie- und Was-Fertigkeiten der Achtsamkeit

Die Psychologin Marsha Linehan hat es im Rahmen der von ihr entwickelten Dialektisch-Behavioralen Therapie (DBT) verstanden, das Konstrukt *Achtsamkeit* anschaulich für Patient:innen darzustellen. Indem Linehan Achtsamkeit in einzelne trainierbare Fertigkeiten (sog. »Wie-« und »Was-Fertigkeiten«) übersetzte, zeigte sie einen erfahrungsbasierten und schrittweise systematischen Weg zu Achtsamkeit auf.

Zu den Wie-Fertigkeiten zählen die Komponenten »nicht-wertend«, »im Hier und Jetzt« und »wirkungsvoll«. Zu den Was-Fertigkeiten gehören die Komponenten »beobachten«, »beschreiben« und »teilnehmen«. Nachfolgend ist eine Adaption für Patient:innen mit repetitivem negativen Denken (RND) dargestellt.

Wie-Fertigkeit: Nicht-wertend

Patient:innen kann diese Fertigkeit vermittelt werden als die Fähigkeit, Ereignisse, Personen und inneres Erleben nicht sofort in die Schubladen »gut« oder »schlecht« zu stecken. Denn unsere Urteile über die Dinge sind oft einseitig, falsch, nicht hilfreich oder sagen mehr über unsere biografischen Prägungen, Denkgewohnheiten oder aktuellen Bedürfnisse und Emotionen aus als über die Dinge selbst. Mit diesem metakognitiven Wissen können wir lernen, Ereignisse und Personen nicht vorschnell zu verurteilen. Patient:innen können sich darin üben, Bewertungen als Gedanken zu labeln (Harris, 2020, S. 235, adaptiert von Hayes et al., 1999).

Übung • Ich habe den Gedanken, dass …

Tritt ein negativer Gedanke auf, der Grübeln auslöst, sollen Patient:innen diesen Gedanken als solchen labeln mit dem Satz »Ich habe den Gedanken, dass …«. Dies kann unmittelbar in der Therapiestunde mit einem negativen Gedanken erprobt werden. Dabei sollen Patient:innen den Gedanken einmal direkt laut aussprechen und auf ihr emotionales Empfinden achten. Anschließend sollen sie den Gedanken indirekt mit obiger Formel laut wiederholen und auf emotionale Unterschiede achten.

Beispiel: »Ich bin peinlich!« wird zu »Ich habe den Gedanken, dass ich peinlich bin.«

Des Weiteren kann es Patient:innen helfen, zu verstehen, dass sie die Folgen eines Verhaltens auch ohne zu werten beschreiben können (Linehan, 1996, S. 84).

Folgen benennen statt zu werten

Wenn Patient:innen z. B. innere Selbstabwertungen bemerken, können sie, statt sich zu verurteilen, die Folgen ihres Verhaltens beschreiben.

Beispiel: »Ich bin nicht liebenswert!« wird zu »Ich habe Angst, dass andere mich nicht mögen und meide daher den Kontakt zu anderen. Wenn ich das nicht ändere, werde ich mich weiter einsam und traurig fühlen.«

Die Wie- und Was-Fertigkeiten der Achtsamkeit

Wie-Fertigkeit: Im Hier und Jetzt
In der Gegenwart sein ist sicherlich einer der besten Anti-Grübel-Skills. Denn repetitives negatives Denken befasst sich mit der Vergangenheit oder der Zukunft. Patient:innen können üben, immer wieder im Hier und Jetzt anzukommen, zu sein oder dorthin zurückzukehren. Die Aktivierung der Sinne kann dabei nützlich sein, z. B. das Spüren des Atems.

Übung • Einatmen im Jetzt – Ausatmen im Jetzt – Pause im Jetzt

Wenn die Gedanken in die Vergangenheit oder Zukunft abwandern, sollen Patient:innen üben, ihre Aufmerksamkeit sanft und freundlich zurück in die Gegenwart zu rufen. Eine bewusste Konzentration auf den aktuellen Atemzug kann dabei helfen. Patient:innen können zum Beispiel das Ein- und Ausatmen sowie die Pause zwischen zwei Atemzügen bewusst wahrnehmen. Dabei können sie innerlich mit der Atmung mitsprechen: »Einatmen im Jetzt – Ausatmen im Jetzt – Pause im Jetzt …«.

Wie-Fertigkeit: Wirkungsvoll
Mit dieser Fertigkeit ist gemeint, das zu tun, was eine positive Wirkung hat. Patient:innen mit Rumination tun häufig Dinge, die nicht hilfreich sind (z. B. Emotionen vermeiden, Rückversicherungen einholen). Patient:innen können sich bewusst für ein Verhalten entscheiden, das eine wirkungsvolle Alternative zu Grübeln darstellt. Anstatt sich vom Handy berieseln zu lassen, können sie eine Tätigkeit wählen, die interessant und werteorientiert ist (z. B. mit einer Freundin telefonieren).

Übung • Tu etwas, das interessant, wertvoll oder hilfreich ist!

Wenn Patient:innen Grübeln oder die Tendenz dazu bemerken, können sie eine bewusste Entscheidung treffen, etwas Wirkungsvolles zu tun. Dies sind Handlungen, die einem Ziel dienen. Dazu zählen Aktivitäten, die interessant, werteorientiert oder problemlöseorientiert sind.

Was-Fertigkeit: Beobachten
Linehan trennt die Fertigkeit, zu beobachten, von der Fertigkeit, zu beschreiben. Beobachten bedeutet die reine Wahrnehmung dessen, was in unserem Kopf, Körper oder der Außenwelt gerade vor sich geht. »Wahrnehmen, nur was es wahrzunehmen gibt, und nicht mehr« ist eine wichtige Fertigkeit der Achtsamkeit.

Übung • Erkundung der Handfläche

Patient:innen können erproben, welche Empfindungen sie wahrnehmen, wenn sie die Augen schließen und mit dem Zeigefinger die Handfläche der anderen Hand erkunden. Dabei können sie auch mit Druck und Bewegung experimentieren. Dabei geht es nicht darum, angenehme Empfindungen wie bei einer Massage zu haben, sondern um das reine Spüren, welche Empfindungen in der Handfläche auftauchen – ohne diese zu bewerten.

Die Wie- und Was-Fertigkeiten der Achtsamkeit

Was-Fertigkeit: Beschreiben

Bei dieser Fertigkeit geht es darum, die eigene Wahrnehmung zu beschreiben. Die folgende Übung ist für Patient:innen, die grübeln, eine hervorragende Möglichkeit, sich von ihren Gedanken zu distanzieren, dysfunktionale Denkprozesse zu verlangsamen und zu verändern.

Übung • Aha-Übung

Patient:innen sollen für ca. drei Minuten ihr Denken beobachten und zugleich innerlich beschreiben. Hierbei sollen sie die Formel »Aha, mein Denken ist …« oder »Aha, meine Gedanken sind …« benutzen.

Beispiel: »Aha, meine Gedanken kommen schnell und springen von einem Thema zum nächsten.«, »Aha, manchmal entsteht eine kurze Pause im Denken.«, »Aha, da sind selbstkritische Gedanken … jetzt unsichere Gedanken …«

Was-Fertigkeit: Teilnehmen

Die Fertigkeit teilzunehmen meint, mit der aktuellen Tätigkeit »eins« zu werden. Teilnehmen passiert automatisch, wenn wir in einer Tätigkeit »aufgehen« (z. B. beim Tanzen, Yoga, einer anregenden Unterhaltung). Dieses »Aufgehen« in der Tätigkeit muss nicht auf angenehme oder interessante Tätigkeiten begrenzt sein. So kann auch das Herausbringen des stinkenden Biomülls teilnehmend praktiziert werden. Die *innere Haltung* macht den Unterschied, ob die Tätigkeit teilnehmend-achtsam oder automatisiert-nebenbei ausgeführt wird. »Teilnehmen« können Patient:innen sehr gut üben, wenn sie eine alternative Tätigkeit (z. B. Malen, Kochen) zum Grübeln beginnen.

Übung • Mit dem Augenblick verschmelzen

Patient:innen können für eine teilnehmende Fertigkeit wie folgt instruiert werden: »Tätigkeiten teilnehmend auszuführen bedeutet: mit ganzer Hingabe, engagiert und aus vollem Herzen. Erledigen Sie die Aufgabe so, als wäre sie etwas Einzigartiges und Wundervolles. Versuchen Sie, mit der Tätigkeit zu verschmelzen und eins zu werden. In diesen Augenblicken gibt es nur noch Sie und Ihre Tätigkeit auf der Welt.« Patient:innen können diese Haltung sowohl bei angenehmen (z. B. Tanzen) als auch unangenehmen Tätigkeiten (z. B. für eine Klausur lernen) üben.

AB 21 • T

Anti-Grübel-Skill: 5-4-3-2-1-Übung

Die Psychotherapeutin Yvonne Dolan (2009, S. 48) beschreibt, ursprünglich für Patient:innen mit traumatischen Erlebnissen, eine Achtsamkeitsübung, um die Aufmerksamkeit in die Gegenwart zu lenken. Bei der Übung werden verschiedene Sinne angesprochen. Die Übung kann bei Rumination angewendet werden, um Gedankenketten zu stoppen. Darüber hinaus wird die Übung zur Reorientierung in die Gegenwart bei Dissoziationen, Albträumen, Flashbacks, als Einschlafunterstützung, zur Entspannung, Impulskontrolle oder bei Angstzuständen angewendet.

Patient:innen sollen bei der Übung Sinneseindrücke im *Hier und Jetzt* bewusst wahrnehmen. Sie sollen beachten, was sie augenblicklich sehen, hören und spüren. Hierzu benennen Patient:innen laut oder nur innerlich die Sinneseindrücke. Die Aufgabe lautet, zunächst fünf Dinge zu benennen, die Patient:innen sehen, hören und spüren:

Beispiel

- »Ich sehe … den Schreibtisch. Ich sehe … einen Stift. Ich sehe … den Laptop. Ich sehe … den Baum vor meinem Fenster. Ich sehe … den blauen Himmel.
- Ich höre … das Geräusch des Laptops. Ich höre … die Vögel. Ich höre … meinen Atem. Ich höre … das Ticken der Uhr. Ich höre ... das Knarren des Stuhls, wenn ich mich bewege.
- Ich spüre … meine Füße auf dem Boden. Ich spüre … die Sitzfläche des Stuhls. Ich spüre … die Wärme der Sonne. Ich spüre … meine Hände auf den Oberschenkeln. Ich spüre … die Füße auf dem Boden.«

Es dürfen auch Sinneseindrücke wiederholt werden. In nachfolgenden Durchgängen werden nur noch vier Dinge benannt, dann noch drei, dann zwei und schließlich nur noch jeweils ein Aspekt:

Beispiel

»Ich sehe … den blauen Himmel. Ich höre … die Vögel. Ich spüre … den Boden unter meinen Füßen.«

Die Übung kann beendet werden, indem Patient:innen innerlich von der Zahl fünf bis zu der Zahl eins rückwärts zählen. Therapeut:innen können das Ende zum Beispiel wie folgt anleiten:

»Nun beenden Sie allmählich wieder die Übung. Zählen Sie innerlich mit mir mit:
- Fünf – Atmen Sie einmal bewusst ein und aus.
- Vier – Beginnen Sie, Ihre Hände und Füße zu bewegen.
- Drei – Bewegen Sie Ihre Arme und Beine.
- Zwei – Lassen Sie die Bewegungen immer größer werden, räkeln und strecken Sie sich.
- Eins – Sie sind wieder ganz wach und klar im Raum.«

Wichtig

Die Übung sollte nicht beim Autofahren oder in anderen riskanten Situationen angewendet werden.

AB 22 • T

Anti-Grübel-Skill: Kleine Auszeit

Aus der Achtsamkeitsbasierten Kognitiven Therapie der Depression (*Mindfulness-Based Cognitive Therapy for Depression, MBCT*, Segal et al., 2015) stammt die Übung »Der 3-Minuten-Atemraum«. Die Übung verbindet Achtsamkeit, bewusste Aufmerksamkeitslenkung und Atmung miteinander. Therapeut:innen können folgende adaptierte Version anleiten:

»Nachfolgende Übung mit dem Namen *Kleine Auszeit* kann Ihnen im Alltag helfen, automatische Reaktionsmuster zu unterbrechen, achtsam mit sich zu sein und bewusst zu handeln. Die Übung besteht aus drei Schritten: Achtsamkeit, Konzentration auf den Atem und Wahrnehmung des ganzen Körpers. Wir starten.

Nehmen Sie eine bequeme, aufrechte Haltung ein, die Füße stehen flach auf dem Boden. Vielleicht rutschen Sie in das vordere Drittel Ihres Sitzplatzes. Richten Sie sich auf, rollen Sie die Schultern nach hinten unten, das Kinn ist gerade oder etwas nach unten gebeugt. Der Blick ruht auf einem Punkt einen Meter vor Ihnen auf dem Boden.

(1) Sagen Sie zu sich: ›Achtsam sein.‹ Nehmen Sie Ihre momentanen Gedanken, Gefühle und Körperempfindungen wahr. Beschreiben Sie innerlich, was Sie gerade erleben. Benennen Sie Ihr Erleben: Da sind gerade Gedanken, dass … Da sind gerade Gefühle von … Da sind gerade Körperempfindungen von … (ca. 1 Min.).

(2) Sagen Sie zu sich: ›Atmen‹. Nehmen Sie Ihre Atmung wahr, ohne dass Sie etwas daran verändern müssen. Verfolgen Sie einfach nur ein paar Augenblicke Ihre Atmung und spüren Sie, wie sich Bauchdecke und Brustkorb heben und senken (ca. 1 Min.).

(3) Sagen Sie zu sich: ›Alles wahrnehmen‹. Erweitern Sie Ihre Wahrnehmung auf die Wahrnehmung Ihres Körpers als Ganzes. Starten Sie mit der Wahrnehmung der Atmung an der Bauchdecke, gehen Sie zum Brustkorb und zu den Schultern über … Nehmen Sie Ihr Gesicht wahr … Nehmen Sie Ihre Füße auf dem Boden wahr … und schließlich Ihre Körperhaltung als Ganzes (ca. 1 Min.).

Versuchen Sie, die aktuelle innere Haltung in die nächsten Momente Ihres Alltags mitzunehmen. Mit den *drei As* können Sie sich jederzeit wieder eine kleine Auszeit nehmen, wenn Sie diese brauchen: *A*chtsam sein – *A*tmen – *A*lles wahrnehmen. Beenden Sie nun die Übung mit einem tiefen Atemzug und bringen Sie wieder Bewegung in den Körper.«

AB 23 • T

Von Handys und Zügen: Losgelöste Achtsamkeit vermitteln

In der Metakognitiven Therapie wird Patient:innen losgelöste Achtsamkeit zur Distanzierung von repetitivem negativem Denken (RND) vermittelt (Wells, 2011).

> **Definition**
>
> *Losgelöste Achtsamkeit* ist die Fähigkeit, Gedanken achtsam wahrzunehmen, ohne jedoch weiter auf sie einzugehen. Dies bedeutet, die Gedanken nicht weiterzudenken, zu analysieren, zu unterdrücken oder zu vermeiden. Letzten Endes geht es darum, sich »losgelöst« von ihnen zu erleben. Losgelöste Achtsamkeit kann nicht nur in Bezug auf Gedanken, sondern auch auf Emotionen, Körperempfindungen, Impulse, Bilder / Vorstellungen oder Flashbacks angewendet werden (Simons, 2018).

Das Kernprinzip ist, die Gedanken zu beobachten und sich zugleich bewusst zu sein, dass es sich lediglich um Gedanken und nicht um die Realität handelt und somit diese Gedanken nur innere Repräsentationen, also Phänomene getrennt vom eigenen Selbst, sind.

Dieser Zustand wird auch *metakognitiver Modus* genannt. Man könnte sagen, eine Vogelperspektive oder eine Weitsicht wird eingenommen. Therapeut:innen können auf Metaphern zurückgreifen, um Patient:innen losgelöste Achtsamkeit zu erklären.

Handy-Metapher (adaptiert nach der Metapher »Telefonklingeln« von Simons, 2018, S. 47)

»Sie haben wahrscheinlich ein Handy und nutzen Messengerdienste. Jedes Mal, wenn eine Nachricht Sie erreicht, ertönt als Signalton ein ›Pling‹. Manchmal erhalten Sie mehrere Nachrichten hintereinander, sozusagen ein ›Pling-Pling-Pling‹. Jetzt könnten Sie jedes Mal sofort zu Ihrem Handy greifen und die Nachricht lesen und beantworten. Dann kommt eventuell sofort eine Rückantwort und diese beantworten Sie wieder und so weiter. So könnten Sie lange Zeit am Handy verbringen, vielleicht länger, als Sie eigentlich möchten.

Sicherlich gibt es aber auch Situationen, in denen Sie entscheiden, *nicht* an Ihr Handy zu gehen, zum Beispiel, wenn Sie sich gerade mit jemandem unterhalten. Negative Gedanken sind wie lästige Signaltöne unseres Handys. Auch wenn sie den Impuls auslösen, dass wir ihnen antworten sollen, können wir entscheiden, dies nicht zu tun. Dann lassen wir die Gedanken einfach im Hintergrund ›Pling‹ machen, ohne weiter auf sie zu reagieren. Die Fähigkeit, Gedanken einfach ›Pling‹ machen zu lassen, ohne darauf zu reagieren, nennt sich losgelöste Achtsamkeit.«

Zug-Metapher (adaptiert nach Wells, 2011)

»Stellen Sie sich vor, Ihr Gehirn ist wie ein großer Bahnhof. Ständig fahren Züge ein und aus. Das sind Ihre Gedanken. Stellen Sie sich vor, Sie sind die Bahnhofsleitung. Sie stehen am Bahnsteig und beobachten die ein-, aus- und vorbeifahrenden Züge. Jeder Zug entspricht einem Gedanken, der plötzlich kommt und wieder geht. Als Bahnhofsleitung sind Sie weise genug, dass Sie zwei Dinge nicht machen: Sie versuchen nicht, vorbeifahrende Züge anzuhalten. Sie versuchen auch nicht, auf einen vorbeifahrenden Zug aufzuspringen. Das ist wahrscheinlich gefährlich und bringt Sie an Orte, wo Sie gar nicht hinwollen. Als Bahnhofsleitung bleiben Sie in der Position des Beobachtenden und lassen die Züge einfach fahren. Genau das Gleiche üben Sie auch im Umgang mit Ihren Gedanken. Sie lassen die Gedanken vorbeifahren. Unser Gehirn hat eine Bahnhofsleitungsfunktion: Wir können distanziert beobachten, was passiert, ohne ein Teil davon zu sein. Dies nennt man losgelöste Achtsamkeit.«

 |

Ein Löwe ist nur ein Substantiv

Therapeut:innen können ihren Patient:innen mit einfachen Impact-Techniken verdeutlichen, dass ihre Gedanken nicht mit der Realität gleichzusetzen sind, sondern diese nur abbilden.

Vorgehen (nach Simons, 2021)

T: *(Bild eines Löwen)* Was ist das?

P: Das ist ein Löwe.

T: Nein, das ist kein Löwe. Versuchen Sie es noch einmal! Was ist das?

P: *(überlegt und zuckt mit den Schultern)* Für mich ist das ein Löwe.

T: Wenn das tatsächlich ein Löwe wäre, dann würden weder Sie noch ich so ruhig hier sitzen. Wir hätten Herzrasen, Panik und würden schnell aus dem Zimmer fliehen. Versuchen Sie es noch einmal: Was ist das?

Oft kommen Patient:innen von selbst darauf, dass es sich nur um das Bild von einem Löwen handelt. Ist dieser Schritt vollzogen, kann die Analogie zu unseren Gedanken hergestellt werden.

T: Es handelt sich nur um das Bild von einem Löwen und nicht um einen realen Löwen. Unsere Gedanken sind auch nur Abbilder der Realität, nicht die Realität. Manchmal verwechseln wir das und erleben intensive Reaktionen, als wären unsere Gedanken real, aber das sind sie nicht.

Material
Trennen Sie untenstehendes Bild ab und zeigen es Ihren Patient:innen.

✂ ....

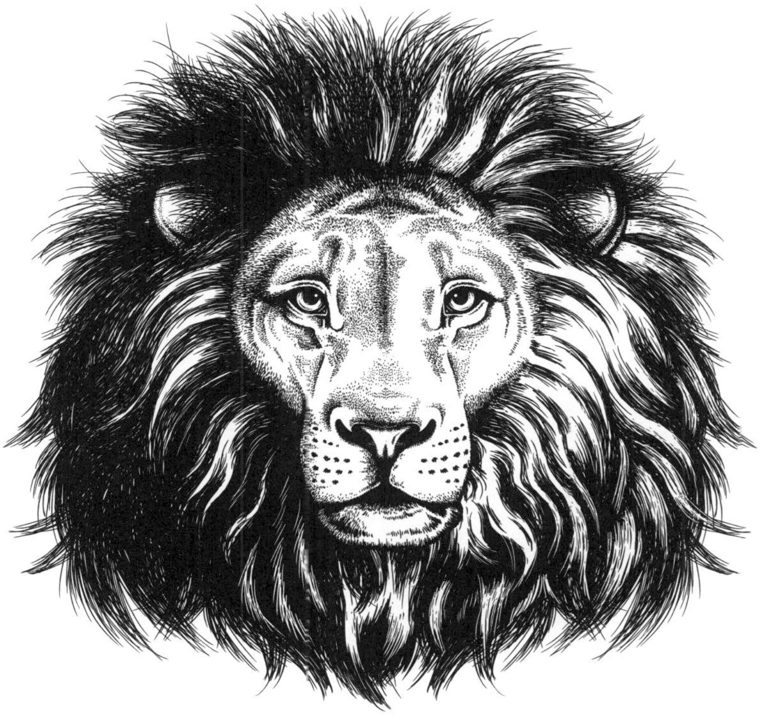

Ein Löwe ist nur ein Substantiv

Alltagstransfer

- »Wie kann Ihnen die Erkenntnis, dass Gedanken nicht mit der Realität gleichzusetzen sind, im Alltag helfen?«
- »Was könnten Sie zu sich sagen, wenn Sie merken, dass Sie sich wieder ins Grübeln hineinsteigern?«
- »Möchten Sie vielleicht das Löwenbild mitnehmen und es an einer Stelle, an der Sie häufig grübeln, anbringen? Oder Sie befestigen es an einer Stelle, an der Sie häufig vorbeikommen, z. B. auf der Toilette. So können Sie sich mehrmals täglich ins Gedächtnis rufen, Ihre Gedanken nicht wie Realität zu behandeln.«

Variante für Kunstliebhaber: Das ist keine Pfeife (Wengenroth, 2017)

Therapeut:innen können auch ein Gemälde des Malers René Magritte mit ihren Patient:innen besprechen (Magritte, 1929). Auf diesem Gemälde ist eine Pfeife mit dem Satz »Ceci n'est pas une pipe« (dt. »Das ist keine Pfeife«) abgebildet. Magritte wollte mit dem Gemälde wahrscheinlich veranschaulichen, dass ein Abbild nicht mit dem Original gleichzusetzen ist.

Losgelöste Achtsamkeit erleben

Nachdem Patient:innen das Konzept der *Losgelösten Achtsamkeit* (Wells, 2011) vermittelt wurde, ist es hilfreich, losgelöste Achtsamkeit in konkreten Übungen zu erleben. Die meisten der nachfolgenden Übungen stammen von Adrian Wells und werden in adaptierter Form vorgestellt. Im Anschluss an die jeweilige Übung können Therapeut:innen mit Patient:innen den Alltagstransfer besprechen. Patient:innen sollen losgelöste Achtsamkeit praktizieren, wenn dysfunktionale Gedanken im Alltag auftreten.

Der Tiger in dir (Wells, 2011)

In dieser Übung wird die Imagination eines Tigers genutzt, um Patient:innen Erfahrungen mit losgelöster Achtsamkeit zu ermöglichen.

»Wir erproben nun losgelöste Achtsamkeit mit einer Übung, bei der Sie sich einen Tiger innerlich vorstellen. Schließen Sie, wenn möglich, die Augen und stellen Sie sich einen Tiger vor. Lassen Sie den Tiger vollkommen frei tun oder nicht tun, was er möchte. Versuchen Sie nicht, das Bild zu beeinflussen oder zu verändern. Beobachten Sie den Tiger und sein Verhalten. Wenn der Tiger sich bewegt, dann bewegt er sich, aber machen Sie nichts, damit er sich bewegt. Wenn der Tiger mit dem Schwanz wedelt, dann wedelt er mit dem Schwanz, aber Sie machen nichts, damit er wedelt. Beobachten Sie nur das Bild und machen Sie sich dabei bewusst, dass der Tiger nur ein Bild in Ihrem Kopf ist, eine Vorstellung. Ganz unabhängig von Ihnen hat der Tiger sein eigenes Verhalten. … Okay, konnten Sie ein paar Eindrücke gewinnen? … Dann beenden wir die Übung. Öffnen Sie die Augen und bringen Sie etwas Bewegung in den Körper, um wieder ganz wach und klar zu werden.«

Anschließend können Therapeut:innen erfragen, welche Bewegungen der Tiger gemacht hat und ob Patient:innen den Tiger bewegt haben oder ob dies spontan passierte. Wenn es spontan passierte, wird dies als losgelöste Achtsamkeit bezeichnet.

Freie Assoziation (Wells, 2011)

Ziel der Übung ist, dass Patient:innen ausprobieren, ihre Gedanken nur zu beobachten, ohne sich weiter mit ihnen auseinanderzusetzen. Hierzu werden Wörter genannt und Patient:innen lassen ihren Gedanken freien Lauf.

»Ich werde Ihnen gleich einige Wörter nennen, und Sie lassen dabei Ihre Gedanken einfach machen, was sie wollen. Lassen Sie Ihre Gedanken kommen und gehen. Sie sollen die Gedanken nicht analysieren oder kontrollieren. Sie sollen auch nicht herausfinden, warum Sie etwas denken. Überlassen Sie die Gedanken vollkommen frei sich selbst. Ihre Aufgabe besteht darin, nur zu beobachten, was passiert. Dabei kann es auch passieren, dass Ihnen nichts durch den Kopf geht oder Bilder oder Empfindungen auftauchen. Das ist alles erlaubt. Können wir starten? …

- Apfel (10 Sekunden Pause)
- Feier (10 Sekunden Pause)
- Auto (10 Sekunden Pause)
- Blume (10 Sekunden Pause)
- Wiese (10 Sekunden Pause)
- Hund (10 Sekunden Pause)

Okay, das war die Aufgabe. Was haben Sie erlebt?«

Die Übung kann in einem weiteren Durchgang auch mit bedrohlichen oder anderweitig unangenehmen Wörtern wiederholt werden. Die Wörter sollten inhaltlich mit relevanten Grübelthemen der Patient:innen im Zusammenhang stehen.

Losgelöste Achtsamkeit erleben

Der Tagtraum (Korn & Rudolf, 2015; Wells, 2011)
Patient:innen werden angeleitet, einen Tagtraum zu imaginieren (z. B. Urlaubsszene am Strand). Nach ca. zwei Minuten instruieren Therapeut:innen losgelöste Achtsamkeit.

»Jetzt nehmen Sie eine Änderung vor. Machen Sie sich bewusst, dass es sich lediglich um Bilder Ihres Bewusstseins und nicht um die Realität handelt. Treten Sie innerlich einen Schritt zurück und beobachten Sie die inneren Bilder mit Distanz. Lassen Sie einfach zu, was auch immer nun mit diesen Bildern passiert!«

Nach ca. einer weiteren Minute wird die Übung beendet und das Erleben der Patient:innen erörtert, insbesondere Unterschiede im Erleben nach dem Wechsel in den metakognitiven Modus. Eine Abwandlung der Übung kann die Imagination eines unliebsamen Lebensmittels mit anschließendem Wechsel in den metakognitiven Modus sein (Korn & Rudolf, 2015).

Playlist negativer Gedanken
Bei dieser Übung dürfen Patient:innen mit ihrem Handy typische negative Gedanken als Audio in der Therapiestunde aufnehmen. Das Audio wird anschließend mehrmals abgespielt. Währenddessen instruieren Therapeut:innen zur Anwendung losgelöster Achtsamkeit:

»Wenn Sie das Audio mit Ihren negativen Gedanken hören, behandeln Sie diese, als wären es Geräusche im Raum. Lassen Sie die Gedanken kommen und gehen, ohne dass Sie näher darauf eingehen. Seien Sie sich beim Anhören immer bewusst, dass Gedanken nur innere Geräusche sind. Wir werden ganz normal unser Therapiegespräch weiterführen, auch wenn Ihre Gedanken im Raum oder im Inneren Geräusche machen. Richten Sie die Aufmerksamkeit auf unser Therapiegespräch!«

Ab in die Praxis
Losgelöste Achtsamkeit muss nicht ausdauernd geübt werden. Sobald Patient:innen verstanden und erlebt haben, was losgelöste Achtsamkeit bedeutet und wie sie in diesen metakognitiven Modus kommen, sollen sie es bei Auftreten von Grübelgedanken frühzeitig einsetzen (**AB 25** »Anti-Grübel-Skill: Losgelöste Achtsamkeit«).

Nach einer Distanzierung vom Grübelgedanken wird anschließend die Aufmerksamkeit nach außen auf etwas Interessantes gelenkt, um das Wiederauftreten von Grübeln zu verhindern. Korn und Rudolf (2015, S. 88) nutzen das Akronym *DNA*, um die einzelnen Schritte zu beschreiben: »*D*istanzierung«, »*N*euausrichtung der Aufmerksamkeit…« »… auf etwas *A*ttraktives«.

Anti-Grübel-Skill: Losgelöste Achtsamkeit im Alltag

Sie können nun im Alltag losgelöste Achtsamkeit anwenden, um sich frühzeitig von Grübelgedanken zu distanzieren und so Grübeln zu verringern. Gehen Sie hierzu schrittweise vor. Sie können nachstehende Anleitung einmal ausprobieren.

Übung • Sich in vier Schritten von Gedanken lösen

(1) Wenn Sie Grübelgedanken erkennen, dann beschreiben Sie das: »Da ist ein Grübelgedanke aufgetaucht.«
(2) Beobachten Sie den Gedanken wie ein Bild mit etwas Abstand. Dann machen Sie das, was Sie als Kind gemacht haben, wenn Sie Ihr Zimmer aufräumen sollten: Nicht-Reagieren! (angelehnt an Simons, 2018, S. 44). Sie können stattdessen zu sich sagen: »Ich lasse das Gedankenbild da sein und bewerte es nicht weiter, denke nicht weiter, mache einfach gar nichts.« (Losgelöste Achtsamkeit)
(3) Treffen Sie dann eine Entscheidung, worauf Sie jetzt Ihre Aufmerksamkeit lenken wollen. Sagen Sie zu sich: »Sollte der Gedanke wichtig sein, kann ich später darüber nachdenken. Jetzt mache ich aufmerksam mit der Aufgabe weiter, für die ich mich entscheide.« (Neuausrichtung der Aufmerksamkeit)
(4) Wenn der Gedanke oder andere störende Gedanken erneut auftreten, wiederholen Sie die Schritte eins bis drei.

Hilfreiche Bilder

In der Psychotherapie hat Ihr:e Therapeut:in Ihnen losgelöste Achtsamkeit wahrscheinlich mit verschiedenen Metaphern oder Übungen vermittelt. Vielleicht war hier ein hilfreiches Bild dabei, das Sie auch im Alltag nutzen können?

Beispiel

Das Bild vom Handy: »Da macht wieder ein Gedanke *Pling*, aber ich schaue ihn mir jetzt nicht weiter an.«
Das Bild von den Zügen: »So viele Züge fahren ein und aus, aber ich steige besser nicht ein, sondern bleibe, wo ich bin.«

Welches ist Ihr Bild, das Sie als hilfreich empfinden?

....

....

....

INFO 28 • T

Anti-Grübel-Skill: Radikale Akzeptanz

Radikale Akzeptanz (Bohus & Wolf, 2011; Linehan, 1996) kann helfen, wenn Anlass für repetitives negatives Denken (RND) ist, dass …

- eine negative vergangene Situation nicht mehr zu ändern ist.
- eine zukünftige Situation unvermeidlich mit unangenehmen Zuständen verbunden sein wird.
- eine aktuelle Situation mit unangenehmen Zuständen einhergeht.

Generell hilft radikale Akzeptanz, die übermäßige Tendenz zur Vermeidung unangenehmer Emotionen, Körperempfindungen, Gedanken und Situationen, also Erlebnisvermeidung, abzubauen. Radikale Akzeptanz ist vielleicht einer der effektivsten Skills der Psychotherapie, aber auch schwierig zu vermitteln. Um Missverständnissen vorzubeugen, ist es sinnvoll, damit zu beginnen, was radikale Akzeptanz *nicht* bedeutet. Nachfolgend dargestellt ist ein schrittweiser Leitfaden zur Vermittlung von radikaler Akzeptanz.

(1) Hoffnung und Neugier wecken

»Ich würde Ihnen gerne eine mentale Fertigkeit vorstellen, die Ihnen helfen kann, weniger zu grübeln. Es ist mit regelmäßiger Übung eine sehr wirksame und bewährte Fertigkeit. Sie heißt: radikale Akzeptanz.«

(2) Was radikale Akzeptanz *nicht* ist

»Der Begriff kann Missverständnisse verursachen. Deswegen will ich zunächst erklären, was radikale Akzeptanz *nicht* bedeutet:

- Eine Sache gutheißen: Sie müssen sich eine unschöne Sache nicht schönreden.
- Etwas aufgeben: Sie müssen sich nicht davon verabschieden, etwas zu verändern, das Sie verändern wollen und können.
- Passivität: Sie erdulden nicht einfach nur etwas Unangenehmes.«

(3) Verdeutlichen des Konstrukts mit einer anschaulichen Geschichte

»Ich will Ihnen mit einer Geschichte erklären, was radikale Akzeptanz ist. Stellen Sie sich vor, Sie hätten Ihr Auto an der Tankstelle geparkt, lassen den Schlüssel stecken, gehen zum Bezahlen und als Sie wieder herauskommen, hat jemand das Auto gestohlen. Die erste Möglichkeit, mit der Situation umzugehen, ist folgende: Sie bekommen Angst und werden auch sehr wütend. Sie schimpfen laut los und schimpfen über sich, wie ›blöd‹ Sie doch gewesen sind. Sie schimpfen über die anderen Menschen, die anwesend waren, aber den Diebstahl nicht bemerkt haben. Sie schimpfen über die Welt, dass die Welt so schlecht ist, dass es Menschen gibt, die Sachen klauen. So schimpfen Sie und schimpfen und schimpfen, und die Zeit vergeht und vergeht, ohne dass etwas passiert, außer dass Sie schimpfen.

Die zweite Möglichkeit, mit der Situation umzugehen, ist folgende: Sie bekommen Angst und werden auch sehr wütend. Sie verspüren den Impuls, loszuschimpfen, und geben dem Impuls kurz nach. Doch dann sagen Sie zu sich: ›Es ist, wie es ist, das Auto ist weg!‹ Sie akzeptieren diese Tatsache. ›Es ist, wie es ist, ich war leichtsinnig! Es ist, wie es ist, jetzt bin ich ängstlich, wütend und hilflos!‹ Was glauben Sie, mit welcher Haltung werden Sie schneller die Polizei rufen und notwendige Schritte in die Wege leiten?«

Anti-Grübel-Skill: Radikale Akzeptanz

(4) Eine verständliche Definition von radikaler Akzeptanz geben

- »Radikale Akzeptanz bedeutet, etwas anzunehmen aus einer inneren Weisheit heraus. Diese innere Weisheit ist die Erkenntnis, dass durch Nicht-Akzeptanz Unangenehmes länger andauert oder sogar schlimmer wird. Emotionen zum Beispiel sind vergänglich. Sie entstehen im Körper und vergehen wieder, das sind normale biochemische Prozesse. Wenn wir unsere unangenehmen Emotionen, z. B. Wut, aber immer wieder gedanklich befeuern, halten sie länger an, als sie müssten.«
- »Kennen Sie ähnliche Situationen, dass etwas Unangenehmes länger anhielt als notwendig oder sogar schlimmer wurde, weil Sie es nicht akzeptierten?« *(Durch persönliche Erfahrungen der Patient:innen validieren oder gemeinsam fiktive Beispiele überlegen.)*
- »Eine psychologische Zeitschrift hat das einmal auf den Punkt gebracht mit dem Titel ›Hast du ein Problem und willst es nicht haben, hast du schon zwei‹ (Psychologie Heute, 2023). Was denken Sie, was damit gemeint ist?« *(Sicherstellen, dass Patient:innen den Punkt verstanden haben.)*
- »Radikale Akzeptanz als innere Weisheit erkennt auch, dass es manchmal notwendig ist, *zuerst* Dinge zu akzeptieren, bevor man sie verändern kann. Haben Sie so etwas schon einmal erlebt?« *(Durch persönliche Erfahrung der Patient:innen validieren oder gemeinsam fiktive Beispiele überlegen.)*

(5) Individuelle Vor- und Nachteile von radikaler Akzeptanz

»Lassen Sie uns nun radikale Akzeptanz einmal für Ihre Lebenssituation erörtern. Wo könnten Sie sich in radikaler Akzeptanz üben? Welche Vorteile hätte dies? Welche Nachteile wären damit verbunden?«

Die Reflexion der Vor- und Nachteile soll Patient:innen unterstützen, eine bewusste Entscheidung für oder gegen radikale Akzeptanz zu treffen. Mögliche Vorteile können sein:

- Gefühle und Gedanken besser regulieren können
- verhindern, dass unangenehme Gefühle und Gedanken sich intensivieren und lange anhalten (z. B. kein stundenlanges Wutgrübeln)
- bewusst nach eigenen Zielen und Werten handeln und nicht impulshaft reagieren

Mögliche Nachteile bei der Anwendung radikaler Akzeptanz können sein:

- unangenehme Gedanken und Gefühle erleben (keine Erlebnisvermeidung)
- dass notwendige Schritte zur Problemlösung nicht umgesetzt werden, wenn radikale Akzeptanz als Vermeidungsstrategie eingesetzt wird

(6) Praktisches Einüben

»Was wäre ein Satz, der Ihre neue Haltung der radikalen Akzeptanz ausdrückt? Wir suchen eine kurze Formel, die Sie im Alltag innerlich sprechen können, wenn Sie radikale Akzeptanz brauchen. Eine Formel kann z. B. lauten: ›Es ist, wie es ist!‹ … Nachdem Sie Ihren Satz der radikalen Akzeptanz ausformuliert haben, überlegen Sie nun, in welchen Alltagssituationen Sie ihn anwenden werden.

Wie wird dies konkret in der Situation aussehen? Erzählen Sie mir genau, wie Sie vorgehen werden, als wäre es ein Film, den wir uns ansehen. Gehen Sie Schritt für Schritt dabei vor!« Therapeut:innen unterstützen dabei, dass Patient:innen konkrete, detaillierte Bilder entwickeln, wie sie radikale Akzeptanz einüben werden. Dabei achten Therapeut:innen auf eine angemessene Anwendung (z. B. kein Vermeidungsverhalten, keine unrealistischen Erwartungen).

Anti-Grübel-Skill: Radikale Akzeptanz

Beispiel • Entwicklung einer konkreten Vorstellung zur Anwendung radikaler Akzeptanz

»Wenn ich wieder beginne, darüber zu grübeln, dass mich meine Frau verlassen hat, werde ich zu mir sagen: ›Vorbei ist vorbei!‹ Ich werde schmerzhafte Gefühle empfinden, vor allem Traurigkeit. Vielleicht werde ich auch etwas weinen. Ich werde sagen: ›Schon okay, das schmerzt!‹ Dann werde ich mich auf mein aktuelles Leben konzentrieren. Ich werde überlegen, was ich heute noch unternehmen möchte und zum Beispiel Tennis spielen gehen. Die Traurigkeit wird mich auf der Fahrt zur Tennishalle noch begleiten und ich sage mir immer wieder: ›Schon okay!‹ Wahrscheinlich wird die Traurigkeit weniger werden und während des Tennisspiels nicht mehr da sein.«

Therapeut:innen können auch eine *dialogbasierte Imagination* zum Einüben radikaler Akzeptanz in sensu anleiten. Hierzu werden Patient:innen zur Imagination einer Alltagssituation angeleitet, in der sie radikale Akzeptanz einsetzen möchten. Im Dialog berichten Patient:innen von ihrem konkreten Vorgehen, während Therapeut:innen durch Fragen unterstützen.

Beispiel

T: Schließen Sie die Augen, wenn Sie mögen, und beschreiben Sie bildlich, in welcher Situation Sie sind, in der Sie radikale Akzeptanz gebrauchen könnten.

P: Ich sitze an meinem Schreibtisch und will für eine Prüfung lernen. Mir fällt wieder ein, dass ich letztes Semester durch eine Prüfung unerwartet durchgefallen bin.

T: Was geht Ihnen durch den Kopf?

P: Ich grüble darüber nach, warum ich durchgefallen bin, obwohl ich schon tausendmal darüber nachgedacht habe.

T: Wie wenden Sie radikale Akzeptanz an?

P: Ich sage mir: »Du bist durchgefallen und das schmerzt noch immer!«

T: Wie fühlen Sie sich?

P: Ich spüre sehr deutlich, dass ich traurig und enttäuscht bin. Die Gefühle sind stark.

T: Lassen Sie die Gefühle zu! Es ist verständlich, dass Sie traurig und enttäuscht sind.

P: Okay.

T: Was machen Sie jetzt in Ihrer Vorstellung, wenn Sie traurig und enttäuscht am Schreibtisch sitzen?

P: Ich atme ein paar Mal tief ein und aus. Dann sage ich zu mir: »Ich nehme meine Aufzeichnungen von der Vorlesung und beginne zu lernen.«

T: Prima! Dann lassen Sie nun Ihre Vorstellung langsam innerlich verblassen und beenden die Übung.

5 Defusionsfokussierte Techniken: Die Verschmelzung lösen

Der Akzeptanz- und Commitmenttherapie (ACT) ist unter anderem das Hervorheben von kognitiver Fusion im Zusammenhang mit psychischen Störungen zu verdanken. *Kognitive Fusion* bedeutet, dass Gedanken mit Realität gleichgesetzt werden. Patient:innen mit Rumination können davon profitieren, Fusion als kognitive Täuschung zu erkennen und (wieder) zu lernen, sich von Gedanken zu distanzieren (*Defusion*).

Das Kapitel liefert Definitionen für die Konstrukte Kognitive Fusion und Defusion. Zu einer erlebnisorientierten und humorvollen Psychoedukation gehört hier auch ein Video (»Ich bin das Schaschlik und er ist die Pommes!«).

Der Schwerpunkt liegt anschließend in der Vermittlung von Defusionstechniken, wobei auch hier Humor nicht zu kurz kommt (z. B. Kunstworte schaffen, Verrückter-Onkel-Technik). Schließlich ist Humor eine wundervolle Art der Defusion.

Arbeits- und Informationsmaterial

INFO 29 Ent-strickt? Ent-schmolzen?! – Konfusion über Defusion
Therapeut:innen können Definitionen, was Fusion versus Defusion bedeutet, nachlesen. Ein humorvolles Video kann zur Psychoedukation für Patient:innen genutzt werden.

INFO 30 Defusionstechniken
Therapeut:innen werden Optionen für defusionsorientiertes Sprechen, Labeln sowie Kommentieren vorgeschlagen.

INFO 31 Wissenswertes über unsere Gedanken
Dieses Informationsblatt unterstützt Patient:innen, eine adaptive Haltung zu ihren Gedanken einzunehmen.

INFO 32 Noch mehr Defusionstechniken
Es werden die Defusionstechniken »Kunstworte erschaffen« und »die Verrückter-Onkel-Technik« für Therapeut:innen erklärt.

AB 26 Defusion üben: Umgang mit Spam-Gedanken
Hier können Patient:innen Defusion von negativen Gedanken üben. Die Analogie zu Spam-Mails kann helfen, sich leichter von Gedanken zu distanzieren.

INFO 33 Defusion mit Stimmenanteilen: Die Hayley-Morris-Technik
Es wird eine Stuhlübung vorgestellt, durch die Grübelprozesse beobachtet werden können. Durch humorvolle Übertreibung können Patient:innen Defusion erzielen. Die Übung bringt in Aktion und macht Therapiestunden lebendig.

AB 27 Mein Gehirn ist ein Arschloch!
Patient:innen finden auf diesem Arbeitsblatt viele Defusionstechniken zum Ausprobieren.

Ent-strickt? Ent-schmolzen?! – Konfusion über Defusion

Die Akzeptanz- und Commitmenttherapie (ACT) bereicherte die Psychotherapie mit Methoden zur *Defusion*. Doch was bedeutet Defusion? Zunächst einmal muss man verstehen, was mit »kognitiver Fusion« (Harris, 2020, S. 47 ff.) gemeint ist:

Definition

Kognitive Fusion ist eine innere Haltung, die Gedanken mit Realität gleichsetzt. Gedanken werden behandelt, als wären sie Tatsachen oder Fakten. Gedanken wird automatisch Objektivität, Relevanz, Bedeutsamkeit, Wichtigkeit oder Dringlichkeit zugesprochen.

Als Folge der kognitiven Fusion erleben sich Menschen »verstrickt« oder »verschmolzen« mit ihren Gedanken. Sie nehmen ihr Selbst nicht unabhängig von ihren Gedanken wahr.

Beispiel

»Wenn ich denke, dass ich ein schlechter Mensch bin, dann bin ich ein schlechter Mensch.«

Eine Fusion mit negativen Gedanken kann unerwünschte Folgen nach sich ziehen (z. B. deprimierte Stimmung, Angst / Panik, Vermeidung bestimmter Situationen). Daher kann es sinnvoll sein, sich von negativen Gedanken wieder zu defusionieren.

Definition

Defusion ist eine innere Haltung, die Gedanken nur als innere Repräsentationen, mentale Ereignisse und nicht als Realität behandelt. Im Zustand der Defusion wird erkannt, dass Gedanken nur subjektive Sichtweisen, Meinungen oder Vermutungen widerspiegeln – also nur Gedanken sind.

Der Zustand der Defusion bietet mehr Möglichkeiten zur Verhaltensregulation, weil der Einfluss von Gedanken auf emotionale Reaktionen, Impulse, Verhalten sowie weitere Gedanken reduziert wird. Automatische Verhaltensmuster können durchbrochen werden. Ein Zitat des Psychiaters Viktor Frankl drückt dies treffend aus: »Zwischen Reiz und Reaktion liegt ein Raum. In diesem Raum liegt unsere Macht zur Wahl unserer Reaktion. In unserer Reaktion liegen unsere Entwicklung und unsere Freiheit« (zitiert nach Covey, 2000). *Defusion* ist der Schlüssel zu diesem Raum (wie auch *Losgelöste Achtsamkeit* aus der Metakognitiven Therapie).

»Ich bin das Schaschlik und er ist die Pommes!«

In unserer Sprache können paradoxe Situationen entstehen, wenn wir Sprache (als Ausdruck unserer Gedanken) mit unserem Selbst gleichsetzen. Eine humorvolle Psychoedukation über Fusion kann durch den Videoclip »Telekolleg: Imbiss-Deutsch« der Satiresendung »extra 3« vorgenommen werden (extra 3, 2014, Internetlink: https://www.youtube.com/watch?v=0AFZdFrfXoA). Die Take-Home-Message ist für Patient:innen im Anschluss offensichtlich: »Auch wenn ich denke, ich bin Schaschlik, bin ich kein Schaschlik!«.

Defusionstechniken

Zur Reduktion von Rumination ist es sinnvoll, eine distanzierte Haltung gegenüber negativen Gedanken einnehmen zu können. In der Akzeptanz- und Commitmenttherapie (ACT) wird dieser Zustand als Defusion bezeichnet.

Defusionsorientierte Sprache modellieren

Schon ab der ersten Therapiestunde können Therapeut:innen negative Gedanken von Patient:innen in defusionsorientierte Sprache übersetzen.

> **Beispiel**
>
> P: Ich gehe nie auf Partys, weil ich Angst habe, ich könnte mich blamieren.
>
> T: Ihr Kopf erzählt Ihnen, Sie könnten sich blamieren.
>
> **Ideen für defusionsorientierte Formulierungen:**
>
> - »Da sagt Ihr Gehirn Ihnen, dass …«
> - »Das sagt ein Anteil in Ihnen …«
> - »Da spielt Ihr Kopfkino wieder den Film ab mit dem Titel …«
> - »Da startet Ihr Gehirn wieder das Gedankenkarussell und alles dreht sich um …«

Patient:innen können auf diesem Weg defusionsorientierte Sprache am Modell lernen. Wenden Patient:innen defusionsorientierte Sprache an, können Therapeut:innen dies verstärken, indem sie es markieren und positiv konnotieren.

> **Beispiel**
>
> »Mir fällt auf, dass Sie sagen, dass Ihr Kopf Ihnen diese Gedanken erzählt. Super! Man nennt das *Defusion*, eine Distanzierung von den eigenen Gedanken. Wie erleben Sie das?«

Defusionsorientiertes Labeling

Therapeut:innen können Patient:innen anleiten, Grübelprozesse mit einer treffenden Bezeichnung zu benennen (*Labeling*). Häufige Bezeichnungen sind: »Da ist ein selbstkritischer Gedanke / Katastrophengedanke.« oder auch »Das ist Grübeln.«

Defusionsorientiertes Kommentieren

Patient:innen können sich einen Kommentar oder ein Wort überlegen, mit dem sie zukünftig auf Grübeln unmittelbar reagieren, wenn sie es bemerken.

> **Beispiel**
>
> Eine Patientin tendiert zum abwertenden Grübeln über ihren Körper. Als Defusionstechnik gewöhnt sie sich an, auf abwertende Körpergedanken mit bayerischer Intonation »*Basst scho!*« zu sagen und dabei eine entsprechend abwinkende Handbewegung auszuführen. Sie muss dann stets schmunzeln, was die Defusion durch Humor noch verstärkt.

Defusionstechniken

Wichtig

Für die Anwendung von Defusionstechniken ist es wichtig, dass sich Patient:innen verstanden und wertgeschätzt fühlen. Therapeut:innen sollten sicherstellen, Patient:innen ausreichend zu validieren (z. B. »Ich verstehe, die Ängste müssen sehr belastend für Sie sein.«). Auch sollten Patient:innen Sinn und Ziel von Defusionstechniken verstanden haben. Ansonsten besteht die Gefahr, dass Defusionstechniken invalidierend oder abwertend aufgefasst werden könnten.

Wissenswertes über unsere Gedanken

Einige Gedanken empfinden wir als unangenehm, weil sie unangenehme Gefühle auslösen (z. B. Traurigkeit, Angst, Schuld, Scham oder Minderwertigkeit). Unangenehme Gedanken und Gefühle können Grübeln auslösen, wenn wir beginnen, weiter über sie nachzudenken. Das Wissen über unsere Gedanken kann helfen, diese inneren Prozesse besser regulieren zu können.

Die Gedanken sind frei

Es ist nachvollziehbar, dass wir versuchen, unangenehme Gedanken schnell loszuwerden. *Fun Fact* über unser Gehirn: Unser Gehirn kennt das Wörtchen »nicht« nicht. Wenn wir uns zum Beispiel vornehmen, nicht daran zu denken, dass wir in der mündlichen Abschlussprüfung rot werden und nichts mehr sagen können, dann produziert unser Gehirn genau diese Vorstellung.

Je stärker wir versuchen, an eine Sache nicht zu denken, desto stärker taucht diese Sache in unserem Kopf auf. Dies ist der »*Quietscheentchen-Effekt*«. Wenn Sie eine Badeente zu Hause haben, probieren Sie es beim nächsten Baden einmal aus: Drücken Sie die Badeente unter Wasser. Wie viel Anstrengung kostet es, sie dauerhaft unter Wasser zu halten? Wenn Sie die Ente tiefer ins Wasser drücken, mit wie viel Kraft schießt sie wieder über die Wasseroberfläche?

> **Wichtig**
>
> Wir können unsere Gedanken nicht unterdrücken oder abschalten. Unsere Gedanken sind frei.

Gedanken sind nur Vorschläge

Haben Sie schon einmal die Erfahrung gemacht, dass ein Gedanke, den Sie hatten, nicht zutraf, obwohl Sie fest davon überzeugt waren? Tatsächlich können Gedanken richtig oder falsch sein. Sie können auch falsch sein, wenn sie sich richtig anfühlen. Selbst wenn negative Gedanken »richtig« sind, sind sie vielleicht nicht hilfreich, sodass es besser ist, wenn wir nicht auf sie hören. Im Rahmen der Psychotherapie können Sie wieder lernen, dass Gedanken eigentlich nur Vorschläge Ihres Gehirns sind. Sie entscheiden, ob Sie den Vorschlag annehmen oder nicht.

Gedanken sind nur Abbilder der Realität

Vielleicht kennen Sie das Gemälde des Malers René Magritte, auf dem eine Pfeife abgebildet ist und darunter der Satz »Ceci n' est pas une pipe« (»Dies ist keine Pfeife«). Magritte wollte mit diesem Bild verdeutlichen, dass es sich eben nur um ein Bild und nicht um die Realität handelt. Im Hinblick auf unsere Gedanken hat der Psychologe William James formuliert, dass das Wort »Hund« nicht bellen könne. Wenn wir Gedanken als Realität behandeln, sind wir mit ihnen »verstrickt«. Wir haben keinen Abstand zu ihnen. Ein gewisser Abstand ist aber gut, um Handlungsfreiheit zu gewinnen und nicht automatisch zu reagieren. Sind wir mit unseren Gedanken »verstrickt«, stecken wir in automatischen Mustern an Gefühlen, Gedanken, Impulsen und Reaktionen fest. Dies kann viel Leid verursachen. In der Psychotherapie können Sie sich Ihre Handlungsfreiheit wieder zurückerobern.

Wichtige Schritte, um Grübeln zu verändern:

- die Gedanken frei lassen und aufhören, sie unterdrücken / kontrollieren zu wollen
- Gedanken als Vorschläge ansehen
- Gedanken nicht mit Realität gleichsetzen

INFO 32 • T

Noch mehr Defusionstechniken

Kunstworte erschaffen (Supercalifragilisticexpialigetisch-Technik)
In dem Film »Mary Poppins« kommt das Kunstwort *Supercalifragilisticexpialigetisch* in dem gleichnamigen Lied vor. Dieses Wort verbreitet im Film eine gelassene, fröhliche Stimmung. Die Anwendung von Kunst- oder Nonsense-Wörtern auf negative Gedanken kann Patient:innen helfen, sich leichter zu distanzieren von diesen Gedanken, indem deutlich wird, dass Gedanken auch nur Worte sind.

Beispiel

P: Ich mache mir ständig Sorgen, wie meine Präsentation bei meinem Chef ankommen wird. Ich habe mich top vorbereitet und dennoch denke ich ständig darüber nach. Ich liege nachts stundenlang wach und frage mich: Was, wenn ich etwas vergesse? Was, wenn ich einen Fehler auf den Folien übersehen habe? Was, wenn ich die Kolleg:innen langweile?

T: Sie kennen ja schon Defusionstechniken. Sollen wir es wieder mit einer Technik versuchen? Bei dieser Technik erschaffen Sie Kunstworte. Wenn Sie anfangen, sich über die Präsentation zu sorgen, könnten Sie zu sich sagen: Vielleicht wird es supercalifragilisticexpialigetisch!

P: *(Lacht)* Supercali … was?

T: Supercalifragilisticexpialigetisch … Ich schreibe es Ihnen auf, damit Sie es üben können, um es gut anwenden zu können.

P: *(Lacht immer noch)* Das klingt nach einer guten Sache!

Verrückter-Onkel-Technik (adaptiert nach Robert Leahy in Sanity Podcast, 2024)
Jeder kennt Personen aus Verwandtschaft, Bekanntenkreis oder dem öffentlichen Leben, über die man denkt: »Das ist wirklich verrückt, was dieser Mensch von sich gibt!« Manchmal ist es ein Onkel mit Verschwörungstheorien. Manchmal eine Nachbarin, die seltsame Ansichten über Impfungen von sich gibt. Und wir alle kennen prominente Personen, über die wir das denken.

Eigentlich wirken die Aussagen dieser Personen auf uns wie Comedy oder Satire. Wenn es sich um besagten verrückten Onkel handelt, haben sich viele schon eine Strategie für Familienfeste zurechtgelegt: respektvoll und bestimmt distanzieren! Patient:innen kann diese Defusion gegenüber Rumination vermittelt werden.

»Kennen Sie jemanden aus Ihrem Umfeld oder prominente Personen, über die Sie denken: Das ist wirklich verrückt, was dieser Mensch von sich gibt? … Dann nennen wir diese Technik auch die … *(z. B. Verrückter-Onkel-Technik),* wäre das okay? … Wenn Ihre Grübelketten losgehen, versuchen Sie eine innere Haltung wie gegenüber dieser Person einzunehmen und sagen zu sich z. B. ›Echt verrückt diese Gedanken!‹. Innerlich dürfen Sie dann gerne auch mit den Augen rollen oder schmunzeln. Was könnten Sie mit Ihren Worten sagen? Lassen Sie es uns gleich einmal ausprobieren. … Prima, und nun kommt noch der zweite Teil. Wenn Sie im wirklichen Leben auf die Person … XY treffen, dann würden Sie der Person wahrscheinlich nicht stundenlang Ihre Aufmerksamkeit schenken, sondern sich respektvoll, aber bestimmt distanzieren. Sie würden z. B. sagen: ›Das sind viele fantasievolle Ideen! Ich muss jetzt aber leider gehen!‹ Dann würden Sie einfach gehen. Wie könnte Ihre respektvoll-bestimmte Distanzierung lauten? …«

Defusion üben: Umgang mit Spam-Gedanken

Es ist hilfreich, bei übermäßigem Grübeln (wieder) zu lernen, sich von seinen Gedanken zu distanzieren (Defusion). Mit dem nötigen Abstand können sich unangenehme Emotionen reduzieren, der Kopf wird klarer und ungünstige automatische Prozesse werden unterbrochen.

Probieren Sie einmal folgende Defusionstechnik aus: Behandeln Sie Ihre negativen Gedanken wie Spam-Nachrichten! Vielleicht kennen Sie es, dass Spam-Mails den Posteingang Ihres Mail-Accounts »zumüllen«. Als Spam bezeichnet man Nachrichten, die unerwünscht zugesendet werden und Personen belästigen. Klingt verdammt nach unseren lästigen negativen Gedanken, oder?

Umgang mit Spam-Mails	**Umgang mit Spam-Gedanken**
Spam-Mails sind *unerwünschte* Nachrichten, die unverlangt zugesendet werden und uns *belästigen*.	Spam-Gedanken sind *unerwünschte* Gedanken, die unverlangt im Kopf auftauchen und uns *belästigen*.
Allein das Öffnen von Spam-Mails kann dazu führen, dass einem noch mehr Spam-Mails zugesendet werden.	Allein das Eingehen auf Spam-Gedanken kann dazu führen, dass noch mehr Spam-Gedanken auftauchen.
Das Öffnen von Spam-Mails kann Schaden anrichten, zum Beispiel durch *Malware*. Das sind Schadprogramme, die das Computersystem infizieren.	Das Eingehen auf Spam-Gedanken kann Schaden anrichten, zum Beispiel durch Aktivierung und Stärkung von *Malbeliefs*, schädlichen Annahmen über sich selbst, andere oder die Welt. Das psychische System wird infiziert.
Um Spam-Mails herauszufiltern, müssen Sie Ihrem E-Mail-Client *Spams melden*, damit das Programm lernen kann, welche Mails es herausfiltern soll.	Um Spam-Gedanken herauszufiltern, müssen Sie Ihrem *Gehirn melden, dass es sich um Spam handelt*, damit Ihr Gehirn lernen kann, welche Gedanken es herausfiltern soll.

Welche Spam-Gedanken möchten Sie Ihrem Gehirn melden? Geben Sie im Folgenden die Adressen ein, z. B. Ich-bin-schlechter-als-die-anderen@negativ.de, Mein-Körper-gefällt-mir-nicht@bodyshaming.de oder Was-ich-heute-mal-wieder-alles-nicht-geschafft-habe@looser.de:

....

....

Alltagstipps

- ▶ Versuchen Sie nun, im Alltag Spam-Gedanken schneller zu erkennen.
- ▶ Benennen Sie den Absender (siehe Beispiele oben).
- ▶ Melden Sie dann Ihrem Gehirn zurück, dass es sich lediglich um Spam handelt und nicht beantwortet werden muss.
- ▶ Seien Sie geduldig, Ihr Gehirn muss wie ein E-Mail-Client-Programm lernen und benötigt Zeit.

Defusion mit Stimmenanteilen: Die Hayley-Morris-Technik

Die Influencerin Hayley Morris postet auf ihren Social-Media-Kanälen mit großem Erfolg lustige Videos, in denen sie ihre negativen Gedanken in Form von amüsanten Charakteren in Szene setzt. Sie veröffentlichte auch ein Buch mit dem Titel »Hirn gegen Hayley – *Leid*faden, von einer, die sich zu viele Gedanken macht« (Morris, 2023).

Humorvolle Defusion kann bei einigen Patient:innen eine gute Technik im Umgang mit Grübeln sein. In einer Therapiestunde kann dies mit einer Stuhlübung erprobt werden. Bei der Hayley-Morris-Technik ordnen Patient:innen ihren häufigsten negativen Gedanken entsprechenden Stimmen zu (z. B. die Katastrophenstimme, die Du-bist-so-langweilig-Stimme). Dann überlegen Patient:innen, welcher Name und Charakter zu der Stimme passen würde. Vielleicht könnte die »Du-bist-so-langweilig-Stimme« wie eine alternde Diva auftreten, die schwer zu amüsieren ist? Therapeut:innen können diesen Prozess durch Fragen unterstützen, z. B.:

- »Wer spricht da, wenn Sie denken, Sie werden sicherlich durch die Prüfung fallen?«
- »Wie würden Sie diese Stimme nennen? Haben Sie einen lustigen Namen für sie?«
- »Welches Körperorgan würde zu dieser Stimme passen?« (z. B. spricht bei der Katastrophenstimme vielleicht der flaue Magen)
- »Was sind charakteristische Eigenschaften dieser Stimme? Wie tritt sie auf?«

Wenn die entsprechenden Stimmen benannt sind, können symbolisch für die Stimmen Stühle im Raum aufgestellt werden. Die Nähe und Distanz sowie die Gesamtanordnung der Stühle bestimmen Patient:innen. Dabei können sie intuitiv vorgehen. Therapeut:innen können den Prozess durch Fragen unterstützen, z. B.:

- »Wollen Sie einmal auf dem Stuhl Platz nehmen und ausprobieren, wie die Stimme hier auftreten würde? Arbeiten Sie mit Ihrer Sitzposition, Körperhaltung, Tonfall, Gestik und Mimik. Zum Beispiel sitzt die *Katastrophenstimme* vielleicht immer auf der Stuhlkante, ist ganz unruhig und spricht immer sehr schnell und panisch.«
- »Gibt es Stimmen, die ein Team zusammen bilden und die Sie näher zueinander stellen sollten?«
- »Welche Stimme schaltet sich immer als Reaktion auf eine andere Stimme ein und sitzt dieser vielleicht frontal gegenüber oder im Nacken?«

Sind die Stühle in Position, die natürlich im Verlauf noch verändert werden darf, dürfen Patient:innen sich eine typische Grübelkette aussuchen, um diese Szene aus dem Kopf nachzuspielen. Dabei sollen die Charaktere gerne humorvoll übertrieben werden. Therapeut:innen geben Anregungen, ohne Patient:innen Worte in den Mund zu legen.

Nachbesprechung

Im Anschluss werden Patient:innen angeleitet, aufzustehen und die Szene »von oben« zu betrachten, also eine *Metaebene* einzunehmen.

- »Wie haben Sie die Szene erlebt?«
- »Was fällt Ihnen auf?«
- »Was denken Sie über die einzelnen Stimmen, wenn Sie diese von außen betrachten?«

Alltagstransfer

Im Alltag können Patient:innen sich darin üben, die verschiedenen Stimmen zu erkennen und ihr »Gesagtes« übertrieben in Szene zu setzen (z. B. den Tonfall schrill werden lassen).

Mein Gehirn ist ein Arschloch!

Wie wir lernen, unserer Denkmaschine nicht alles zu glauben und blind zu vertrauen

Wir neigen dazu, unsere Gedanken ernst zu nehmen und zu glauben. Dies ist nicht immer richtig oder hilfreich. Als eine Patientin erkannte, dass unser Gehirn auch jede Menge »Müll« produziert und Nachdenken nicht immer die beste Art ist, Probleme zu lösen, rief sie beherzt in der Therapiestunde aus: »Mein Gehirn ist ein Arschloch!« Eine bessere Distanzierung von negativen Gedanken hätte es in diesem Moment nicht geben können.

In der Akzeptanz- und Commitmenttherapie, einer modernen Form der Psychotherapie, wird die Fähigkeit geübt, seine Gedanken distanziert zu beobachten, ohne sich mit ihnen weiter auseinanderzusetzen (Defusion). Probieren Sie es einmal aus!

Dem Gehirn für seinen Beitrag danken (Harris, 2014)

Unser Gehirn ist eine sehr aktive Denkmaschine. Es bringt ca. 7000 Gedanken pro Tag hervor. Es ist normal, dass einige Gedanken davon negativ, komisch oder irrelevant sind. Wenn Sie auf einen derartigen Gedanken stoßen, dann bedanken Sie sich floskelartig bei Ihrem Gehirn, ohne auf den Beitrag näher einzugehen. Nutzen Sie diese Technik nicht, um negative Gedanken zu unterdrücken. Üben Sie sich stattdessen in einer inneren Haltung, die Gedanken als Vorschläge unseres Gehirns, aber nicht gleich als Wahrheit ansieht.

Beispiel

- »Liebes Gehirn, du fleißige Denkmaschine, danke für deinen Beitrag!«
- »Vielen Dank für den Vorschlag! Ich gehe vielleicht später darauf ein, vielleicht aber auch nicht.«

Stories labeln (Harris, 2014)

Unser Gehirn erzählt uns gerne Geschichten. Sicherlich hat auch Ihr Gehirn eine Präferenz für bestimmte Themen (z. B. unfähig zu sein). Welches ist das Lieblingsthema von Ihrem Gehirn? Versuchen Sie, treffende Titel für Ihre Geschichten zu finden. Finden Sie einen reißerischen Titel für den Blockbuster, den Ihr Kopfkino gerne abspielt!

Beispiel

Ihr Gehirn befasst sich gerne mit der Angst, Sie könnten beruflich scheitern.	»Mein Gehirn spielt mal wieder den Film ab ›Das Ende der Karriere von Frau / Herr …‹.«

Gedanken stimmlich verzerren oder singen (Harris, 2014)

Sie können negative Kommentare Ihres Gehirns durch inneres Sprechen mit verzerrter Stimme (z. B. wie Mickey Mouse oder ein Papagei) entfremden. Oder Sie singen negative Gedanken auf bekannte Kinderlieder (z. B. »Alle meine Entchen«).

Mein Gehirn ist ein Arschloch!

Beispiel

Ihr Gehirn vergleicht Sie mit anderen und findet, dass Sie dümmer / dicker / unattraktiver sind.	Probieren Sie einmal aus, Ihre negativen Gedanken auf das Kinderlied »Ich lieb' den Frühling« (https://www.youtube.com/watch?v=OOYspFQRLl8) zu singen. Für den Gedanken, dumm zu sein, ist der Refrain gut geeignet: »Dumm-di-da-di, Dumm-di-da-di …« Unterwegs lässt sich diese Stelle auch gut pfeifen, um sich von negativen Gedanken zu distanzieren.

Pupsgedanken

Eine einfache und kurze Technik, um sich von negativen Gedanken zu distanzieren und nicht weiter ins Grübeln zu geraten, ist folgende:

Beispiel

»Oje, da war wieder ein Gedankenpups! Das wird kurz etwas stinken, aber zieht vorbei.«

Hilfe aus der Sesamstraße

Grübeln geht in der Regel einher mit dem übermäßigen Fragen: Wieso? Weshalb? Warum? (Watkins, 2018). Sind Sie mit der Kinderserie »Sesamstraße« groß geworden? Dann klingt die Zeile oben für Sie wahrscheinlich vertraut, weil sie im Titelsong der Serie vorkommt. Alle ehemaligen Sesamstraßen-Fans und solche, die es werden wollen, können sich online den Titelsong anhören (z. B. auf YouTube https://www.youtube.com/@sesamstrasse). Anschließend können Sie die Melodie nutzen, um sich von Grübeln zu distanzieren.

Beispiel

»Da startet mein Gehirn wieder die Sesamstraße: Trompetenfanfare und los geht's… Der – die – das, wer – wie – was, wieso – weshalb – warum …«

Die Kamala Harris-Technik

Befasst sich Ihr Grübeln oft mit Selbstkritik, Selbstabwertungen oder sozialen Ängsten? Dann ist vielleicht nachfolgende Technik etwas für Sie. Die ehemalige amerikanische Vizepräsidentin erklärte in einem Interview, wie sie mit Abwertungen und ungerechtfertigter Kritik umgehe: »Don't let people tell you who you are. You tell them who you are« (MSNBC, 2021). Wie würde es Ihnen mit dieser Haltung gehen? Vielleicht probieren Sie es einmal aus, wenn Sie wieder viele Gedanken haben, mit denen Sie sich selbst schlecht machen.

Beispiel

»Oje, so viele Gedanken, die mich fertig machen wollen. Ich sage euch jetzt was, liebe Gedanken: Nicht ihr bestimmt, wer ich bin, sondern: *Ich* bestimme, wer ich bin!«

6 Inhaltsfokussierte Techniken: Nicht alles glauben und einen neuen Denkstil entwickeln

In diesem Kapitel geht es nicht darum, Hunderte von automatischen dysfunktionalen Grübelgedanken umzustrukturieren. Dies würde die therapeutische Behandlung der Rumination über Jahre in die Länge ziehen – mit wahrscheinlich nur mäßigem Erfolg. Vielmehr geht es darum, Patient:innen metakognitives Wissen zu vermitteln. Patient:innen sollten z. B. für kognitive Verzerrungen und Heuristiken unseres Gehirns sensibilisiert werden. Die exemplarische Anwendung von kognitiven Umstrukturierungen hat primär den Zweck, Patient:innen metakognitive Erkenntnisse zu vermitteln. Die Haltung gegenüber negativen Gedanken soll hierdurch grundsätzlich verändert werden. Negative Gedanken sollen entpathologisiert und normalisiert werden und ihr maladaptiver Einfluss auf Emotionen und Verhalten reduziert werden, indem Patient:innen nicht mehr ungünstig auf negative Gedanken reagieren (z. B. exzessiv grübeln, maladaptives Vermeidungsverhalten).

Des Weiteren befasst sich das Kapitel damit, inhaltlich die Entwicklung eines konkreten Denkstils sowie den Wechsel zu diesem zu fördern. Denn Rumination geht im Gegensatz mit einem übermäßig abstrakten Denkstil einher.

Der Umgang mit Persönlichkeitsmerkmalen, die Rumination begünstigen können, wird ebenfalls vorgestellt. Zu diesen Merkmalen zählen:

- Perfektionismus
- Hohe Selbstkritik
- *fixed mindset* (stabiles Selbstbild)
- Geringe Selbstwirksamkeit

In Bezug auf Selbstkritik werden vor allem Interventionen zum Aufbau von Selbstmitgefühl beschrieben. Selbstmitgefühl, das Vitamin C der Psychotherapie *(Self-Compassion)*, kann bei Patient:innen mit selbstkritisch-abwertendem Grübeln hilfreich sein, um eine alternative Haltung zu sich selbst zu gewinnen.

Schließlich befasst sich das Kapitel mit spezifischen Situationen, die zum Grübeln anregen können, darunter:

- Entscheidungskonflikte
- Globale, regionale oder individuelle Krisen
- Erlebte Verletzungen in der Biografie, woraus z. B. Kränkung und Verbitterung resultierten

Hervorzuheben sind unter den zuletzt genannten Aspekten spezielle Interventionen bei Rumination im Zusammenhang mit der Klimakrise.

Arbeits- und Informationsmaterial

INFO 34 Von der kognitiven zur metakognitiven Wende

Therapeut:innen wird die Bedeutung metakognitiver Erkenntnisse im Gegensatz zum Aufbau von Alternativkognitionen durch kognitive Umstrukturierungen vermittelt. Zudem werden klassische kognitive Verzerrungen betrachtet und die Gefahr von Grübeln während kognitiver Umstrukturierungen besprochen.

INFO 35 Der schlechteste Zaubertrick der Welt

Durch eine Impact-Technik können Therapeut:innen ihren Patient:innen das metakognitive Wissen anschaulich vermitteln, dass Gedanken keine Tatsachen sind.

INFO 36 Gute Nachricht: Auch unser Gehirn kann Fake News
Patient:innen werden über häufige kognitive Verzerrungen aufgeklärt und wie sie damit umgehen können. Cave: Der aufgeführte Faktencheck (kognitive Umstrukturierung mithilfe einer empirischen Disputation) sollte stets zunächst in der Therapiestunde mit Patient:innen geübt werden, da Patient:innen bei der ersten Durchführung überfordert sein können und sonst Misserfolgserlebnisse oder Bestätigung dysfunktionaler Kognitionen drohen.

AB 28 Mit Superfragen Grübeln stoppen
Das Arbeitsblatt hilft Patient:innen, sich mithilfe von vier Fragen von Gedanken zu lösen. Anstelle ausführlicher kognitiver Umstrukturierung werden praktische Heuristiken für den Alltag vermittelt.

AB 29 Fiese Tricks unseres Gehirns: Emotionale Beweisführung
Weil sie eine sehr häufige kognitive Verzerrung bei Patient:innen darstellt, erhält die emotionale Beweisführung ein separates Arbeitsblatt. Hier werden Patient:innen über diese Denktäuschung aufgeklärt und erhalten Hilfestellung im Umgang damit.

INFO 37 Konkretes Denken fördern
Therapeut:innen erfahren, wie sie durch Fragen und Anleitung konkretes Denken bei ihren Patient:innen fördern können.

AB 30 Anti-Grübel-Skill: Wie statt warum
Das Arbeitsblatt lädt Patient:innen dazu ein, konkretes Denken zu üben.

INFO 38 Spezifische Grübelthemen: »Es macht mich so depressiv, dass ich depressiv bin …«
Es wird über Rumination bei depressiven Störungen informiert. Für die Modifikation wird die Impact-Technik *Die Decke der Depression* vorgestellt.

INFO 39 Sozial-vergleichendes Grübeln
Therapeut:innen erhalten Informationen darüber, wie sie Patient:innen über soziale Vergleichsprozesse aufklären, ungünstige Vergleiche disputieren sowie günstiges Alternativverhalten aufbauen können.

INFO 40 Ich-hätte-es-wissen-müssen-Grübeln
Das Informationsblatt beschreibt für Therapeut:innen den sogenannten *Hindsight Bias* und wie dieser modifiziert werden kann.

INFO 41 Perfektionismus und Rumination
Der Zusammenhang zwischen Perfektionismus und Grübeln wird aufgezeigt und Therapeut:innen können sich informieren, wie sie Problembewusstsein und Veränderungsmotivation bei ihren Paitient:innen fördern können.

INFO 42 Holen Sie das Beste aus Ihrem Perfektionismus heraus!
Patient:innen lernen verschiedene Techniken kennen, um ihren Perfektionismus zu reduzieren.

AB 31 Liebe kritische Stimme: Hier spricht die freundliche Stimme!
Therapeut:innen finden hier Anleitung zu einer Stuhlübung, um Patient:innen in Selbstmitgefühl zu schulen.

AB 32 Anti-Grübel-Skills: Selbstmitgefühl und Selbstfürsorge
Patient:innen können mithilfe von Selbstbeobachtungsprotokollen Selbstmitgefühl und Selbstfürsorge stufenweise üben.

AB 33 Liebevolle-Güte-Meditation
Zum Aufbau von Selbstmitgefühl lernen Patient:innen die »Liebevolle-Güte-Meditation« kennen.

INFO 43 Anti-Grübel-Skill: Growth Mindset
Grübeln Patient:innen übermäßig nach Fehlern / Misserfolgen, lernen Therapeut:innen hier, was ein Fixed Mindset vs. Growth Mindset bedeutet und wie sie Letzteres unterstützen können.

INFO 44 Selbstwirksamkeit fördern: Lebenslinie der bewältigten Herausforderungen
Aufbau von Selbstwirksamkeit kann ein wichtiges Therapieziel bei sorgenvollem Grübeln sein. Hier wird eine erlebnisorientierte therapeutische Intervention zu diesem Ziel vorgestellt.

AB 34 Anti-Grübel-Skill: Schriftliches Entscheiden
Auf diesem Arbeitsblatt können sich Patient:innen schriftlich mit Entscheidungsoptionen und ihren jeweiligen Vor- / Nachteilen auseinandersetzen.

INFO 45 Rumination infolge von Krisen
Das Informationsblatt widmet sich der Frage, wie Menschen Krisen bewältigen. Hierzu wird problemfokussiertes, emotionsfokussiertes und sinnfokussiertes Coping voneinander unterschieden. Zur Förderung von sinnfokussiertem Coping werden Interventionen vorgestellt, um Grübeln zu reduzieren.

INFO 46 Rumination im Zusammenhang mit der Klimakrise
Die Klimakrise ist für einige Patient:innen Anlass zum Grübeln. Therapeut:innen erfahren, welche Techniken hier gegen Grübeln helfen.

INFO 47 Anti-Grübel-Skill: Vergebung
Das *Forgiveness Process Model* (Enright, 2001) liefert Therapeut:innen eine systematische Beschreibung, wie Vergebung Schritt für Schritt erzielt und hierdurch Grübeln reduziert werden kann.

INFO 48 Anti-Grübel-Skill: Weisheit
Aus der Weisheitstherapie (Linden, 2023) lernen Therapeut:innen hilfreiche Skills kennen, um Rumination bei verbitterten und gekränkten Patient:innen zu modifizieren.

Von der kognitiven zur metakognitiven Wende

William Shakespeare erkannte bereits in seinem Werk »Hamlet«: »[...] denn an sich ist nichts weder gut noch böse, das Denken macht es erst dazu.« (Shakespeare, 2024, S. 626). Es sind nicht allein die äußeren Umstände, die unser Erleben und Verhalten beeinflussen, sondern unsere Bewertungen dieser Umstände. Eine epochale Erkenntnis, die in der Mitte des 20. Jahrhunderts zu der berühmten *kognitiven Wende* in der Psychotherapie führte.

Kognitionen als Vermittler

Führende Vertreter des kognitiven Therapieansatzes waren die Psychologen Albert Ellis und Aaron T. Beck. Ellis postulierte in seiner *ABC-Theorie*, dass nicht die Ereignisse an sich (»A« für *activating event*), unangenehme Konsequenzen wie aversive Emotionen oder ungünstiges Verhalten (»C« für *consequences*), auslösten. Vielmehr seien es die vermittelnden Kognitionen (»B« für *beliefs*), also die Bewertungen der Ereignisse, die Emotionen und das Verhalten bedingten.

Auch Beck verfolgte in Forschung und Therapie einen kognitiven Ansatz. Bekannt geworden ist seine Beschreibung von kognitiven Fehlleistungen, auch »Denkfehler« genannt.

Denktäuschungen

Weil der Begriff »Fehler« negativ assoziiert ist, sprechen aktuelle therapeutische Ansätze statt von »Denkfehlern« von »kognitiven Verzerrungen«. So behandelt das Metakognitive Training bei Depressionen (D-MKT, Jelinek et al., 2023) typische depressiogene Denkverzerrungen.

Überlegenswert wäre auch die Bezeichnung »Denktäuschung« analog zu dem Begriff »Wahrnehmungstäuschung«. Optische Täuschungen wie die bekannte Müller-Lyer-Täuschung (s. z.B. unter https://de.wikipedia.org/wiki/M%C3%BCller-Lyer-Illusion) eignen sich, um Patient:innen zu verdeutlichen, dass unser Erleben nicht gleichzusetzen ist mit der Realität. Diese metakognitive Erkenntnis, also Wissen darüber, wie kognitive Prozesse (z.B. Wahrnehmung, Denken, Gedächtnis, Planen) funktionieren, ist wesentlich. Denn dieses Wissen kann Patient:innen helfen, eine günstige Haltung und einen hilfreichen Umgang mit dysfunktionalen Kognitionen zu erlernen.

Inhaltlich lassen sich folgende Denktäuschungen benennen (von Aaron T. Beck, zitiert nach Beck, 1999, S. 121):

(1) Alles-oder-Nichts-Denken
(2) Katastrophisieren
(3) Positives Abwehren
(4) Emotionale Beweisführung
(5) Etikettierung
(6) Über-/Untertreibung
(7) Geistiger Filter
(8) Gedankenlesen
(9) Übertriebene Verallgemeinerung
(10) Persönlich nehmen
(11) Wunschaussagen
(12) Tunnelblick

Von der kognitiven zur metakognitiven Wende

Im zugehörigen Arbeitsblatt (**INFO 36** »Gute Nachricht: Auch unser Gehirn kann Fake News«) werden diese Denktäuschungen Patient:innen verständlich erklärt. Hilfreich kann es für Patient:innen sein, im Alltag zu benennen, welche Denktäuschung das Gehirn gerade produziert. Das Labeln der negativen Gedanken als »Denktäuschung« und eine Konkretisierung der Art der Täuschung, z. B. Alles-oder-Nichts-Denken, hilft Patient:innen, die metakognitive Erfahrung zu machen, dass ihre Gedanken nur Gedanken sind und keine Fakten.

Cave: Grübeln während sokratischer Disputationen

In der Behandlung des repetitiven negativen Denkens (RND) kann es während einer kognitiven Umstrukturierung passieren, dass Patient:innen in der Therapiestunde in Grübelprozesse einsteigen. Insbesondere bei chronifizierter und schwergradiger Rumination kann dies leicht auftreten (Watkins, 2018, S. 47).

Manche therapeutische Ansätze verzichten komplett auf eine inhaltliche Disputation negativer Kognitionen (Wells, 2011). Andere Ansätze empfehlen, die inhaltliche Disputation zumindest weitgehend zu vermeiden (Watkins, 2018). Vielleicht sollte bei inhaltlichen Disputationen ein Schwerpunkt auf die Vermittlung metakognitiver Erkenntnisse gelegt werden (s. nächster Abschnitt).

Metakognitive Erkenntnisse statt neue Kognitionen

Es könnte bei RND grundsätzlich günstig sein, einen Fokus auf die Vermittlung von metakognitiven Erfahrungen und Wissen statt auf inhaltliche Modifikation von Kognitionen zu legen. Jedoch kann eine kognitive Umstrukturierung auch metakognitive Erkenntnisse vermitteln, wenn Patient:innen hierdurch lernen:

- Gedanken sind keine Fakten und können richtig oder falsch sein.
- Unser Denken ist für kognitive Verzerrungen anfällig (»Denktäuschungen«).
- Negative Gedanken sind normal und an sich nicht pathologisch (»Making an unacceptable thought acceptable is the first step to healthy thinking.« [Pennebaker, 1997, S. 60]).
- Gedanken lösen Emotionen und Reaktionsimpulse aus. Diesen Impulsen muss man nicht folgen und sie können von alleine wieder abklingen.
- Negative Gedanken und Grübeln sind kognitive Prozesse, die bewusst reguliert werden können, z. B. durch Defusion, losgelöste Achtsamkeit, Aufmerksamkeitslenkung, Aktivität, Problemlösefertigkeiten.

Da negatives Denken per se ein nicht seltenes mentales Phänomen unseres Gehirns ist, scheint es sinnvoll und logisch, nicht jeden negativen automatischen Gedanken oder jede negative Gedankenkette positiv umzustrukturieren. Vielmehr könnte eine adaptive Haltung und ein funktionaler Umgang mit negativem Denken zielführend sein. »Nehmen wir unsere Gedanken, wie sie sind, andere haben wir nicht!« könnte man sagen, in Anlehnung an ein bekanntes Zitat, das dem früheren Bundeskanzler Konrad Adenauer zugeschrieben wird, der etwas Ähnliches über die Menschen im Allgemeinen gesagt haben soll.

INFO 35 • T

Der schlechteste Zaubertrick der Welt

Die Impact-Technik »Der schlechteste Zaubertrick der Welt« (Simons, 2018, S. 69) ist eine kognitive Vorbereitung auf die Umstrukturierung dysfunktionaler Kognitionen durch empirische Disputation.

> **Ziel**
>
> Diese Technik soll Patient:innen vermitteln, dass Gedanken nicht die Realität abbilden und falsch sein können. Folglich darf man Gedanken nicht für »bare Münze nehmen«, sondern muss sie überprüfen.

Für diese Impact-Technik wird eine Geldmünze benötigt. Es könnten aber auch andere kleine Gegenstände (z. B. Büroklammern) verwendet werden. Eingeleitet wird die Technik mit den Worten:

(1) »Ich möchte Ihnen einen Zaubertrick vorführen. Es handelt sich um den schlechtesten Zaubertrick der Welt. Kennen Sie den?«

(2) Dann nehmen Therapeut:innen die Geldmünze in die eine Hand, machen eine Faust und halten die Hand vor sich auf Augenhöhe: »Ich werde jetzt nur mit der Kraft meiner Gedanken diese Münze von der einen in die andere Hand zaubern und wieder zurück. Los geht's!«

(3) Die andere Hand wird zur Faust geballt und mit etwas Abstand neben die erste Hand gehalten. Der Zaubertrick findet mit angestrengter Mimik statt, ohne dass weitere Bewegungen hinzukommen: »So, jetzt ist die Münze in der anderen Hand!«

(4) Die andere Hand wird nicht geöffnet, sondern es folgt direkt das »Zurückzaubern«: »Und jetzt zaubere ich die Münze wieder zurück … mal sehen, ob es geklappt hat …«.

(5) Die erste Hand wird wieder geöffnet und zum Vorschein kommt die Münze. Mit sichtlicher Freude und Stolz präsentieren Therapeut:innen die Münze: »Sehen Sie, ich kann zaubern!«

Nachbesprechung

Therapeut:innen können fragen: »Warum denken Sie, war das der schlechteste Zaubertrick der Welt?« Es wird dann im Gespräch erörtert, dass nicht bewiesen wurde, dass die Münze tatsächlich die Hand gewechselt hat, weil die zweite Hand nie geöffnet wurde. Im weiteren Gespräch wird die Analogie zu Gedanken hergestellt, dass man auch seinen Gedanken »nicht alles glauben darf«. Man müsse sie auf Wahrheit prüfen.

Durch diese metakognitive Erkenntnis werden Patient:innen unterstützt, leichter eine Metaebene gegenüber ihren Gedanken einzunehmen, um sich besser von ihnen distanzieren zu können.

Gute Nachricht: Auch unser Gehirn kann Fake News

Sie kennen den Begriff *Fake News*? Es handelt sich dabei um Nachrichten, die absichtlich falsch oder missverständlich formuliert sind, um auf diesem Weg andere Menschen zu täuschen und die öffentliche Meinung zu manipulieren. Es ist gar nicht so einfach, Fake News von wahren Informationen zu unterscheiden und erfordert einen kritischen Verstand.

Verzerrungen und Täuschungen im Denken

Unser Gehirn produziert auch regelmäßig Fake News. Damit meinen wir Gedanken, die falsch, missverständlich oder verzerrt sind. In der Psychologie nennt man diese Gedanken auch »Denkverzerrungen« oder »Denktäuschungen«. Warum soll das nun eine gute Nachricht sein? Es bedeutet, dass unsere Gedanken keine Tatsachen sind. Unsere Gedanken sind vielmehr Meinungen als Fakten. Wir sollten ihnen also nicht alles glauben, sondern lernen, unsere Gedanken mit kritischem Verstand zu betrachten. Wenn uns der Gedanke durch den Kopf geht, ein »absoluter Vollpfosten« zu sein, ist es also durchaus eine gute Nachricht, dass es sich hierbei um Fake News und eben nicht um eine Tatsache handeln könnte. Das ist doch ziemlich erleichternd, oder?

Was sind typische Fake News des Gehirns?

Um Fake News zu erkennen, können Sie analog zu Ihrer Medienkompetenz Ihre Geisteskompetenz schulen. Lernen Sie mehr darüber, welche Arten von Fake News unser Gehirn gerne produziert. Die Forschung hat zwölf typische Arten von Fake News identifiziert. Wenn Sie bei sich eine ausgeprägte Tendenz erkennen, regelmäßig ähnliche Fake News zu produzieren, kann man auch von einem ungünstigen Denkstil sprechen. Typische ungünstige Gedanken oder Denkstile sind:

Alles-oder-Nichts-Denken	Hierzu zählen Gedanken, die die Welt in »schwarz« oder »weiß« einteilen. Entweder etwas ist 100 % oder es ist nichts. Eine Situation oder Person ist entweder das eine oder das andere. Dieses Denken ist verzerrt, weil es die Vielfalt des Lebens übersieht. Zwischen »schwarz« und »weiß« liegen verschiedene Grauschattierungen. Zwischen 100 und 0 liegen 99 weitere Zahlen. Und manchmal ist eine Situation oder Person nicht das eine oder andere, sondern beides oder sogar weder noch.
Katastrophisieren	Manchmal berücksichtigen unsere Gedanken nur negative Ausgänge oder Folgen von einem zukünftigen Ereignis. Wahrscheinlichkeiten oder positive / neutrale Möglichkeiten werden nicht oder kaum in Betracht gezogen.
Abwehr des Positiven	Wir können unseren Geist mit Teflon überziehen, sodass positive Informationen und Erlebnisse an uns »abperlen« wie Wassertropfen auf einer teflonbeschichteten Pfanne. Woraus besteht diese mentale Teflonschicht? Wir stellen sie z. B. her, indem wir willkürlich negative Informationen und Erlebnisse stärker gewichten als Positives. Gerne benutzen wir dabei auch das Wörtchen »aber«, z. B. »Ja, mein Vortrag hat viele positive Rückmeldungen bekommen, *aber* ein Zuhörer hat kritisiert, dass ich zu wenig Quellen genannt habe, mein Vortrag war also schlecht.« Weitere Strategien zur Abwehr des Positiven sind: Positive Erfahrungen nicht gelten lassen oder sie komplett ignorieren, positive Erfahrungen mit Scheinargumenten widerlegen oder positive Erfahrungen als Ausnahmen oder Zufall ansehen.

Gute Nachricht: Auch unser Gehirn kann Fake News

Emotionale Beweisführung	Weil wir unangenehme Emotionen wie Traurigkeit, Ärger, Angst, Schuld oder Scham empfinden, schließen wir daraus, dass eine Situation oder Person so ist, wie das Gefühl uns signalisiert, z. B. »Ich habe Angst, das Flugzeug könnte abstürzen, also sollte ich besser nicht fliegen.« oder »Ich schäme mich, wenn ich im Mittelpunkt stehe, also bin ich komisch.«
Etikettierungen	Das eigene Verhalten oder Persönlichkeitszüge werden als bleibend und nicht veränderbar angesehen (z. B. »Ich bin dumm.«). Dass wir uns in verschiedenen Situationen unterschiedlich verhalten und Persönlichkeitsanteile unterschiedlich stark zum Vorschein kommen, je nach Situation, wird übersehen. Es wird auch übersehen, dass wir lernen und uns entwickeln können.
Über- und Untertreibung	Hierbei übertreiben wir negative Aspekte an uns, anderen oder einer Situation, z. B. »Er will keinen Tanzkurs mit mir machen, er liebt mich nicht.« Die positiven Seiten hingegen untertreiben wir, z. B. »Ich bin freundlich zu anderen, aber das ist ja jeder.«
Geistige Filter	Unser Gehirn hat eine Vorliebe für das Negative und schenkt negativen Informationen manchmal unnötig viel Beachtung. Geistige Filter überbewerten aber auch bestimmte Details und verallgemeinern unnötig, z. B. »Einer Zuhörerin hat mein Vortrag nicht gefallen, also war der ganze Vortrag schlecht.«
Gedankenlesen	Häufig meinen wir zu wissen, was andere denken, z. B. »Mein Chef denkt sicherlich, ich sei unfähig.« Es kann Schwierigkeiten bereiten, wenn wir unser Verhalten von unseren angeblichen Mentalzauberkünsten bestimmen lassen.
Übertriebene Verallgemeinerungen	Manchmal schließen wir aufgrund von einzelnen Ereignissen auf etwas Allgemeines, z. B. »Mein Partner hat mich verlassen, ich werde nie wieder eine glückliche Beziehung haben.«
Persönlich nehmen	Vielleicht kennen Sie die nette Geschichte von Paul Watzlawick (1983), bei der sich ein Mann einen Hammer beim Nachbarn leihen möchte, dann aber ins Zweifeln gerät, weil der Nachbar ihn im Treppenhaus neulich nur beiläufig grüßte. Der Mann grübelt, wird dabei immer ärgerlicher und klingelt schließlich empört beim Nachbarn und beschimpft ihn, er könne seinen blöden Hammer behalten. Es kann also passieren, dass wir Situationen auf uns beziehen, die tatsächlich gar nichts mit uns zu tun haben. Wir können nur mit der Kraft unserer Gedanken unangenehme Emotionen bei uns hervorrufen und uns zu unangemessenem Verhalten hinreißen lassen.
Wunschaussagen	Hiermit sind strenge und absolute Forderungen gemeint, die man an sich, andere Personen oder an das Leben stellt. Die Formulierungen enthalten oft die Worte »sollte«, »müsste« oder »darf nicht«. Worte wie »immer« oder »niemals« erhöhen zusätzlich noch den Druck dieser Aussagen, z. B. »Ich sollte niemals zu einer Verabredung zu spät kommen.« oder »Ich muss immer dafür sorgen, dass es allen gutgeht.«
Tunnelblick	Unsere Aufmerksamkeit kann sich unbewusst nur auf eine (negative) Sache konzentrieren. Der Blick auf eine Situation ist dann unausgewogen, z. B. »Ich habe keine Partnerschaft und kann daher nicht glücklich sein.«

Wie gehe ich mit meinen Fake News um?
Überlegen Sie einmal, welche Fake News häufig bei Ihnen auftreten. Vielleicht möchten Sie sich angewöhnen, Fake News direkt innerlich mit einer *Red Flag* zu kennzeichnen. Mit etwas Übung könnten Sie hierdurch schneller Fake News erkennen und sich davon distanzieren.

Lösen Ihre Gedanken intensive unangenehme Emotionen aus, kann es schwieriger sein, sich direkt von den Gedanken zu distanzieren. Hier kann es helfen, zunächst die Intensität der Emotion herunterzuregulieren, z. B. mittels Bewegung, Ablenkung oder Entspannungstechniken.

Bei sehr hartnäckigen negativen Gedanken kann auch mal ein »Faktencheck« nützlich sein. Üben Sie gemeinsam mit Ihrem / Ihrer Therapeut:in nachfolgenden Faktencheck.

Faktencheck

(1) Formulieren Sie den negativen Gedanken als vollständigen Aussagesatz in Anführungszeichen. Relativieren Sie ihn nicht, sondern achten Sie bei der Formulierung darauf, dass er ähnlich unangenehme Gefühle auslöst wie im Alltag. Notieren Sie auch die Gefühle, die der Gedanke auslöst, und wie stark Sie von ihm überzeugt sind (in %).

> **Beispiel**
>
> Im Alltag fühlt sich eine Person häufig stark minderwertig, weil sie / er denkt, weniger klug als andere zu sein. Vor dem Faktencheck prüft sie / er, wie der Gedanke zu formulieren ist. »Ich bin weniger klug als andere« löst nicht die starken unangenehmen Gefühle des Alltags aus. Daher entschließt sich die Person für den Satz »Ich bin dumm und habe keine Allgemeinbildung.« Der Gedanke löst unmittelbar zwar eine Distanzierung aus, weil die Person gleich erkennt, dass dieser Gedanke übertrieben ist. Dennoch merkt sie, dass dieser Gedanke eher den intensiven unangenehmen Gefühlen im Alltag entspricht und notiert ihn für den Faktencheck.

(2) Welche Tatsachen / Beweise sprechen für den Gedanken? Welche Tatsachen / Beweise dagegen? Machen Sie sich zwei Spalten (Pro / Contra) und notieren alles, was dafür spricht. Erst danach notieren Sie alles, was dagegen spricht. Bitte springen Sie nicht zwischen den Spalten. Bleiben Sie bei den Fakten und achten Sie darauf, dass Sie keine Meinungen oder negativen Bewertungen notieren.
(3) Benennen Sie ggf. bei Contra auch die Denktäuschung, die hinter dem Gedanken steckt.
(4) Lesen Sie sich die beiden Spalten durch und prüfen Sie, ob Sie anhand der Contra-Spalte einen neuen Gedanken formulieren können.
(5) Lesen Sie sich den neuen Gedanken durch und beobachten Sie, welche Gefühle er auslöst. Prüfen Sie durch zwei Fragen den Erfolg des Faktenchecks: Sind die Gefühle weniger unangenehm geworden oder treten sogar angenehme Gefühle auf? Wie stark sind Sie noch von dem alten Gedanken überzeugt (in %)?

Erwarten Sie nicht zu große prozentuale Veränderungen. Wenn Sie die Technik häufiger durchführen bzw. sich im Alltag zukünftig häufiger von dem Gedanken distanzieren können, wird sich wahrscheinlich auch Ihr Erleben mit der Zeit noch verändern.

Mit Superfragen Grübeln stoppen

Es gibt Fragen, die stark genug sind, um gegen Grübeln zu helfen: Superfragen. Mithilfe dieser Fragen kann es gelingen, Grübeln zu unterbrechen, zu beenden oder aufzuschieben. Folgende vier Superfragen können Sie sich der Reihe nach stellen, wenn Sie merken, dass Ihnen Gedanken kommen, die Grübeln nach sich ziehen könnten.

(1) Ist der Gedanke tatsächlich wichtig?
Einige Gedanken lösen unangenehme Gefühle oder Vorstellungen aus, sind aber nicht bedeutsam für unser Leben. Der Gedanke, ob uns der Verkäufer im Sportfachmarkt zu dick findet, ist z. B. nicht relevant. Wenn wir Gedanken als irrelevant für unser Leben entlarven, fällt es leichter, sich von ihnen zu distanzieren und sie »vorbeiziehen« zu lassen.

(2) Ist der Gedanke *jetzt* wichtig?
Manchmal treffen uns unerwartet Gedanken, die wichtig für uns sind, aber sie treten zu einem ungünstigen Zeitpunkt auf. Wenn wir an unserem Arbeitsplatz sind, ist es sicherlich der falsche Zeitpunkt, um über die Zufriedenheit in unserer Partnerschaft nachzudenken. Zu einem späteren Zeitpunkt kann es aber sinnvoll sein, dass wir überlegen, ob wir etwas in unserer Partnerschaft verändern möchten. Wenn wir erkennen, dass jetzt *nicht* der geeignete Zeitpunkt ist, um sich über ein bestimmtes Thema Gedanken zu machen, können wir die Gedanken leichter wieder loslassen.

(3) Ist der Gedanke tatsächlich richtig und für diese Situation angemessen?
Gedanken können falsch sein. Gedanken spiegeln unsere subjektive Bewertung der Dinge wider, aber nicht unbedingt die Fakten oder Realität. Manchmal täuscht uns die Wahrnehmung, z. B. wenn wir denken, dass die häufigste Todesursache Mord sei, weil wir zu viele Krimis ansehen. Manchmal täuscht uns auch unsere Aufmerksamkeit, z. B. wenn wir aus Angst vor Abwertung ständig nach Signalen suchen, ob uns jemand ablehnt.

Manchmal basieren automatische Gedanken auch einfach nur auf früheren Prägungen. Wenn eine Person aufgrund von Mobbing während der Schulzeit die Annahme entwickelte, »Andere sind bedrohlich«, kommen ihr wahrscheinlich schneller Gedanken, dass andere sie abwerten würden. Aber heute kann die Situation eine ganz andere sein und nur die negative Prägung führt zu voreiligen Schlussfolgerungen.

In der Psychotherapie können Sie mehr über Ihre Prägungen (Grundannahmen) erfahren und sich dadurch besser von automatischen Gedanken distanzieren. Denn automatische Gedanken sagen manchmal mehr über unsere Prägung als über die aktuelle Situation aus. Es kann helfen, sich zu sagen: »Ah, das könnte wieder ein Gedanke sein, der nur aufgrund meiner Prägung auftritt.« Wenn wir wissen, dass ein Gedanke falsch ist oder für eine Situation unangemessen ist, können wir uns leichter davon distanzieren.

(4) Ist der Gedanke hilfreich?
Gedanken sind hilfreich, wenn sie uns helfen, Probleme zu lösen, unser Selbstwertgefühl zu stabilisieren oder unsere Stimmung positiv zu beeinflussen. Manche Gedanken sind nicht hilfreich. Sie bringen Lösungen nicht voran, senken unser Selbstwertgefühl oder lösen deprimierte Stimmungen aus.

Zu lernen, zwischen hilfreichen und nicht hilfreichen Gedanken zu unterscheiden, kann dabei unterstützen, nicht hilfreiche Gedanken weiterziehen zu lassen.

Fiese Tricks unseres Gehirns: Emotionale Beweisführung

Wenn der Gedanke sich aber *richtig* anfühlt
Lösen Gedanken unangenehme Gefühle (z. B. Angst, Traurigkeit, Scham) aus, können diese Gedanken mehr Macht über uns ausüben, als uns lieb ist. Aufgrund des Gefühls geben wir dem Gedanken mehr Bedeutung, als er vielleicht verdient. Schnell passiert es auch, dass wir dem Gedanken Glauben schenken, obwohl es, logisch betrachtet, unvernünftig ist. Wenn wir von unserem Gefühl darauf schließen, dass ein Gedanke tatsächlich zutreffend ist, nennen wir das *emotionale Beweisführung* (z. B. Beck, 1999).

Beispiel

- »Ich fühle mich schuldig, also habe ich auch etwas falsch gemacht.«
- »Ich schäme mich, also bin ich minderwertig.«
- »Ich habe Angst. Das heißt, das Flugzeug könnte abstürzen, sonst hätte ich keine Angst.«

Denktäuschung oder nicht?
Tatsächlich handelt es sich jedoch um eine *Denktäuschung*. Ein Gefühl kann auf etwas Bedeutsames hinweisen, muss es aber nicht. Ein Gefühl kann Recht haben, muss es aber nicht. Wie können Sie herausfinden, was stimmt und was nicht?

(1) Machen Sie sich bewusst, dass unser Denken grundsätzlich für die Täuschung der emotionalen Beweisführung anfällig ist. Machen Sie sich bewusst, dass sich Gedanken und Gefühle wechselseitig beeinflussen. Gedanken und Gefühle können sich in ihrer Intensität gegenseitig hochschaukeln und die Realität auf diese Weise verzerren.
(2) Wenn ein Gefühl sehr stark ist, versuchen Sie, sich zunächst körperlich etwas zu beruhigen (z. B. doppelt so lange ausatmen wie einatmen, schnelles Spazierengehen).
(3) Prüfen Sie, ob das Gefühl berechtigt oder unberechtigt ist (z. B. mithilfe einer zweispaltigen Tabelle Pro / Kontra). Prüfen Sie hierzu die Fakten, was für einen bestimmten Gedanken und was gegen diesen Gedanken spricht. Beachten Sie dabei, sich nur auf Tatsachen (nicht auf Meinungen oder Vermutungen) zu beziehen.
(4) Wenn das Gefühl unberechtigt ist, gehen Sie wie folgt vor:

Gegen das Gefühl handeln durch Wahrnehmen, Annehmen, Abschiednehmen

(1) Nehmen Sie das Gefühl bewusst wahr (z. B. »Aha, das ist also Angst!«).
(2) Nehmen Sie das Gefühl bewusst an (z. B. »Es ist okay, dass ich jetzt Angst habe.«).
(3) Nehmen Sie Abschied von dem Gefühl (z. B. »Schön, dass wir uns kennengelernt haben, liebe Angst! Ich verabschiede mich, um das zu tun, was jetzt gerade ansteht.«). Dabei wird das Gefühl weiterhin noch vorhanden sein und dann …
(4) wenden Sie sich wieder den Tätigkeiten oder Aufgaben zu, die Sie eigentlich machen wollten, und handeln gegen den Handlungsimpuls, den das Gefühl auslöste (z. B. sich der Situation stellen, anstatt zu fliehen).

Konkretes Denken fördern

In der Psychotherapie des Grübelns entwickelte der Psychologe Edward Watkins (2018) ein *Concreteness Training*. Hierbei werden Patient:innen angeleitet, von einem abstrakten Denkstil in einen konkreten Denkstil zu wechseln. Dabei werden Situationen, die Anlass zum Grübeln geben, durch gezielte Fragen im Detail betrachtet (s. **AB 30** »Anti-Grübel-Skill: Wie statt warum«). Patient:innen können während der therapeutischen Exploration die Augen schließen oder sie auf einem Punkt ruhen lassen, um sich die Situation so bildlich wie möglich vorstellen zu können.

Situationen mit konkretem Denken betrachten

- »Wann trat der schwierige Moment in dieser Situation auf?«
- »Was haben Sie in diesem Moment gedacht? Was gefühlt? Welche Körperempfindungen?«
- »Was passierte zuvor? Schildern Sie bitte die Ereignisse Schritt für Schritt.«
- »Wer war beteiligt? Was machten oder sagten die anderen Personen? Was haben Sie getan?«

Auch in Bezug auf die Entwicklung von Alternativverhalten zur Rumination ist es hilfreich, möglichst konkret vorzugehen. Dasselbe gilt für die Problemlösung. Hier werden Problemdefinition und Handlungspläne konkretisiert.

Konkretisierung von Alternativverhalten

- »Wie werden Sie im Detail vorgehen, wenn Sie merken, dass Grübeln droht? Beschreiben Sie es Schritt für Schritt!«
- »Haben Sie einen Film vor Augen, wie Sie nun auf Grübeln reagieren werden? Stellen Sie sich vor, eine Kamera würde Sie filmen, wenn das nächste Mal Grübel-Gedanken auftreten. Beschreiben Sie bitte, wie dieser Film aussieht. Welche Gedanken oder Anweisungen würde man aus dem Off hören?«

Konkretisierung bei der Problemlösung

- »Was genau ist das Problem? Welche Aspekte spielen eine Rolle?«
- »Wir haben heute in der Stunde eine Lösung für Ihr Problem erarbeitet. Wie werden Sie jetzt weiter vorgehen? Was werden Sie heute tun? Was werden Sie bis zur nächsten Sitzung genau tun? Wie gehen Sie konkret Schritt für Schritt vor?«

Schließlich kann es Patient:innen helfen, wenn Therapeut:innen sie anleiten, verschiedene Aspekte der Situation zu diskriminieren (Watkins, 2018).

Diskriminationsfragen

- »Wie genau sehen Situationen aus, wenn kein Problemverhalten auftritt? Was unterscheidet diese Situationen von Situationen, in denen Problemverhalten auftritt?«
- »Welche Aspekte machen die Situation unangenehm oder schwierig? Welche Aspekte der Situation sind angenehm oder leicht?«

Konkretes Denken fördern

Beispiel

Ein Patient grübelt darüber, warum er ein schlechter Enkel sei. Er besuche seine Großmutter im Seniorenheim ungern. Durch das Stellen von Diskriminationsfragen wird deutlich, dass er es unangenehm findet, wenn die Großmutter anfängt, über seine Mutter zu schimpfen. Angenehm erlebe er hingegen gemeinsame Kartenspiele. Im Rollenspiel lernt der Patient, unerwünschte Gespräche sozial kompetent zu beenden. In der nächsten Therapiestunde berichtet er, nicht mehr gegrübelt zu haben. Er habe seine Großmutter unterbrechen können, wenn sie schimpfen wollte, und sie hätten die ganze Zeit Karten gespielt.

AB 30 • P

Anti-Grübel-Skill: Wie statt warum

Grübeln geht oft mit *Warum-Fragen* einher (Watkins, 2018, z. B. »Warum versage ich immer?«). Eine einfache und hilfreiche Technik besteht darin, sich *Wie-Fragen* statt *Warum-Fragen* zu stellen. Nachfolgend können Sie die Technik zunächst einmal schriftlich erproben. Anschließend sollten Sie die Technik im Alltag im Geist üben, um Routine zu bekommen.

So gelingt der Wechsel von »Warum?« zu »Wie?«
Wenn Sie Warum-Fragen bemerken, stellen Sie sich die folgenden zwei Wie-Fragen:
(1) Wie ist es passiert?
(2) Wie kann ich etwas dagegen tun?

Beispiel • »Warum versage ich immer?«

- Eine Patientin erprobt mit den zwei Fragen den Wechsel zum konkreten Denken: »Wie ist es passiert? Wie kann ich etwas dagegen tun?« Sie stellt fest, dass sie eine konkrete Situation benötigt, weil sie sich sonst mit einer unlösbaren Frage befasst. Sie formuliert die Warum-Frage spezifischer: »Warum versage ich in meiner Beziehung?«. Dann stellt sie sich die Frage, *wie* die Verschlechterung der Partnerschaft passiert ist. Daraufhin bemerkt sie, dass sie zu viel Zeit mit der Arbeit verbracht hat und zu wenig Bereitschaft zeigte, Zeit für gemeinsame Paaraktivitäten einzuplanen.
- Sie stellt die Frage, *wie* sie gegen die Verschlechterung der Partnerschaft vorgehen könnte, und beginnt mit der Formulierung von Wie-Fragen:
  - Wie-Frage Nr. 1: Wie kann ich weniger arbeiten?
  - Wie-Frage Nr. 2: Wie kann ich wieder mehr Zeit mit meinem Partner verbringen?
  - Wie-Frage Nr. 3: Wie kann ich meinem Partner meine Zuneigung zeigen?
  - Wie-Frage Nr. 4: Wie kann ich dafür sorgen, dass es nicht wieder passiert, dass ich zu viel arbeite?

Typische Warum-Frage:	
Stellen Sie sich die zwei Fragen: Wie ist es passiert? Wie kann ich etwas dagegen tun?	
Vielleicht müssen Sie die Warum-Frage umformulieren (z. B. konkreter, situationsbezogen):	
Wie-Frage Nummer 1:	
Wie-Frage Nummer 2:	
Wie-Frage Nummer 3:	
Wie-Frage Nummer 4:	

INFO 38 • T

Spezifische Grübelthemen: »Es macht mich so depressiv, dass ich depressiv bin …«

Depressive Personen grübeln häufig über ihre depressiven Beschwerden wie Erschöpfung, bedrückte Stimmung, Schlafstörungen, Konzentrationsstörungen oder Freud- / Interessenverlust.

Grübelgedanken können z. B. lauten: »Warum wird meine Erschöpfung nicht besser?« oder »Warum schlafe ich so schlecht?«. Das Grübeln beeinflusst die Stimmung und Symptomatik weiter negativ im Sinne einer Abwärtsspirale. Patient:innen werden sozusagen darüber depressiv, dass sie depressiv sind.

Neubewertung der Beschwerden

Psychoedukation ist daher essentiell, um diese Abwärtsspirale zu beenden. Ziel ist eine Neubewertung der depressiven Beschwerden. Inhaltlich lernen Patient:innen:

- Die Beschwerden sind Symptome der Erkrankung (ggf. die Liste der diagnostischen Kriterien gemeinsam durchgehen).
- Die Depression betrifft den ganzen Körper mit emotionalen, kognitiven, somatischen und behavioralen Symptomen.
- Die Beschwerden sind vergänglich. Wenn die Depression abklingt, bessern sich auch die Beschwerden.
- Die Depression überdeckt früheres Erleben sowie Kompetenzen und Eigenschaften (z. B. Konzentrationsfähigkeit, Geselligkeit, emotionale Ausgeglichenheit), aber nach Abklingen der Depression stehen diese Fähigkeiten und Attribute sehr wahrscheinlich wieder zur Verfügung. Dieser Aspekt kann mit einer Impact-Technik anschaulich vermittelt werden.

Impact-Technik: Die Decke der Depression

Ziel

Vermitteln, dass Depressionen positives Erleben sowie Kompetenzen und Eigenschaften verdecken, diese aber nicht verloren gehen.

Material: Zehn verschiedene, kleine Gegenstände (z. B. Figuren, Stift, Haargummi), Küchenhandtuch

Patient:innen werden gefragt, ob sie sich auf ein kleines Experiment einlassen würden, um etwas über Depressionen zu lernen. Bei Einverständnis legen Therapeut:innen die Gegenstände auf den Tisch:

»Sie sehen hier zehn verschiedene Gegenstände, die ich jetzt mit diesem Küchentuch zudecke. In einer Depression werden häufig bestimmte Teile der Person verdeckt, z. B. ist die Lebensfreude weniger, Hobbys werden nicht mehr ausgeübt oder positive Eigenschaften wie Geselligkeit sind verdeckt. Können Sie mir noch alle zehn Gegenstände aufzählen, die unter dem Tuch liegen? … (*In der Regel vergessen die Patient:innen Gegenstände.*) Wenn wir etwas gerade nicht mehr sehen, kann es in Vergessenheit geraten. Aber es ist dennoch da, geht nicht verloren. Und wenn die Depression nach und nach wieder abklingt … Sie dürfen jetzt langsam wieder das Küchentuch anheben … Dann sehen wir auch unsere Kompetenzen, positiven Eigenschaften und schönen Erlebnisse wieder. Sie waren nie weg, nur verdeckt.«

Sozial-vergleichendes Grübeln

Die Rolle sozialer Vergleichsprozesse. Soziale Vergleichsprozesse sind normale psychische Vorgänge, die der Sozialpsychologe Leon Festinger bereits Mitte des letzten Jahrhunderts untersuchte und eine *Theorie des sozialen Vergleichs* (1954) aufstellte. Festinger stellte dabei die Relevanz sozialer Vergleichsprozesse für Selbstwert, Motivation, Einstellungsbildung und Verhalten heraus. Er postulierte, dass Menschen danach streben, eine korrekte und stabile Selbsteinschätzung zu haben und hierfür soziale Vergleichsprozesse heranziehen.

Klinische Relevanz. Soziale Vergleichsprozesse sind auch im klinischen Kontext relevant. Einige Patient:innen tendieren übermäßig zu einem sozial-vergleichenden Grübeln, das mit Ängsten, Niedergeschlagenheit, Scham oder Minderwertigkeitserleben zusammenhängt. Sie vergleichen sich bezüglich Leistung, sozialem Status, Aussehen und weiteren Aspekten ständig mit anderen Personen. Insbesondere unglückliche Personen tendieren zu ungünstigen sozialen Vergleichsprozessen (Lyubomirsky, 2001). Therapeut:innen können bei übermäßigem sozial-vergleichendem Grübeln psychoedukativ über soziale Vergleichsprozesse aufklären und im sokratischen Dialog die Vor- und Nachteile, insbesondere die Nützlichkeit von sozial-vergleichendem Grübeln, disputieren.

Psychoedukation

- Wir alle nutzen soziale Vergleichsprozesse, um verschiedene Aspekte von uns richtig einzuschätzen.
- Grundsätzlich unterscheiden wir soziale Aufwärts- und Abwärtsvergleiche (z. B. Crusius, 2022). Bei Aufwärtsvergleichen vergleichen wir uns mit Personen, die wir in der Vergleichsdimension besser einschätzen. Bei Abwärtsvergleichen wählen wir Personen, die wir als schlechter in der Vergleichsdimension einschätzen. Aufwärtsvergleiche können uns motivieren, uns zu verbessern. Sie können aber auch unser Selbstwertgefühl verringern. Abwärtsvergleiche können unseren Selbstwert erhöhen.
- Teilweise laufen soziale Vergleichsprozesse automatisch ab und können zu unlogischen Schlussfolgerungen oder ungünstigem Verhalten führen. Es kann hilfreich sein, sich automatische Vergleichsprozesse bewusst zu machen und zu prüfen, ob der soziale Vergleich logisch, sinnvoll und nützlich ist. Wir können prüfen, mit welchen Personen wir uns auf welchen Dimensionen vergleichen.

Sokratische Disputation

- »Welche Auswirkungen hat es, wenn Sie sich gedanklich immer mit anderen Personen vergleichen?«
- »Wie treffen Sie die Auswahl an Personen, mit denen Sie sich vergleichen?«
- »Auf welchen Dimensionen vergleichen Sie sich mit anderen Personen? Warum vergleichen Sie sich mit anderen Personen auf der Dimension … (z. B. Figur, Leistung) und nicht auf anderen Dimensionen? Was wären überhaupt andere Vergleichsoptionen (z. B. Hilfsbereitschaft, Kreativität)?«
- »Ist es fair, Personen nur aufgrund einer Dimension zu bewerten? Was sind Dimensionen, die zu Ihrem Selbst gehören (Entwicklung eines multidimensionalen Selbstbildes)?«
- »Welche Auswirkungen hätte es, wenn Sie aufhören würden, sich mit anderen Personen zu vergleichen?«
- »Welche Auswirkungen hätte es, wenn Sie anfangen würden, sich mehr an Ihren persönlichen Zielen und Werten zu orientieren, anstatt an anderen Personen? Was wären Ihre Ziele und Werte?«
- »Anhand welcher Kriterien anstatt durch Vergleiche mit anderen Personen könnten Sie … (z. B. Ihre Leistung) bewerten?«

Sozial-vergleichendes Grübeln

- »Welche Auswirkungen hätte es, wenn Sie für die Bewertung Ihrer Leistung statt die Leistung anderer Personen Ihre persönliche Anstrengung und Ihr Engagement heranziehen würden?« (vgl. Growth Mindset, **INFO 43** »Anti-Grübel-Skill: Growth Mindset«)

Aufbau von funktionalem Verhalten

- Aufmerksamkeit / Wahrnehmung / Wertschätzung für folgende Bereiche verbessern: eigene positive Eigenschaften / Verhaltensweisen, positive Lebensbereiche (z. B. Partnerschaft, Beruf), das scheinbar »Selbstverständliche« (z. B. Hilfsbereitschaft)
- Nachteile und Kosten reflektieren, die mit dem Streben nach einem Zustand, mit dem man sich vergleicht, einhergehen würden (z. B. weniger Familienzeit in Kauf nehmen müssen, um beruflich erfolgreicher zu sein)
- Selbstvergleiche: eigene Leistung nicht mit der Leistung anderer, sondern mit persönlichen vergangenen Leistungen vergleichen (»sein eigener Maßstab sein«)

Ich-hätte-es-wissen-müssen-Grübeln

Der *Hindsight Bias*

Patient:innen können dazu tendieren, übermäßig darüber nachzugrübeln, ob und warum sie das Eintreten eines negativen Ereignisses (z. B. Jobverlust, Scheidung, Fehler / Misserfolge) hätten vorhersehen müssen. Sie können sich bei negativen Ereignissen zu stark selbst beschuldigen und inhaltlich darüber nachgrübeln, dass sie es »hätten wissen müssen«. Dabei handelt es sich um ein Phänomen, das zu den kognitiven Verzerrungen zählt und als *Hindsight Bias* (Rückschaufehler) bezeichnet wird. Es wurde in den 1970er-Jahren untersucht und benannt (Fischhoff & Beyth, 1975).

Der Hindsight Bias bezeichnet die Tendenz von Personen, in der Rückschau die Vorhersehbarkeit eines eingetretenen Ereignisses zu überschätzen (z. B. »Ich habe doch gleich gewusst, dass es so kommt.«). Bei negativen Ereignissen ist diese Fehleinschätzung stärker als bei positiven Ereignissen (Schkade & Kilbourne, 1991). Therapeut:innen können psychoedukativ über den Hindsight Bias aufklären und durch sokratische Disputation die Verzerrung auflösen.

Psychoedukation

»Kognitive Verzerrungen sind Fehlleistungen unseres Gehirns. Der Hindsight Bias, Rückschaufehler, ist eine solche Fehlleistung. Es handelt sich um die Tendenz, beim Eintreten eines Ereignisses zu denken, dass es leicht vorherzusehen gewesen wäre. Dabei wird übersehen, dass wir zu dem Zeitpunkt, wenn ein Ereignis eingetreten ist, über mehr Informationen und Sicherheit verfügen als davor.«

Sokratische Disputation

- »Was bedeutet das Wissen über den Hindsight Bias für Ihre Situation?«
- »Wenn Sie den Hindsight Bias berücksichtigen, wie berechtigt sind Ihre Selbstvorwürfe / das Grübeln?«
- »Der Philosoph Søren Kierkegaard (2019, S. 157) stellte fest, dass das Leben zwar rückwärts verstanden werden muss, aber nur vorwärts gelebt werden kann. Was denken Sie, ist mit diesem Zitat gemeint? Was bedeutet dieses Zitat für Ihre Situation?«
- »Welche Faktoren haben zu dem Ereignis beigetragen? Bitte schreiben Sie alle Faktoren auf. Malen Sie nun einen Kreis und zeichnen Sie die einzelnen Faktoren entsprechend ihres Anteils, wie stark sie zu dem Ereignis beigetragen haben, in Form von »Tortenstücken« ein. … Was schließen Sie aus dieser Skizze?«
- »Über welches Wissen verfügen Sie jetzt, über das Sie zu früheren Zeitpunkten noch nicht verfügten? Malen Sie einen Zeitstrahl auf und markieren Sie bitte, was Sie genau zu einzelnen Zeitpunkten wussten.«
- »Würden Sie einer anderen Person, die in Ihrer Situation wäre, auch sagen, sie hätte wissen müssen, dass das Ereignis eintritt?«
- »Was, würden Sie sagen, ist der Unterschied zwischen wissen und vermuten? Wann kann man etwas wissen? Und wann kann man etwas nur vermuten?«
- »Wenn das Ereignis nicht negativ, sondern positiv gewesen wäre, würden Sie dann mit der gleichen Überzeugung sagen, dass Sie es vorhergesehen haben?«

Wichtig

Eine hilfreiche Kognition kann in folgende Richtung gehen: »Auf der Basis meiner damaligen Informationen und Kenntnisse habe ich die Entscheidung getroffen, die mir damals möglich war.«

INFO 41 • T

Perfektionismus und Rumination

Perfektionismus ist das übermäßige Streben, etwas vollkommen auszuführen. Die resultierenden hohen Ansprüche können im Zusammenhang mit Rumination stehen. Perfektionistische Personen können sich z. B. intensiv mit möglichen Misserfolgen oder Katastrophen auseinandersetzen. Sind Fehler passiert, können sie grüblerisch daran haften bleiben.

Klinischer Perfektionismus

In der psychotherapeutischen Literatur wird ein *normaler/positiver Perfektionismus* abgegrenzt von einem *klinischen Perfektionismus* (Altstötter-Gleich & Geisler, 2018; Spitzer, 2017; auch *neurotischer/negativer Perfektionismus*, vgl. Hamachek, 1978 oder Slade & Owens, 1998). Klinischer Perfektionismus bedeutet, dass Personen ihren Selbstwert übermäßig abhängig von Leistung und Anerkennung machen, sich sehr hohe Ziele setzen und diese rigide verfolgen – unabhängig von auftretenden negativen Folgen (Spitzer, 2017). Rumination gehört zu den negativen Konsequenzen von klinischem Perfektionismus (Altstötter-Gleich & Geisler, 2018; Spitzer, 2017). Darüber hinaus wird klinischer Perfektionismus als Vulnerabilitätsfaktor für Essstörungen, Depressionen, Angst- und Zwangsstörungen angesehen (Egan et al., 2011).

Problembewusstsein schaffen

Bei der Modifikation von klinischem Perfektionismus ist zu beachten, dass Patient:innen ihren Perfektionismus nicht unbedingt als negativ bewerten. Da unsere Gesellschaft von Leistungsstreben und Selbstoptimierung geprägt ist, wird perfektionistisches Verhalten oft positiv bewertet. Ein erster Schritt ist daher die Entwicklung von Problembewusstsein. Hierzu werden die kurz- und langfristigen Vor- und Nachteile von Perfektionismus erörtert (z. B. mittels Vier-Felder-Schema, s. Tabelle).

Beispiel: Die vier Seiten meines Perfektionismus

	Vorteile	Nachteile
kurzfristig	Fühle mich gut, wenn ich etwas leiste	▶ Grübeln über Fehler und Misserfolge ▶ starke emotionale Reaktion auf Fehler und Misserfolge
langfristig	Anerkennung von anderen	▶ Risiko, wieder an einer Depression zu erkranken ▶ geringes Selbstwertgefühl

Veränderungsmotivation aufbauen

Therapeut:innen sollten die positiven Seiten des Perfektionismus anerkennen (validieren). Bezüglich der Nachteile sollten Zusammenhänge zu Rumination, psychischen Erkrankungen und Selbstwertproblemen aufgezeigt werden. Schließlich sollten Veränderungsziele explizit und transparent formuliert werden. Zu beachten ist dabei, dass klinischer Perfektionismus mit dichotomem Denken assoziiert ist (Spitzer, 2017, S. 14). Therapeut:innen sollten klären, dass es nicht Ziel ist, Perfektionismus komplett aufzugeben. Vielmehr geht es darum, *Verhalten zu flexibilisieren*, sodass es für die jeweilige Situation angemessen ist (»Entscheidungs- und Handlungsspielräume erkennen und zurückerobern, sodass Sie weniger leiden«).

Techniken zur Veränderung von Perfektionismus finden sich auf einem Informationsblatt für Patient:innen (**INFO 42** »Holen Sie das Beste aus Ihrem Perfektionismus heraus!«).

Holen Sie das Beste aus Ihrem Perfektionismus heraus!

Techniken, um Ihren Perfektionismus zu optimieren

Wahrscheinlich haben Sie in der Psychotherapie herausgefunden, dass Ihr Perfektionismus nicht perfekt ist. Im Gegenteil, er geht mit negativen Folgen für Ihr Leben einher, sodass Sie ihn gerne verändern möchten. Lassen Sie uns also Ihren Perfektionismus verbessern.

Ziel ist es, dass nicht der Perfektionismus Ihnen Ihr Verhalten diktiert, sondern Sie selbst wieder frei und flexibel entscheiden können, welches Verhalten angemessen in der jeweiligen Situation ist.

Einige der nachfolgenden Veränderungstechniken setzen auf gedanklicher Ebene, andere auf Verhaltensebene an (angelehnt an Altstötter-Gleich & Geisler, 2018; Spitzer, 2017).

Die Ist-das-tatsächlich-hilfreich-Technik

Wenn Sie perfektionistische Gedanken oder Verhalten entdecken, fragen Sie sich, ob diese tatsächlich hilfreich sind. Sie können diese Frage schriftlich in Form von zwei Spalten beantworten oder mit etwas Übung auch rein gedanklich abwägen. In der ersten Spalte notieren Sie die Folgen, wenn Sie in dieser Situation dem perfektionistischen Denken nachgehen und sich entsprechend verhalten würden. In der zweiten Spalte notieren Sie die Folgen, wenn Sie Gedanken und Verhalten ändern würden. Schließlich ziehen Sie Bilanz und entscheiden, ob Perfektionismus in der konkreten Situation hilfreich ist oder nicht.

Die Es-wäre-schön-Technik

Perfektionismus drückt sich häufig in *Muss-* oder *Sollte-Sätzen* aus (z. B. »Ich muss meine Küche immer 100 % aufgeräumt und sauber hinterlassen.«). Versuchen Sie, diese Muss- oder Sollte-Sätze umzuformulieren, indem Sie beginnen mit »Es wäre schön ...« (z. B. »Es wäre schön, wenn meine Küche immer 100 % aufgeräumt und sauber wäre.«). Als nächsten Schritt können Sie Ausnahmen und Gründe formulieren, warum es jetzt aber ungünstig oder nicht notwendig ist, Ihren Anspruch umzusetzen (z. B. »... aber wenn ich zu wenig Energie habe und lieber noch etwas lesen möchte, ist es auch okay, wenn ich die Küche nicht aufräume.«).

Die Mit-anderen-Augen-sehen-Technik

Stellen Sie sich folgende Fragen: Würde ich meinem Kind oder einer befreundeten Person zu der gleichen perfektionistischen Einstellung oder dem gleichen perfektionistischen Verhalten raten? Wenn nein, warum würde ich das nicht tun? Was würde ich mir stattdessen für mein Kind oder eine befreundete Person wünschen? Was hätte folglich eine höhere Priorität als Perfektionismus?

Die Sich-ertappen-bei-zweierlei-Maß-Technik

Diese Technik ähnelt der Technik »Mit anderen Augen sehen«. Fragen Sie sich, ob Sie ähnliche Ansprüche an Ihre Kinder, Ihre:n Partner:in, Freund:innen oder Arbeitskolleg:innen stellen würden? Wenn Sie dies nicht tun, können Sie Ihr Verhalten als »Messen mit zweierlei Maß« labeln. Sie gehen mit sich selbst »strenger« um als mit anderen. Fragen Sie sich: Ist es okay, dass ich zu mir strenger bin als zu anderen?

Holen Sie das Beste aus Ihrem Perfektionismus heraus!

Die ICH-entscheide-Technik

Lassen Sie nicht automatisch Ihren Perfektionismus entscheiden, welche Ziele Sie sich setzen, ob Sie Ihre Ziele bestimmten Situationen anpassen und wie sehr Sie sich für etwas anstrengen. Ihr Perfektionismus legt in der Regel nur ein Kriterium fest: »Alles muss immer 100 % sein«. Das kann einseitig sein. Ihr Perfektionismus übersieht Kriterien, die für Sie und Ihr Leben wichtig sein können.

Stellen Sie daher für Ihre Entscheidung eigene Kriterien auf, um nicht voreingenommen und einseitig zu urteilen. Solche selbst gewählten Kriterien können zum Beispiel sein: Gesundheit, aktueller körperlicher Zustand (z. B. Müdigkeit), Bedürfnisse (z. B. Ruhe, Erholung), Werte und Ziele (z. B. Verbundenheit mit anderen Menschen), die Bedürfnisse anderer, Priorisierung anderer Lebensbereiche (z. B. Partnerschaft, Familie) oder Selbstmitgefühl. Versuchen Sie, diese Kriterien bei Ihrer Entscheidung zu berücksichtigen.

Die Häufiger-mal-eine-Ausnahme-machen-Technik

Gönnen Sie sich häufiger mal eine Auszeit / einen Kurzurlaub von Ihrem Perfektionismus: Lassen Sie Ausnahmen zu! Wenn Sie Besuch erwarten, kochen Sie statt des »perfekten« Fünf-Gänge-Menüs einfach mal »nur« Nudeln und tischen »liebevoll selbst gekauftes« Vanilleeis als Nachtisch auf.

Die Sich-selbst-fair-behandeln-Technik

Statt sich mit abwertenden Gedanken zu beschimpfen oder sich lieblos zu behandeln, üben Sie sich in einem selbstfürsorglich-mitfühlenden Umgang. Fragen Sie sich: Was würde ich zu mir sagen und was würde ich tun, wenn ich in dieser Situation mit mir liebevoll, gütig, großzügig, akzeptierend, dankbar, gelassen, humorvoll, wohlwollend, nachsichtig, ermutigend, wertschätzend oder motivierend umgehen würde? Wenn Sie auf diesem Weg Ideen gefunden haben, dann handeln Sie danach – auch wenn Sie sich nicht danach »fühlen«. Ihr »Gefühl« benötigt Zeit, um sich zu verändern, warten Sie also nicht erst darauf, dass Sie Mitgefühl für sich empfinden, sondern handeln Sie einfach mitfühlend! Behandeln Sie sich fair!

AB 31 • T

Liebe kritische Stimme: Hier spricht die freundliche Stimme!

Drei-Stühle-Übung

Folgende Übung ist geeignet, um überkritische, selbstabwertende Kognitionen (»innere Kritik«) zu modifizieren (angelehnt an Gilbert, 2013, S. 177). Innere Kritik ist ein häufiges Grübelthema von Patient:innen (Watkins, 2018, S. 57). Für die Übung werden drei Stühle benötigt.

Definition der kritischen Stimme

»Kennen Sie schon Ihre kritische Stimme? Es ist die Stimme in uns, die nach Fehlern und Schwächen sucht und uns diese vorhält. Dabei verdreht die Stimme oft die Realität und vermittelt ein überzogen negatives Bild von uns. Die Stimme arbeitet mit Kritik, Schuldzuweisungen, unfairen Vergleichen mit anderen Personen und hohen Erwartungen an uns. Sie verursacht häufig Schaden wie Selbstzweifel, Minderwertigkeitsgefühle, Angst, Selbsthass oder Stress. Kennen Sie diese Stimme? Was sagt sie in der Regel zu Ihnen? Welchen Namen würden Sie dieser Stimme geben?«

Einleitung der Übung

»Wir können diese kritische Stimme nicht mundtot machen. Aber wir können sie mit einer weiteren Stimme in uns bekannt machen. Es handelt sich um die innere freundliche Stimme. Diese Stimme spricht mit uns wohlwollend, respektvoll, fürsorglich und mitfühlend. Diese Seite ist wie eine gute Freundin oder ein guter Freund und will das Beste für uns. Diese freundliche Stimme verhält sich loyal und unterstützend. Sollen wir die kritische Stimme einmal mit der freundlichen Stimme bekannt machen? Wie soll Ihre freundliche Stimme heißen? … Darf ich Sie zu einer Übung mit drei Stühlen einladen? … Wir brauchen eine Situation aus der letzten Zeit, in der Sie kritisch mit sich umgegangen sind. Suchen Sie sich zum Üben nicht gleich die schwierigste Situation heraus, sondern eine leicht bis mittelgradig schwierige Situation.«

Ablauf

Patient:innen nehmen zunächst auf dem kritischen Stuhl Platz und lassen die negativen Gedanken dieser Seite laut werden. Wichtig ist es, diese Gedanken nur kurz anzuspielen, um nicht zu intensive aversive Emotionen zu evozieren, da diese für die Fortführung der Übung hinderlich sein könnten. Patient:innen sollen dann von dem kritischen Stuhl aufstehen, ein paar Schritte im Raum gehen und ggf. einige Male bewusst ausatmen, um ausgelöste Anspannung zu regulieren.

Dann nehmen Patient:innen auf dem freundlichen Stuhl Platz und werden instruiert:

»Setzen Sie sich aufrecht und würdevoll auf den Stuhl, z. B. lehnt der Rücken aufrecht, entspannt an der Stuhllehne, die Schultern rollen Sie zurück, der Kopf ist gerade, die Hände ruhen entspannt im Schoß. Nehmen Sie ein paar ruhige und bewusste Atemzüge, entspannen Sie Ihre Gesichtsmuskeln und lassen Sie vielleicht ein leichtes Lächeln entstehen. Stellen Sie sich vor, was eine gute Freundin / ein guter Freund in dieser Situation zu Ihnen sagen würde. Sprechen Sie die Worte laut aus und achten Sie dabei darauf, dass auch Ihre Stimme wohlwollend und freundlich klingt!«

Therapeut:innen achten nicht nur auf den Inhalt des Gesagten, sondern besonders auf Tonfall und Körperhaltung von Patient:innen. Gegebenenfalls müssen Therapeut:innen Hilfestellung *(Prompting)* geben (z. B. modellhaft Gesagtes in einer warmen Stimme soufflieren oder »übersetzen« wie »Du hast nicht komplett versagt.« in »Du hast viele Sachen richtig gut gemacht!«).

Schließlich wechseln Patient:innen auf den dritten Stuhl und werden instruiert: »Das ist ein Beobachtungsstuhl. Spüren Sie nach, wie es Ihnen mit den Worten der freundlichen Stimme geht? Welche Körperempfindungen spüren Sie? Welche Gefühle? Welche Impulse?«.

Anzeichen für eine erfolgreiche Intervention sind z. B. Erleichterung, Selbstmitgefühl, Motivation für adaptives Verhalten.

Anti-Grübel-Skills: Selbstmitgefühl und Selbstfürsorge

Selbstmitgefühl und Selbstfürsorge sind als Fertigkeiten gegen (selbstabwertendes) Grübeln einsetzbar und trainierbar. Sie können dabei stufenweise vorgehen, wenn es Ihnen anfangs noch zu schwerfällt, sich selbst mitfühlend und fürsorglich zu begegnen. Beginnen Sie damit, anderen gegenüber Freundlichkeit zu zeigen. Als Nächstes versuchen Sie, freundliche Gesten, die Ihre Mitmenschen Ihnen schenken, anzunehmen. Schließlich kommen Sie zu sich und üben sich in Selbstmitgefühl und Selbstfürsorge. Nachfolgende Wochenpläne können Ihr Training unterstützen (angelehnt an Gilbert, 2013, S. 189).

Wochentag	Eine Freundlichkeit, die ich anderen erwiesen habe	Anmerkungen
Mittwoch	Ich habe eine fremde Person freundlich angelächelt.	Die Person lächelte freundlich zurück, das war ein schöner Moment!

Wochentag	Eine Freundlichkeit, die ich von anderen angenommen habe	Anmerkungen
Montag	Eine Kollegin bot an, mir einen Kaffee aus der Mittagspause mitzubringen.	Ich habe einfach gesagt: »Ja, gerne! Vielen Dank!«

Wochentag	Eine Freundlichkeit, die ich mir geschenkt habe	Anmerkungen
Mittwoch	Ich habe mich nicht in die Liste des Kindergartens zum Helfen für das Osterfrühstück eingetragen.	Ich habe mich gegen mein »Helfersyndrom« entschieden und auf meine Gesundheit geachtet (um mich nicht ständig zu überfordern).

AB 33 • P

Liebevolle-Güte-Meditation

Die *Liebevolle-Güte-Meditation* (auch *Metta-Meditation, Loving Kindness*) ist eine alte buddhistische Meditationsart, um eine liebevolle innere Haltung zu kultivieren. Sie wurde in einer Studie von einer renommierten Psychologieforscherin, Barbara Fredrickson (Fredrickson et al., 2008), verwendet, um die Auswirkungen auf das emotionale Erleben und die Lebensgestaltung zu testen. Die Studie trägt den Titel »Open Hearts Build Lives«. Es konnte gezeigt werden, dass die Anwendung der *Liebevolle-Güte-Meditation* zu häufigeren positiven Emotionen führte. Zusätzlich verbesserten sich andere wichtige Bereiche, z. B. Sinnerleben, erlebte soziale Unterstützung, Selbstakzeptanz oder Achtsamkeit.

Vielleicht ist die *Liebevolle-Güte-Meditation* auch für Sie eine Möglichkeit, mehr positive Emotionen zu erleben und eine liebevolle Haltung sich selbst gegenüber zu entwickeln. Eine gekürzte Fassung finden Sie zum Ausprobieren nachfolgend. Ein positiver Effekt ist bei regelmäßiger Anwendung zu erwarten. Barbara Fredrickson (2011, S. 116) fasst den Effekt folgendermaßen zusammen: »Eine positive Haltung kann Ihnen dabei helfen, auf psychologischer, mentaler, sozialer und physischer Ebene zu wachsen.«

Übung

Stimmen Sie sich mit einigen bewussten Atemzügen auf die Übung ein. Achten Sie dabei auf ein langes Ausatmen.

Zunächst denken Sie an eine Person, die Ihnen nahe steht und für die Sie Zuneigung empfinden. Dann richten Sie gedanklich gute Wünsche an diese Person. Sagen Sie innerlich z. B.:

- Mögest du Leichtigkeit erleben.
- Mögest du Ruhe und Gelassenheit in dir tragen.
- Mögest du ein erfülltes Leben haben.

Wiederholen Sie jeden der drei Wünsche mehrmals und konzentrieren Sie sich dabei auf Ihr inneres Erleben.

Nun richten Sie die guten Wünsche an sich selbst. Sagen Sie z. B. zu sich:

- Möge ich Leichtigkeit erleben.
- Möge ich Ruhe und Gelassenheit in mir tragen.
- Möge ich ein erfülltes Leben haben.

Wiederholen Sie auch hier die drei Wünsche mehrmals und konzentrieren Sie sich dabei auf Ihr inneres Erleben.

Dann beenden Sie die Übung wieder mit einem bewussten, tiefen Atemzug.

Tipp: Sie können die Wünsche gerne persönlich für sich und andere abwandeln. Wenn Sie z. B. aktuell mehr Selbstvertrauen brauchen, können Sie sich wünschen: »Möge ich an meine Stärken glauben und sie leben!«

Anti-Grübel-Skill: Growth Mindset

Grübeln nach Fehlern und Misserfolgen
Einige Patient:innen tendieren nach Fehlern und Misserfolgen zu vermehrtem Grübeln, geraten dadurch in deprimierte Stimmung und können Niederlagen schlechter bewältigen. Individuelle Einstellungen *(Mindsets)* können in diesem Fall von Bedeutung sein.

»Genau das hatte ich gehofft: dass ich hier etwas lerne!«
Die Psychologin Carol Dweck untersuchte in ihrer Forschung, wie Personen Misserfolge verarbeiten. In einer Studie an Schulkindern machte sie eine überraschende Entdeckung. Sie gab Kindern sehr schwierige Aufgaben und staunte nicht schlecht, als einige Kinder nicht mit Frustration, sondern mit Ehrgeiz reagierten. So sagte ein Kind selbstsicher: »... genau das hatte ich gehofft: dass ich hier etwas lerne!« (Dweck, 2017, S. 13).

Dweck prägte in ihrer darauffolgenden Forschung den Begriff des *Growth Mindset* (dynamisches Selbstbild). Personen mit einem Growth Mindset sind überzeugt, dass sie ihre Intelligenz und andere Eigenschaften durch Anstrengung weiterentwickeln können. Sie sind wachstums- und lernorientiert.

Hingegen glauben Personen mit einem *Fixed Mindset* (stabiles Selbstbild), dass ihre Intelligenz und weitere Eigenschaften angeboren und statisch seien. Personen mit Fixed Mindsets interpretieren Anstrengung bei einer Aufgabe als Bedrohung für ihr Selbstwertgefühl, da sie zu dem Fehlschluss tendieren, »zu dumm« zu sein. Folglich meiden Personen mit Fixed Mindset Herausforderungen, um Fehler und Misserfolge nicht zu riskieren. Personen mit einem Growth Mindset sehen hingegen in Fehlern und Misserfolgen Lern- und Entwicklungschancen.

Fixed Mindset (statisches Selbstbild)	Growth Mindset (dynamisches Selbstbild)
▶ Überzeugung, Fähigkeiten und Intelligenz seien angeboren und wenig veränderbar ▶ Erfolg bedeutet, immer gute Ergebnisse zu erzielen; mit wenig Anstrengung erzielter Erfolg zählt viel ▶ Fehler und Misserfolg sind ein Zeichen für einen Mangel an Fähigkeiten und Intelligenz ▶ Fehler und Misserfolge sind eine Bedrohung des Selbstwertes ▶ Nach Fehlern und Misserfolgen sinkt die Leistungsmotivation ▶ Risiken, Herausforderungen werden gemieden, eher Aufgaben gewählt, die schon gekonnt werden ▶ Die eigene Leistung wird mit der von anderen Personen verglichen mit der Hoffnung, »besser« zu sein	▶ Überzeugung, Fähigkeiten und Intelligenz seien entwicklungsfähig und veränderbar ▶ Erfolg bedeutet, etwas zu lernen und besser zu verstehen; mit viel Anstrengung erreichter Erfolg zählt viel ▶ Fehler und Misserfolge sind Entwicklungschancen, etwas zu lernen ▶ Fehler und Misserfolge sind keine Bedrohung, sondern Wachstumschancen ▶ Nach Fehlern und Misserfolgen steigt die Leistungsmotivation ▶ Herausfordernde Aufgaben werden gesucht, um seine Kompetenzen weiterzuentwickeln ▶ Die Leistung wird mit früheren eigenen Leistungen verglichen mit der Hoffnung, »besser« zu *werden*

Anti-Grübel-Skill: Growth Mindset

Identifikation dysfunktionaler Bewältigung von Fehlern / Misserfolgen

Dysfunktionale Kognitionen im Sinne eines Fixed Mindsets (Beispiele)	Dysfunktionales Verhalten im Sinne eines Fixed Mindsets (Beispiele)
▶ »Ich bin nicht intelligent genug.« ▶ »Ich sollte solche Aufgaben in Zukunft vermeiden.« ▶ »Ich kann es einfach nicht.« ▶ »Ich bin zu dumm für diese Aufgabe.«	▶ Vermeidung, sich mit Wissens- und Kompetenzdefiziten auseinanderzusetzen ▶ Grübeln und Passivität ▶ Vermeidung einer Konfrontation mit Personen, die »besser« sind ▶ Abwertung von Personen, die »besser« sind ▶ Vermeidung von Aufgaben / Situationen, in denen Fehler und Misserfolge drohen

Wissen vermitteln: Neuroplastizität des Gehirns

Therapeut:innen können über die beiden Einstellungen (*Fixed* vs. *Growth Mindset*) informieren und über Auswirkungen auf den Umgang mit Misserfolgen und Fehlern aufklären. Es ist wichtig zu wissen, dass wir beide Mindsets anteilig in uns tragen und dies situativ schwanken kann.

Therapeut:innen können vermitteln, dass unser Gehirn »wie ein Muskel« trainierbar ist. Diese Fähigkeit des Gehirns wird Neuroplastizität genannt. Entscheidend ist die Übung. Hirnareale können durch regelmäßige Nutzung wachsen. Folglich kann auch ein Growth Mindset »wachsen«. Hierzu werden funktionale Kognitionen und Verhaltensweisen aufgebaut.

Wachstumskognitionen

Funktionale Kognitionen im Sinne eines Growth Mindsets weisen auf Lernchancen und Entwicklungsmöglichkeiten hin, z. B. »Ich kann mich in Zukunft besser vorbereiten«, »Ich kann XY lernen«.

Eine einfache Technik, um Lernchancen aufzuzeigen, stammt von dem Psychologen Manfred Prior (»MiniMax-Interventionen«, 2025). Erzählen Patient:innen von Misserfolgen, können diese mit den Worten »noch nicht« umformuliert werden.

Beispiel

P: Ich habe es nicht geschafft, mich gegenüber meiner Chefin selbstsicher zu behaupten.

T: Sie haben es *noch nicht* geschafft.

Patient:innen tendieren häufig dazu, eine Leistung nur anhand des Ergebnisses (Erfolg / Misserfolg) zu bewerten (ergebnisorientierte Bewertung). Das Selbstwertgefühl hängt übermäßig von diesem Urteil ab. Patient:innen können sich dann nur für Erfolge loben und sind übermäßig extrinsisch motiviert (z. B. lernen, um gute Noten zu erzielen, oder arbeiten, um Karriere zu machen).

Anti-Grübel-Skill: Growth Mindset

Therapeut:innen können dabei unterstützen, häufiger eine prozessorientierte Bewertung von Leistung anzuwenden. Hierbei steht die persönliche Anstrengung, die für eine Leistung aufgewendet wurde, im Fokus. Patient:innen können lernen, sich für ihre Anstrengung zu loben. Zudem ist eine Förderung von intrinsischer Motivation günstig (z. B. lernen, um eine Sache besser zu verstehen, arbeiten aus Interesse am Beruf).

Verhalten für mehr Wachstum

Funktionales Verhalten im Sinne eines Growth Mindsets bedeutet …

- Aufmerksamkeit auf Wissens- und Kompetenzdefizite lenken und diese identifizieren
- einen lösungsorientierten Plan entwickeln, wie benötigtes Wissen und Kompetenzen erworben werden können
- von Personen, die besser sind, lernen
- sich Aufgaben und Situationen stellen, auch wenn das Risiko besteht, zu scheitern

Fragen, die ein Growth Mindset fördern

- Was kann ich aus dem Fehler / Misserfolg lernen?
- Welches Wissen oder welche Kompetenzen kann ich noch entwickeln?
- Wie kann ich das Wissen und die Kompetenzen entwickeln?
- Wer kann mich unterstützen?
- Wenn ich diese Aufgabe schon ganz gut kann, wie könnte ich sie etwas schwerer machen, um mich weiterzuentwickeln?

Fixed Mindset erkennen und regulieren können

Carol Dweck empfiehlt, sich mit dem eigenen Fixed Mindset auseinanderzusetzen:

- In welchen Situationen tritt es auf?
- Durch welche Gedanken, Gefühle, Handlungsimpulse äußert es sich?

Darüber hinaus schlägt Dweck eine Distanzierungstechnik vor. Sie schlägt vor, dem Fixed Mindset einen Namen zu geben (z. B. »die ängstliche Gabi«). Wenn es im Alltag zutage tritt, könne man mit seinem Fixed Mindset so besser interagieren, es annehmen und einladen, die Schritte des Growth Mindset mitzugehen (Dweck, 2017, S. 294 ff.).

Selbstwirksamkeit fördern: Lebenslinie der bewältigten Herausforderungen

Patient:innen, die sich übermäßig sorgen, scheinen die Wahrscheinlichkeit zu unterschätzen, dass sie ein negatives Ereignis gut bewältigen können. In einer Studie bewältigten Patient:innen mit exzessivem repetitivem negativem Denken (RND) negative Ereignisse häufiger besser, als sie erwartet hätten (Borkovec et al., 1999). Vermutlich mangelt es Patient:innen an der nötigen Selbstwirksamkeitserwartung, negative Ereignisse bewältigen zu können. Unter Selbstwirksamkeit versteht man die persönliche Überzeugung, ein bestimmtes Verhalten ausüben zu können, um ein bestimmtes Ergebnis zu erzielen (Bandura, 1977). Der Psychologe Robert Leahy lenkt zur Erhöhung der Selbstwirksamkeit bei Patient:innen mit exzessivem Sich-Sorgen ihre Aufmerksamkeit auf Dinge, die sie bereits in ihrem Leben gemeistert haben (Leahy, 2007, S. 156; Sanity Podcast, 2024).

Eine aktivierende und anschauliche Intervention zur Förderung von Selbstwirksamkeit ist die Lebenslinie der bewältigten Herausforderungen.

Was haben Sie schon alles erfolgreich bewältigt?

Therapeut:innen erfragen zunächst, wie viel Selbstvertrauen Patient:innen haben, die Probleme, weswegen sie die Therapie aufsuchen, bewältigen zu können (Einschätzung von 0 = kein Selbstvertrauen bis 10 = sehr großes Selbstvertrauen). Dann sollen Patient:innen überlegen, welche Herausforderungen sie in der Vergangenheit bereits erfolgreich bewältigt haben. Diese Ereignisse werden auf Zetteln mit einem Stichwort notiert. Im Anschluss wird im Raum ein Seil als Lebenslinie ausgelegt und die Zettel werden chronologisch an dem Seil entlang geordnet.

Patient:innen schreiten dann die einzelnen Ereignisse der Reihe nach ab. Therapeut:innen explorieren bei jeder Station, was geholfen hat, die jeweilige Herausforderung zu meistern:

- »Welche Fähigkeiten haben Sie damals bewiesen?«
- »Was waren positive Eigenschaften, die nützlich waren?«
- »Welche Einstellungen waren hilfreich?«

Die entdeckten Stärken und Ressourcen werden auf Zettel geschrieben und zu dem jeweiligen Ereignis gelegt.

Hilfreicher Abschlussgedanke

Am Ende der Übung können sich Patient:innen auf der Lebenslinie an die Stelle der Gegenwart stellen und noch einmal auf die vergangenen Herausforderungen zurückblicken. Therapeut:innen können fragen:

- »Wie könnten Sie Ihre Bewältigungserfahrungen in einem hilfreichen Satz zusammenfassen (z. B. Ich habe viele Kompetenzen, um schwierige Situationen zu meistern)?«
- »Welche Kompetenzen können Ihnen bei der Bewältigung Ihrer aktuellen Probleme helfen?«

Zur Evaluation der Übung schätzen Patient:innen erneut ein, wie groß ihr Selbstvertrauen ist, ihre Probleme lösen zu können (0–10).

Tipp: Die Forschung zeigt, dass Selbstwirksamkeit geringer ausfällt, je selbstkritischer eine Person ist (Stoeber et al., 2008). Ansätze zur Reduktion von Selbstkritik könnten daher nützlich sein, um die Selbstwirksamkeit zu verbessern (s. **AB 31** »Liebe kritische Stimme: Hier spricht die freundliche Stimme!«, **AB 32** »Anti-Grübel-Skills: Selbstmitgefühl und Selbstfürsorge«, **AB 33** »Liebevolle Güte Meditation«).

AB 34 • P

Anti-Grübel-Skill: Schriftliches Entscheiden

Wenn Sie bei Entscheidungen ins Grübeln geraten, kann Ihnen schriftliches Entscheiden helfen. Benennen Sie zunächst zwei Optionen, zwischen denen Sie sich entscheiden wollen.

Beispiel

Option 1: Ich fahre mit einer Freundin in den Urlaub.
Option 2: Ich fahre alleine in den Urlaub.

Im Anschluss schreiben Sie systematisch alle Vor- und Nachteile der jeweiligen Option auf. Treffen Sie dann Ihre Entscheidung und schreiben eine kurze Begründung auf. Wenn Sie hinterher wieder ins Grübeln geraten, sagen Sie zu sich: »Ich habe meine Entscheidung bereits aus guten Gründen getroffen.« Richten Sie Ihre Aufmerksamkeit dann wieder auf die Aufgabe, die eigentlich gerade ansteht, anstatt zu grübeln.

	Vorteile	**Nachteile**
Option 1:		
Option 2:		

Ich entscheide mich für die Option ....,

weil ....

....

....

Rumination infolge von Krisen

Kritische Lebenssituationen können Anlass für Rumination geben. Es können verschiedene Ebenen kritischer Ereignisse unterschieden werden:

- ▶ Globale Krisen (z. B. Klimakrise, Pandemien)
- ▶ Regionale Krisen (z. B. gesellschaftspolitische Unsicherheiten)
- ▶ Individuelle Krisen (z. B. Diagnose einer letalen Erkrankung, Tod von Angehörigen)

Emotionsfokussiertes vs. problemfokussiertes Coping

Die psychologische Forschung befasst sich seit Langem mit der Frage, wie Menschen kritische Lebensereignisse bewältigen. Der renommierte Stressforscher Richard Lazarus führte diesbezüglich den Begriff *Coping* ein. Coping bezeichnet Denk- und Verhaltensweisen, die Personen anwenden, um Stress zu bewältigen. Lazarus' Kollegin, die Psychologin Susan Folkman, differenzierte die Begriffe *emotionsfokussiertes* und *problemfokussiertes Coping* (Lazarus & Folkman, 1984). Bei emotionsfokussiertem Coping versuchen Personen, unangenehme Emotionen durch Denk- und Verhaltensweisen zu regulieren (z. B. Ablenkung, Vermeidung, Neubewertung der Situation, Entspannung). Bei problemfokussiertem Coping versuchen Personen, die schwierige Situation selbst zu verändern (z. B. Situation verlassen). Abhängig vom Kontext kann sowohl emotionsfokussiertes als auch problemfokussiertes Coping *adaptiv / maladaptiv* sein. Die Forschung zeigt z. B., dass problemfokussiertes Coping sich negativ auswirken kann in Stresssituationen, die wie die Klimakrise nicht oder kaum von einer Person zu kontrollieren sind (Ojala, 2013).

Rumination kann als maladaptives, emotionsfokussiertes Coping angesehen werden. Patient:innen können hierdurch eine (kurzfristige) Distanzierung von unangenehmen Emotionen und Empfindungen erreichen. Langfristig kommt es jedoch nicht zu einer Bewältigung oder Veränderung von kritischen Lebenssituationen, und ein dysfunktionaler Denkstil entsteht.

Sinn finden!

Für Stresssituationen, die kaum oder schwer von einer Person kontrolliert werden können (z. B. die Pflege letal erkrankter Angehöriger), untersuchte Folkman die Rolle positiver Emotionen. Eine dritte Copingart wurde entdeckt: das *sinnfokussierte Coping* (Folkman & Moskowitz, 2007). Dabei umfasst sinnfokussiertes Coping vier Aspekte (Asbrand & Peter, 2024), die nachfolgend zusammen mit therapeutischen Interventionen vorgestellt werden.

Rumination infolge von Krisen

Sinnfokussiertes Coping		
Aspekte	**Beschreibung**	**Therapeutische Intervention(en)**
Akzeptanz	die Situation als Realität anerkennen und nicht verleugnen oder bagatellisieren; hierzu gehört auch die Akzeptanz, dass eine bestimmte Situation nicht allein lösbar ist	Skill der radikalen Akzeptanz (s. **INFO 28** »Anti-Grübel-Skill: Radikale Akzeptanz«)
Zuversicht	realistische Ziele und Teilziele setzen; Verantwortung mit anderen Personen teilen; soziale Unterstützung nutzen	Was wäre ein realistisches Ziel? Was wären Schritte dahin? Wer kann dazu beitragen, das Ziel zu erreichen? (s. **INFO 56** »Anti-Grübel-Skill: Richtig Ziele setzen«, **AB 36** »Ziele setzen: Wohin soll die Reise gehen?«)
Bedeutung finden	in einer kritischen Situation auch die positiven Aspekte (z. B. Lernzuwachs, persönliche Entwicklungsmöglichkeiten) sehen; die kritische Situation neu bewerten	Welche Chancen liegen in der Situation? (s. auch **INFO 43** »Anti-Grübel-Skill: Growth Mindset«)
Sinnstiftender Beitrag	Konzentration auf eigene Aktivitäten, die sinnvoll und realistisch sind, mit dem Leitgedanken, dass individuelle Handlungen einen wertvollen Beitrag leisten können	Was können Sie konkret tun? Was könnte Ihr wertvoller Beitrag sein? (s. **AB 30** »Anti-Grübel-Skill: Wie statt warum«)

Rumination im Zusammenhang mit der Klimakrise

In dem »Behandlungshandbuch – Toolkit Klimapsychologie« von Psychologists/Psychotherapists for Future e. V. beschreiben Fangauf und Kolleg:innen (2024) Interventionen bei klimabedingten psychischen Beschwerden. Hierzu zählen häufige Gefühle von Schuld, Hilflosigkeit, Wut, Angst und Traurigkeit. Diese Gefühle würden als »Hintergrundgefühle« nicht immer bewusst erlebt, bei entsprechenden Auslösern aber aktiviert (z. B. Berichterstattungen in den Medien, negatives Verhalten anderer). Bei Aktivierung der unangenehmen Gefühle kann es zu maladaptiven Bewältigungsversuchen (z. B. repetitives negatives Denken, RND) kommen. Fangauf und Kolleg:innen (2024) nennen verschiedene Interventionen, die auch maladaptives Grübeln reduzieren können:

Defusionsübung für belastende Wörter

Wenn bestimmte Wörter (z. B. Klimakrise) Patient:innen sehr belasten und zum Grübeln anregen, können Defusionsübungen hilfreich sein. Patient:innen werden instruiert, ihre Assoziationen zu dem belastenden Wort bewusst zu erleben. Dann sollen sie das Wort eine Minute lang laut wiederholen und es dabei gegen Ende etwas schneller und lauter aussprechen. Schließlich sollen Patient:innen erneut ihre Assoziationen zu dem Wort wahrnehmen. Ziel ist, Defusionserleben zu erzeugen (das Wort »einfach nur als Wort« wahrnehmen), wodurch weniger unangenehme Empfindungen ausgelöst werden sollen.

Kreis des Einflusses

Wenn Patient:innen nach Lösungen außerhalb ihres Einfluss- und Kontrollbereichs suchen, können konstruktive Problemlöseversuche in unproduktive Rumination abdriften. Der »Kreis des Einflusses« leitet an, zwischen Bereichen zu differenzieren, die innerhalb persönlicher Kontrolle vs. außerhalb dieser Kontrolle liegen. Es wird ein großer Kreis und ein kleinerer Innenkreis aufgezeichnet. Patient:innen werden gebeten, Probleme, über die sie nachgrübeln, den beiden Kreisen zuzuordnen. Der große Kreis liegt dabei außerhalb der persönlichen Kontrolle (z. B. Wetter, Weltpolitik, Klimagerechtigkeit). Der innere Kreis symbolisiert den persönlichen Einflussbereich (z. B. Rad fahren, eigene Gefühle/Gedanken bewältigen, wählen gehen).

Wellen schlagen

Gegen verzweifeltes Grübeln kann helfen, wenn sich Patient:innen bewusst machen, dass ihr eigenes Handeln andere Menschen inspirieren kann. Es kann andere zum Nachdenken anregen, aber auch pragmatische Lösungen modellieren. Wirft man einen Kieselstein ins Wasser, so bilden sich viele kleine Wellen, die das Wasser bis in weite Entfernung in Bewegung setzen.

Statt zu grübeln, können Patient:innen angeleitet werden, konstruktiv zu erörtern, wie sie in ihren verschiedenen Rollen im Leben »Wellen schlagen« können, z. B. als Partner:in, Eltern, Freund:in, Nachbar:in, Arbeitnehmer:in, Bürger:in.

Einen »Klimabuddy« finden

Soziale Unterstützung ist ein wirksamer Faktor zur Stressreduktion. So kann der konstruktive Austausch mit einem »Klimabuddy« helfen. Dies ist eine Person, die in Bezug auf die Klimakrise eigene Ziele und Werte teilt. Es ist wichtig, »gemeinsames Grübeln« zu vermeiden. Hingegen kann ein konstruktiver Austausch darin bestehen, sich gegenseitig von positiven Erfahrungen zu berichten und zu ermutigen. Darüber hinaus kann das Teilen von eigenen Unzulänglichkeiten (z. B. Orangensaft im Tetra Pak® statt in der Pfandflasche zu kaufen) helfen, Scham- und Schuldgefühle zu reduzieren und stattdessen mitfühlend mit sich umzugehen.

Anti-Grübel-Skill: Vergebung

Rumination kann vermehrt auftreten, wenn Patient:innen Verletzungen / Kränkungen von anderen Personen erlebt haben, wobei das Grübeln wiederum Vergebung erschweren kann (McCullough et al., 2007). Der Psychologe Robert Enright war in den 1980er-Jahren Pionier in der wissenschaftlichen Erforschung von Vergebung (*Forgiveness*). In seiner Forschung konnte er positive gesundheitliche Effekte von Vergebung nachweisen. Er gründete 1994 das *International Forgiveness Institute,* das bis heute im Bereich Vergebung weltweit Wissen, Unterstützung und psychotherapeutische Ansätze vermittelt.

Für Patient:innen, die über frühere Verletzungen nachgrübeln, kann ggf. der Prozess der Vergebung ein Weg sein.

Die vier Phasen der Vergebung

Das *Forgiveness Process Model* liefert eine systematische Beschreibung, wie Vergebung Schritt für Schritt erzielt werden kann (Enright, 2001). Dieser Prozess wird unterteilt in vier Phasen, was Patient:innen psychoedukativ vermittelt werden kann:
(1) Auseinandersetzung mit dem eigenen Ärger und weiteren Gefühlen
(2) Entscheidung treffen, zu vergeben
(3) Auseinandersetzung mit der anderen Person
(4) Verarbeitung in Richtung persönliches Wachstum und Befreiung

Definition von Vergebung

Für die Motivation, sich mit Vergebung auseinanderzusetzen, ist es wichtig, Vorurteile gegenüber Vergebung zu modifizieren. Hierzu können Therapeut:innen aufklären, was mit Vergebung *nicht* gemeint ist und was Vergebung tatsächlich impliziert (Enright, 2001). Insbesondere bedeutet Vergebung nicht, die erlebte Verletzung zu billigen, zu vergessen, zu verzeihen oder zu entschuldigen. Vielmehr meint Vergebung, die Entscheidung zu treffen, Akzeptanz, Großzügigkeit und Liebe auszuüben, um das eigene Leben zu verbessern. Ziel ist es, die Sicht auf die verletzende Person, aber nicht auf die Tat, zu verändern. Zudem schließt Vergebung nicht das Ausüben von Gerechtigkeit aus (z. B. gegen einen Sexualstraftäter vor Gericht auszusagen). Viele Patient:innen finden folgende zwei Tatsachen hilfreich:
(1) Vergeben bedeutet nicht, sich wieder mit der Person zu versöhnen. Denn bei Personen, die eine Gefährdung darstellen, wäre eine Versöhnung maladaptiv.
(2) Man kann einer Person auch vergeben, wenn sie es nicht verdient hat. Hierzu differenziert man zwischen dem negativen Verhalten der Person und der Person an sich. Geleitet wird diese Unterscheidung von dem Grundsatz, dass jeder Mensch Respekt und Anerkennung verdient hat (Menschenwürde).

Phase 1: Sich der Verletzung und allen Gefühlen stellen

In Form eines fiktiven Briefes können Patient:innen ihre Verletzungen und Gefühle zum Ausdruck bringen. In dem Brief wird die verletzende Person adressiert, jedoch wird der Brief niemals dieser Person zugesendet oder vorgelesen. Der Brief ist ausschließlich für die emotionale Verarbeitung der Patient:innen gedacht. In dem Brief können folgende Aspekte berücksichtigt werden:
- eine genaue Beschreibung der Situation, die Patient:innen gekränkt hat
- wie sehr Patient:innen sich verletzt gefühlt haben und welche Gefühle ausgelöst wurden
- welche negativen Folgen die Verletzung für das eigene Leben hatte

Anti-Grübel-Skill: Vergebung

Phase 2: Sich entscheiden, zu vergeben – oder nicht
Enright betont, dass Vergeben eine freiwillige Entscheidung ist. Menschen können diese Entscheidung aus der Erkenntnis heraus treffen, dass sie dadurch eine Chance auf ein besseres Leben haben (z. B. weniger grübeln, keine Schlafstörungen mehr, kein Groll bei Erinnerungen an das Erlebte). Nach Enright beginnt Vergebung damit, drei Tatsachen anzuerkennen:

- »Ich habe ein Recht, mit Respekt behandelt zu werden.«
- »Ich wurde verletzt.«
- »Ich habe ein Recht darauf, Schmerz, Ärger und Abneigung zu empfinden.«

Umgekehrt sei es schwierig, zu vergeben, wenn man sich nicht eingestehe, dass das Verhalten einer anderen Person einen tief getroffen habe.

Patient:innen können unterstützt werden, das Pro und Contra von Vergebung für ihre Situation zu reflektieren. So können in einem Vier-Felder-Schema die kurz- und langfristigen Vor- und Nachteile von Vergeben betrachtet werden.

Phase 3: Sich mit der verletzenden Person auseinandersetzen
Nach der Entscheidung zu vergeben, erfolgt eine Auseinandersetzung mit der verletzenden Person. Ziel ist nicht, die erlebte Verletzung und den Schmerz zu vergessen, sondern die Art und Weise der heutigen Erinnerung zu verändern. Hierzu können sich Patient:innen z. B. mit folgenden Fragen befassen:

- Wie ist die Person aufgewachsen und was prägte sie?
- Wie sah das Leben der Person zum Zeitpunkt der Verletzung aus?
- Welchen persönlichen Problemen oder schwierigen Lebensumständen war die Person ausgesetzt?
- Erfolgte die Verletzung gezielt oder unabsichtlich?

Der Perspektivwechsel kann Verständnis und Mitgefühl fördern. Zusätzlich kann die Entscheidung getroffen werden, zukünftig auf Verhaltensweisen zu verzichten, welche die eigenen unangenehmen Emotionen (z. B. Wut, Groll) gegenüber der anderen Person aufrechterhalten. Solche Verzichtserklärungen können sein:

- nicht mehr abwertend über die Person vor anderen reden
- keine Schadenfreude, wenn es der Person schlecht geht
- die Person nicht mehr beschimpfen
- keine Rache an der Person üben

Innerlich wachsen
Ist der Vergebungsprozess fortgeschritten, können Patient:innen angeregt werden, zu reflektieren, welche positiven Auswirkungen der Prozess auf sie hat. Beispielsweise kann der Eindruck entstehen, über sich selbst hinausgewachsen zu sein. Auch die Entdeckung von Mitgefühl als menschliche Ressource oder der Eindruck, mit persönlichen Werten verbunden zu sein (z. B. Menschenwürde), kann als persönliche Reifung und innerliches Wachstum erlebt werden.

Anti-Grübel-Skill: Weisheit

Einige Personen reagieren auf ein belastendes, aber nicht ungewöhnliches, negatives Lebensereignis (z. B. Arbeitsplatzkonflikte, Scheidung) mit einer anhaltenden emotionalen Störung in Richtung Verbitterung. Der Psychiater und Psychologe Michael Linden führte 2003 den Begriff der *Posttraumatischen Verbitterungsstörung* hierfür ein. Ätiologisch ist relevant, dass das negative Ereignis als Kränkung sowie als Verstoß gegen bedeutsame Grundannahmen wahrgenommen wird (Linden, 2023). Der von Linden und anderen entwickelte Therapieansatz sieht unter anderem die sogenannte *Weisheitstherapie* vor. Die Interventionen fokussieren auf eine kognitive Neubewertung des negativen Ereignisses.

Methode der unlösbaren Probleme

Zur Förderung einer kognitiven Neubewertung werden mittels der *Methode der unlösbaren Probleme* (Linden, 2023) fiktive Probleme erörtert. Bei diesen Gedankenexperimenten erleben fiktive Protagonisten negative, nicht ungewöhnliche Ereignisse, die nicht mehr zu ändern sind. Diese fiktiven Probleme sollten keinen Bezug zum aktuellen Problem der Patient:innen haben, um die nötige emotionale Distanz für leichtere kognitive Neubewertung zu schaffen.

Beispiel

Frau M. hat sich dazu entschieden, aus der Kirche auszutreten. Als sie ihren katholischen Eltern erzählt, dass sie keine Organisation unterstützen könne, die »frauenfeindlich und homophob« sei, reagieren die Eltern entsetzt, verärgert und vorwurfsvoll.

Um sich mit dem »Opfer« zu identifizieren, werden Patient:innen angeleitet, aus der »Opferperspektive« alle Gedanken und Gefühle, auch schambesetzte oder sozial unerwünschte, zu äußern. Im Anschluss werden Perspektivwechsel angeleitet (z. B. Sicht des »Täters« / einer neutralen Person / einer profitierenden dritten Person / weiser Personen).

Perspektivwechsel anregen

- Welche Rolle spielen die Rahmenbedingungen (z. B. Eltern stammen aus einer Generation, in der es noch undenkbar war, aus einer Institution wie der Kirche auszutreten)?
- Welche Rolle spielen unterschiedliche, aber berechtigte Werte für das Handeln der anderen Personen (z. B. Religion, Loyalität)?
- Welche Rolle spielen die Gefühle und Motive der anderen Personen (z. B. neben Ärger sind die Eltern vielleicht in Sorge um die Tochter)?
- Advocatus-diaboli-Technik (z. B. »Eltern sollten immer die Überzeugung ihrer Kinder teilen, auch wenn diese komplett eigenen Überzeugungen widersprechen, oder?«).

Nachdem fiktive Fälle betrachtet wurden, wird geprüft, ob Patient:innen die Bewertung ihrer Situation ändern konnten. Haben Patient:innen Schwierigkeiten, sich von rigiden Ansprüchen, ein »Recht« auf Erfüllung persönlicher Wünsche und Lebensziele zu haben (z. B. Eltern müssten jede Entscheidung der Tochter unterstützen), zu distanzieren, erfolgt eine Neuausrichtung der Aufmerksamkeit.

Anti-Grübel-Skill: Weisheit

Neuausrichtung der Aufmerksamkeit

- **Sich von außen betrachten:** Wie wirkt das eigene Verhalten auf andere Personen? Welche Folgen hat das Verhalten? Erreicht man durch das Verhalten wirklich die gewünschten Folgen? Welche unerwünschten / negativen Folgen hat das eigene Verhalten?
- **Ziele mit Gelassenheit und Souveränität verfolgen:** Welche Verhaltensweisen würden zu mehr Gelassenheit und Souveränität führen?
- **Neuausrichtung des eigenen Verhaltens an langfristigen Zielen:** Welche Folgen hätte das aktuelle Verhalten langfristig und ist dies gewünscht? Welche Folgen sind stattdessen langfristig gewünscht? Wie möchte man im Alter rückschauend auf sich blicken?
- **Aufmerksamkeitslenkung auf Chancen**: Welche positiven Möglichkeiten könnte das negative Ereignis nach sich ziehen (z. B. Neupriorisierung persönlicher Werte)?

Ein weiterer kognitiver Ansatz der Weisheitstherapie ist die *Methode der prototypischen Problemlösenden* (Linden, 2023). Hier werden Patient:innen instruiert, sich in eine Person hineinzuversetzen, die sie für kompetent halten, das Problem zu lösen. Prototypische Problemlösende verfügen über Weisheit, wie scheinbar unlösbare Probleme, Schicksalsschläge, zu bewältigen sind.

Prototypische Problemlösende (adaptiert nach Linden, 2023)

- »Kennen Sie eine reale Person, die weise und kompetent wäre, die Situation zu bewältigen? Wie würde es dieser Person konkret gelingen, Ihre Situation zu lösen?«
- »Wie würde der Papst, der Dalai Lama oder eine andere religiöse Instanz die Situation bewältigen?«
- »Wie würde eine Person, die vollkommen rational auf die Situation blickt, diese bewältigen?«
- »Wie würde ein weiser, lebenserfahrener, 100-jähriger Mensch die Situation bewältigen?«

7 Emotionsfokussierte Techniken: Gefühle willkommen heißen

Patient:innen können Rumination als dysfunktionale Vermeidungsstrategie bei aversiven Emotionen (z. B. Angst, Traurigkeit) einsetzen. Das Kapitel befasst sich daher mit dem Abbau von Vermeidung gegenüber aversiven Emotionen.

Emotionen können auch selbst Anlass zum Grübeln geben. In diesem Zusammenhang spielen dysfunktionale Einstellungen zu Emotionen eine Rolle. Therapeut:innen finden in diesem Kapitel Materialien zum Aufbau günstiger Einstellungen.

Grübeln tritt vermehrt bei negativer Stimmung auf. Daher werden Strategien zur Förderung von positiven Emotionen dargestellt. Hierzu wird auf die Forschung von Barbara Fredrickson (2004), einer Pionierin in der wissenschaftlichen Untersuchung positiver Emotionen, zurückgegriffen. Auch populäre Interventionen der Positiven Psychologie (z. B. Dankbarkeitstagebuch, Was-ist-gut-gelaufen-Übung) werden vorgestellt. Zudem werden klassische Interventionen der Euthymen Therapie zur Förderung des positiven Erlebens herangezogen.

Abschließend wird mit dem Skill *Wise Mind* aus der Dialektisch-Behavioralen Therapie (DBT, Linehan, 1996) eine Intervention vorgestellt, bei der Patient:innen Verstand und Gefühl zugleich befragen können, anstatt über eine Situation zu grübeln.

Arbeits- und Informationsmaterial

INFO 49 Emotionsexposition
Wenn Rumination der Vermeidung aversiver Emotionen dient (primärer Krankheitsgewinn), ist es sinnvoll, diese Erlebnisvermeidung abzubauen. Expositionsverfahren sind hierzu geeignet. Im Speziellen wird die dialogbasierte Achtsamkeit zur Förderung des emotionalen Erlebens Therapeut:innen vorgestellt.

INFO 50 Spezifische Grübelthemen und ihre Modifikation: Emotionen
Therapeut:innen erhalten eine Anleitung, wie sie dysfunktionale Annahmen über Emotionen modifizieren können. Zudem werden adaptive Verhaltensstrategien im Umgang mit Emotionen als Anti-Grübel-Skill aufgezeigt.

INFO 51 Was Sie über Emotionen wissen sollten
Das Informationsblatt informiert Patient:innen über den Sinn von Emotionen und über Handlungsstrategien im Umgang mit ihnen.

INFO 52 Positive Emotionen aktivieren
Die Forschung von Barbara Fredrickson zu positiven Emotionen hat für Therapeut:innen praktische Relevanz zur Reduktion von Grübeln, ebenso Erkenntnisse der Positiven Psychologie wie von Martin Seligman. Es werden neben Informationen konkrete Übungen vorgestellt.

AB 35 Power-on: Wie Sie zehn positive Emotionen in Ihrem Leben aktivieren können
Auf diesem Arbeitsblatt werden zehn positive Emotionen beschrieben. In einer Tabelle können Patient:innen Beispiele sammeln, in welchen Situationen sie die jeweilige Emotion schon einmal erlebt haben. Anschließend werden alltagsrelevante Ideen notiert, wie die jeweilige Emotion häufiger erlebt werden kann.

INFO 53 Achtung Fallstricke! Vier Dinge, die positive Emotionen vertreiben oder verhindern
Patient:innen erfahren, worauf sie achten sollten, um positive Emotionen tatsächlich im Alltag vermehrt erleben zu können.

INFO 54 Euthymes Erleben fördern
Ein Genusstraining kann Patient:innen helfen, mehr angenehme Emotionen zu erleben und die Aufmerksamkeit auf Angenehmes und somit weg vom Grübeln zu lenken. Genussregeln und ein exemplarischer Behandlungsplan informieren Therapeut:innen, wie sie euthymes Erleben als Alternativreaktion zu Rumination etablieren können.

INFO 55 Anti-Grübel-Skill: Wise Mind
Dieses Infoblatt beschreibt und erläutert die Anwendung des Ansatzes *Wise Mind* (Linehan, 1996). Patient:innen können diesen Ansatz zur Problemlösung nutzen.

INFO 49 • T

Emotionsexposition

Besteht die Funktion der Rumination in der Vermeidung aversiver Emotionen oder Erinnerung an negative Erlebnisse, können Expositionsverfahren indiziert sein. Denn die abstrakte Denkweise des Grübelns distanziert Patient:innen von ihrem Erleben und verhindert eine detaillierte und emotionale Verarbeitung oder Habituation. Bei traumatischen Erlebnissen ist die *Kognitive Therapie der Posttraumatischen Belastungsstörung* indiziert (Ehlers, 2025).

Eine Form der Emotionsexposition in sensu bei nicht traumatischen Erlebnissen ist die *Dialogbasierte Achtsamkeitsmethode* (Desmond, 2016), bei der Patient:innen verbales Feedback während einer Imagination geben, worauf Therapeut:innen direkt reagieren und ein Dialog entsteht.

Dialogbasierte Achtsamkeit

(1) Imagination einer Situation, die aversive Emotionen auslöst (z. B. Angst in einer Prüfung)
(2) Exploration der Gefühle und Körperempfindungen
(3) Achtsames Wahrnehmen und Beobachten der Gefühle und Körperempfindungen, bis diese wieder nachlassen

Beispiel

T: Schließen Sie die Augen und stellen Sie sich eine Situation vor, in der Sie zuletzt ein unangenehmes Gefühl hatten und dann gegrübelt haben. Beschreiben Sie bitte die Situation!

P: Ich sitze zu Hause im Wohnzimmer. Plötzlich geht mir durch den Kopf, dass ich mich auf der Betriebsfeier vielleicht komisch verhalten habe und mich jetzt alle für einen Idioten halten.

T: Versuchen Sie, diesen Gedanken nur wahrzunehmen – ohne ihm zuzustimmen oder ihn abzulehnen. Konzentrieren Sie sich auf die Gefühle und Körperempfindungen, die ausgelöst sind. Welche Gefühle spüren Sie? Was bemerken Sie körperlich?

P: Ich spüre Angst. Mein Herz schlägt schneller, mir wird warm und ich spüre eine Enge in der Brust.

T: Nehmen Sie diese Empfindungen wahr, ohne sie ändern zu wollen.

P: Das ist unangenehm. Ich würde es lieber nicht spüren.

T: Das ist verständlich. Versuchen Sie, Ihre Angst zu spüren. Nehmen Sie wahr, wie Ihr Herz schneller schlägt, Ihnen warm wird, und konzentrieren Sie sich auf die Enge in der Brust. Was nehmen Sie jetzt wahr?

P: Es wird intensiver. Es fühlt sich schlecht an. Ich will es nicht weiter zulassen.

T: Nehmen Sie auch diesen Impuls wahr, dass Sie es nicht zulassen wollen. Versuchen Sie, die Empfindungen dennoch zuzulassen. Es kann sein, dass diese für kurze Zeit stärker werden, bevor sie abklingen. Möchten Sie es ausprobieren?

P: Okay, ich versuche es …

T: Denken Sie daran, dass es nicht darum geht, Gefühle auszulöschen. Es geht darum, alles zuzulassen und zu erleben, was passiert.

P: Es wird tatsächlich schwächer. Wenn ich nicht dagegen ankämpfe, wird es leichter mit der Zeit.

Alltagstransfer

Patient:innen werden angeleitet, im Alltag häufiger Emotionen zuzulassen als Alternative zum Grübeln.

INFO 50 • T

Spezifische Grübelthemen und ihre Modifikation: Emotionen

Unangenehme Emotionen (z. B. Angst, Ärger, Traurigkeit) können bei Patient:innen Anlass für Grübeln sein, z. B.:

Angstpatient:innen	»Die Angst ist ein Zeichen, dass etwas Schlimmes passieren könnte.«
Depressive Patient:innen	»Warum bin ich immer noch traurig?«

Dysfunktionale Annahmen über Emotionen

Um Grübeln zu reduzieren, kann es indiziert sein, dysfunktionale Annahmen über Emotionen zu modifizieren. Beispiele für dysfunktionale Annahmen sind:

- »Angst ist immer ein Anzeichen, dass eine Situation gefährlich ist.«
- »Wenn ich traurig bin, sollte ich mir immer Gedanken machen, warum ich traurig bin.«
- »Wenn ich verärgert bin, dann wollte die andere Person mich verletzen.«
- »Unangenehme Emotionen sollte man um jeden Preis vermeiden.«
- »Es ist wichtig, immer gut gelaunt und positiv zu bleiben.«
- Bei depressiven Patient:innen können zudem dysfunktionale Bewertungen ihrer emotionalen Beschwerden zum Grübeln anregen (s. **INFO 38** »Spezifische Grübelthemen: ›Es macht mich so depressiv, dass ich depressiv bin …‹«).

Modifikation dysfunktionaler Annahmen

Durch empirische und hedonistische Disputation werden die dysfunktionalen Annahmen über Emotionen modifiziert. Zudem ist Psychoedukation über Emotionen hilfreich (s. **INFO 51** »Was Sie über Emotionen wissen sollten«).

Sokratische Fragen

- Wozu sind Emotionen gut?
- Hat eine Emotion immer Recht?
- Wann ist es günstig, auf sein Gefühl zu hören, und wann ist dies ungünstig?
- Unangenehme Emotionen sind schmerzhaft. Warum haben so viele unangenehme Emotionen in der Evolution »überlebt«?
- Wie kann eine gute Zusammenarbeit zwischen Verstand und Gefühl aussehen?

Signal dechiffrieren

Statt zu grübeln, können Patient:innen lernen, das Signal einer Emotion zu identifizieren (s. **INFO 51** »Was Sie über Emotionen wissen sollten«). Dabei können Therapeut:innen betonen, dass es sich lediglich um Vorschläge unseres Gehirns handelt. Wir entscheiden selbst, ob das Signal in der aktuellen Situation sinnvoll und vernünftig ist.

Mit oder gegen?

Als praktikabler Anti-Grübel-Skill kann Patient:innen vermittelt werden, eine Entscheidung zu treffen, ob sie *mit* dem Gefühl oder *gegen* das Gefühl handeln möchten. Mit dem Gefühl zu handeln, bedeutet, das Signal der Emotion als situationsangemessen (adaptiv) anzusehen. Gegen das Gefühl zu handeln, bedeutet, das Signal der Emotion als situationsunangemessen (maladaptiv) anzusehen.

Was Sie über Emotionen wissen sollten

- Es gibt keine positiven oder negativen Emotionen.
- Keine Emotion ist besser oder schlechter.
- Alle Emotionen haben ursprünglich eine sinnvolle Funktion. Denn Emotionen sind Signale an uns, um schnell Informationen zu vermitteln. Diese Prozesse sind sogar schneller, als wir denken können. Denn bewusste Denkprozesse benötigen mehr Zeit.
- Emotionen sind ein schnelles Bewertungssystem für Situationen, das unserem Überleben dient.

Emotion	Signal
Angst	Es könnte eine Gefahr drohen.
Ärger	Es könnte eine Grenzverletzung stattgefunden haben.
Traurigkeit	Es könnte etwas fehlen. Wir könnten etwas vermissen.
Freude	Es könnte angenehm und gut für uns sein.
Scham	Wir könnten gegen soziale Regeln verstoßen und es könnte ein Ausschluss aus der Gruppe drohen.
Schuld	Wir könnten etwas getan haben, das eine andere Person verletzt / geschädigt hat. Es könnte drohen, dass sich die Beziehung zu der Person verschlechtert.

- Emotionen können »Recht haben«, also die Situation angemessen beurteilen (z. B. Angst, wenn wir die Straße überqueren und ein Auto auf uns zurast). Emotionen können aber auch »Unrecht haben«, also eine unpassende Bewertung der Situation liefern (z. B. Angst vor einem Herzinfarkt, wenn wir Herzklopfen spüren, obwohl wir gesund sind).
- Emotionale Beweisführung ist eine »Denktäuschung«, die uns anfällig dafür macht, mehr unseren Emotionen als den Fakten Recht zu geben.
- Wir können entscheiden, »mit dem Gefühl« zu handeln oder »gegen das Gefühl«. Unser Verstand hilft uns, die Situation zu bewerten und zu entscheiden, was für uns besser ist. Eine Analyse der kurz- und langfristigen Vor- / Nachteile einer Reaktion kann helfen. Aber auch eine Orientierung an unseren Zielen und Werten kann die Richtung der Entscheidung vorgeben.

Emotion	Handeln mit dem Gefühl	Handeln gegen das Gefühl
Angst	Fliehen, weglaufen	Sich der Situation stellen
Ärger	Kämpfen	Tolerieren, beruhigen, versöhnen
Traurigkeit	Sich zurückziehen und passiv werden	Sozialkontakte suchen und aktiv werden
Freude	Die Situation aufsuchen	Die Situation meiden
Scham	Sich vor anderen verstecken	Sich vor anderen zeigen
Schuld	Sich entschuldigen und es wiedergutmachen	Sich nicht entschuldigen, es nicht wiedergutmachen, sondern weitermachen

- Die Vermeidung unangenehmer Emotionen kann psychische Erkrankungen mitbedingen und aufrechterhalten.
- Unangenehme Emotionen sind Teil des Lebens. Es ist wichtig, diese Zustände akzeptieren und bewältigen zu können. Dann sind sie zwar schmerzhaft, aber vergänglich und erzeugen kein Leiden.

Positive Emotionen aktivieren

Die Psychologin Susan Nolen-Hoeksema (2006) zieht aus ihrer Ruminationsforschung unter anderem den Schluss, dass die Aktivierung positiver Emotionen eine hilfreiche Strategie gegen Grübeln darstellt.

Broaden-and-Build-Theorie

Pionierleistung auf dem Gebiet der positiven Emotionen leistete die Forscherin Barbara Fredrickson. Ihre *Broaden-and-Build*-Theorie (Fredrickson, 2004) könnte auch erklären, dass positive Emotionen wirksam gegen Grübeln sind. Fredrickson beschreibt zwei günstige Effekte positiver Emotionen:

- Sie erweitern *(broaden)* die Wahrnehmung und das Denken.
- Sie helfen, persönliche Ressourcen aufzubauen *(build)*.

Verschiedene Studien belegen die Erweiterung von Wahrnehmung und Denken durch positive Emotionen. So können positive Emotionen zu einem kreativen, flexiblen und für Informationen offenem Denken führen (Isen, 2000). Durch diesen Erweiterungseffekt wird das Repertoire an Gedanken und Verhaltensweisen vergrößert. Positive Emotionen erweitern sozusagen das Sehen von Möglichkeiten.

Die *Broaden-and-Build-Theorie* geht davon aus, dass durch die Eröffnung neuer Denk- und Verhaltensspielräume Menschen ihre persönlichen Ressourcen aufbauen können *(build)*. Positive Emotionen können nach Fredrickson positive Aufwärtsspiralen in Gang setzen: Positive Emotionen ermöglichen den Zugang zu Ressourcen, die eingesetzt werden und für Erfolgserlebnisse sorgen, was wiederum positive Emotionen hervorruft. Im Kontrast dazu ruft Grübeln negative Emotionen (z. B. Niedergeschlagenheit, Hilflosigkeit) und Passivität hervor und führt zu Abwärtsspiralen.

10 positive Emotionen

Fredrickson (2011) benannte in ihrer Forschung zehn positive Emotionen, die am weitesten verbreitet sind und die größten Effekte auf das Leben von Menschen haben. Mit Patient:innen können diese zehn positiven Emotionen näher erörtert werden (z. B. mit **AB 35** »Power-on: Wie Sie zehn positive Emotionen in Ihrem Leben aktivieren können«). Therapeut:innen können explorieren, welche bisherigen Situationen die jeweilige Emotion bei Patient:innen hervorgerufen haben. Anschließend können Ideen entwickelt werden, wie Patient:innen die einzelnen positiven Emotionen häufiger in ihrem Leben aktivieren können. Hierzu werden konkrete Verhaltensziele formuliert, um das Erleben von positiven Emotionen im Alltag wahrscheinlicher zu machen.

Fallstricke für positive Emotionen

Dysfunktionale Kognitionen, dysfunktionale Aufmerksamkeitsprozesse, mangelnde Motivation sowie Zeitmangel können das Erleben positiver Emotionen erschweren (Fredrickson, 2011). Dysfunktionale Kognitionen (z. B. »Erst die Arbeit, dann das Vergnügen.«) können unangenehme Emotionen wie Schuld und Scham auslösen und das positive Erleben überlagern. Dysfunktionale Aufmerksamkeitsprozesse wie exzessives Fokussieren auf persönliche To-do-Listen können positives Erleben verhindern. Mangelnde Motivation, sich etwas Gutes zu tun, z. B. aufgrund übermäßiger Leistungsmotivation, ist ebenfalls ungünstig. Schließlich ist es auch schwierig, positive Emotionen zu erleben, wenn man sich im Alltag keine Zeit hierfür nimmt (z. B. nur flüchtige Begrüßungs- und Abschiedsrituale in der Partnerschaft).

Auf die beschriebenen Hindernisse, die die Entstehung positiver Emotionen erschweren können, weist ein eigenes Informationsblatt Patient:innen hin (**INFO 53** »Achtung Fallstricke! Vier Dinge, die positive Emotionen vertreiben oder verhindern«).

Positive Emotionen aktivieren

Der Glücksquotient 3:1

Positive Emotionen sind meist nur von kurzer Dauer (Fredrickson, 2011). Daher empfiehlt Fredrickson, statt die Dauer von positiven Emotionen zu verlängern, besser die Häufigkeit positiver Emotionen im Alltag zu erhöhen.

Die Forschung fand ein günstiges Verhältnis zwischen positiven und negativen Emotionen heraus. Dieses Verhältnis wird in einem »positiven Quotienten« (die Häufigkeit positiver Emotionen in einer Zeitperiode geteilt durch die Häufigkeit negativer Emotionen in derselben Zeitperiode) ausgedrückt. Ab einem bestimmten Wert verfallen Personen in eine Abwärtsspirale aus negativem Denken und negativen Emotionen. Über diesem Wert jedoch befinden sich Personen in einer Aufwärtsspirale aus positivem Denken und positiven Emotionen. Ein Verhältnis von 3:1 kristallisierte sich als günstig für eine positive Lebenseinstellung heraus.

Patient:innen kann dieser »Glücksquotient« erläutert werden, um ihn als eine Art Daumenregel für den Alltag zu nutzen. Patient:innen sollten einerseits positive Momente in ihrem Leben bewusst wahrnehmen und positive Erlebnisse selbstständig planen. Nach negativen Erlebnissen sollten Patient:innen sich aktiv um drei positive Erlebnisse bemühen.

Beispiel

Nach einem Streit mit dem Partner tendiert eine Patientin zum ärgerlichen Grübeln. Sie erinnert sich an die 3:1-Daumenregel und plant drei positive Aktivitäten: Sie wird zunächst spazieren gehen, dann eine Folge ihrer Lieblingsserie ansehen und schließlich schauen, ob eine versöhnende, liebevolle Umarmung mit dem Partner möglich ist.

Den Moment verbessern

Fredrickson schlussfolgert aus ihrer Forschung, dass Menschen positive Emotionen bewusst »kultivieren« sollten (Fredrickson, 2004, S. 1375). Für die Praxis empfiehlt Fredrickson, positive Emotionen nicht in der Zukunft zu suchen, sondern im gegenwärtigen Augenblick. Statt sich zu fragen, wie man sein Leben glücklicher gestalten könnte, sollte man sich fragen, wie man den aktuellen Moment glücklicher gestalten könnte. Patient:innen können angeleitet werden, sich selbst häufiger diese Frage zu stellen.

Beispiel • Wie kann ich diesen Augenblick / diese Tätigkeit / diese Situation glücklicher / erfüllender / positiver für mich gestalten?

Zur Demonstration dieser Technik können Patient:innen während einer Therapiestunde nach ihrem aktuellen emotionalen Befinden gefragt werden. Sie sollen dies auf einer aufgezeichneten Skala (Null eingeschlossen) von -5 (sehr negativ) bis +5 (sehr positiv) mit einer Markierung einschätzen. Anschließend stellen Therapeut:innen die Frage, was Patient:innen jetzt tun könnten, um ihr Befinden um mindestens einen Punkt auf der Skala zu verbessern. Oder was würde das Befinden sogar um drei Punkte verbessern?

Wenn Patient:innen keine Ideen selbstständig generieren, können Therapeut:innen mit einem Vorschlag unterstützen (z. B. »Versuchen Sie, eine Sitzposition zu finden, die Sie als bequemer als die alte Sitzposition empfinden.«, »Wie wäre eine angeleitete Entspannungsübung?«).

Positive Emotionen aktivieren

Positiv-Liste

In einer Exploration können Therapeut:innen auch gezielt nach Aktivitäten fragen und eine Liste mit Situationen und Tätigkeiten erstellen, die positive Emotionen evozieren könnten (z. B. ein Comedy-Programm besuchen, sich eine Massage gönnen, auf einer Bank in der Sonne sitzen). Zur Exploration eignet sich auch die bekannte Liste angenehmer Aktivitäten von Martin Hautzinger (2013) sowie das daran angelehnte Kartenset »Positive Aktivitäten« (Gräßer & Hovermann, 2022).

Anstelle eines explorativen Gesprächs können Therapeut:innen ihren Patient:innen auch ein kleines Experiment vorschlagen. Dieses Experiment ist angelehnt an eine Studie, die Barbara Fredrickson mit ihrer Doktorandin Christine Branigan an über 100 Proband:innen durchführte (Fredrickson, 2011, S. 78 ff.). Die Studie demonstrierte, dass Proband:innen, bei denen Freude aktiviert wurde, mehr Ideen generierten als Proband:innen, die sich in einer neutralen, ärgerlichen oder ängstlichen Stimmung befanden. Fredrickson bezeichnet diesen Effekt als den »Broaden-Effekt« positiver Emotionen.

Experiment in der Therapiestunde

»Schließen Sie, wenn möglich, die Augen und stellen Sie sich ein freudiges Ereignis aus Ihrem Leben vor. Versuchen Sie, ein lebhaftes Bild von diesem Ereignis aufkommen zu lassen. Beschreiben Sie bitte die Szene. Beschreiben Sie auch, was Sie sehen, hören, riechen, schmecken, spüren. … (*Sobald die Szene die Emotion Freude ausgelöst hat, dieses Gefühl weiter körperlich explorieren / verankern.*) Versuchen Sie, das Gefühl der Freude im Körper zu spüren. Was nehmen Sie wahr? … Dann lassen Sie nun langsam das Bild verblassen und öffnen wieder die Augen. Nehmen Sie sich noch einen Augenblick, sich zu strecken. Wenn Sie wieder wach und klar sind, habe ich eine Aufgabe für Sie … Stellen Sie sich nochmal das freudige Gefühl von eben vor. Dann notieren Sie bitte auf einem Zettel, was Sie gerne tun würden, wenn Sie eine halbe Stunde freie Zeit zur Verfügung hätten.«

Mikro-Momente kultivieren

Positive Emotionen sind kurzlebig und können daher leicht übersehen werden (Fredrickson, 2011). Fredrickson spricht von Mikro-Momenten (*micro-moments*), in denen positive Emotionen erlebt werden, wenn Menschen untereinander eine aufrichtig positive Empfindung teilen (z. B. herzhaftes gemeinsames Lachen, liebevolle Umarmung).

Patient:innen können bewusst solche Mikro-Momente und die ausgelösten positiven Empfindungen wahrnehmen. Therapeut:innen können hierzu Patient:innen das Konzept der Mikro-Momente erläutern. Anschließend sollen Patient:innen in der folgenden Woche bis zur nächsten Therapiestunde gezielt nach Mikro-Momenten in ihrem Alltag suchen und sich ggf. Notizen machen. Hierzu sollten Patient:innen auch Beispiele erhalten, wie sie Mikro-Momente kultivieren können, z. B. indem sie …

- einem bekannten oder unbekannten Menschen ein aufmerksames Lächeln schenken.
- einem Menschen mit ihrer ganzen Präsenz und Hingabe zuhören.
- einen geliebten Menschen achtsam umarmen.
- jemandem ein kleines Geschenk machen (z. B. einer Arbeitskollegin eine Blume aus der Mittagspause mitbringen).
- sich großzügig gegenüber einem anderen Menschen zeigen (z. B. einer fremden Person den mit einem Euro geliehenen Einkaufswagen »einfach so« überlassen).

Positive Emotionen aktivieren

Patient:innen sollen in diesen Mikro-Momenten bewusst beobachten …
- wie die andere Person reagiert (Mimik, Gestik, Verhalten),
- welche Emotionen und Körperreaktionen sie selbst empfinden,
- welche Gedanken ihnen kommen.

In den folgenden Therapiestunden erfragen Therapeut:innen zu Stundenbeginn jeweils, welche Mikro-Momente in der letzten Woche bewusst aufgesucht, aktiv gestaltet und erlebt wurden.

Was-ist-gut-gelaufen-Übung

Der Psychologe Martin Seligman, Mitbegründer der *Positiven Psychologie*, entwickelte die Was-ist-gut-gelaufen-Übung als Möglichkeit, psychisches Wohlbefinden zu verbessern (Seligman, 2011).

Patient:innen sollen sich jeden Abend folgende zwei Fragen stellen und ihre Antworten notieren:
(1) Welche drei Dinge sind heute gut gelaufen?
(2) Warum sind diese Dinge gut gelaufen? (oder: Wie habe *ich* dazu beigetragen?)

Die Übung sollte zunächst in einer Therapiestunde eingeführt und erprobt werden. Dabei können Therapeut:innen …
- Patient:innen ermutigen, geduldig nach positiven Erlebnissen zu suchen.
- betonen, dass es normal ist, wenn die Übung anfangs schwerfällt, und so dysfunktionalen Kognitionen von Patient:innen entgegenwirken (z. B. »Mir fällt nichts Positives ein. Das beweist, dass in meinem Leben nur Negatives vorkommt.«).
- im Suchprozess unterstützen und korrigierend eingreifen, indem sie vorschlagen, auch an »Selbstverständliches« zu denken (z. B. die Kinder morgen für den Kindergarten fertig machen).
- sokratisch disputierend eingreifen, wenn Patient:innen dazu tendieren, positive Erlebnisse abzuwerten.
- darauf achten, dass Patient:innen internale statt externale Attributionen vornehmen, warum Dinge gut gelaufen sind (s. Beispiel im Kasten).

Beispiel • Internale Attributionen fördern: Wie habe *ich* dazu beigetragen?

»Heute ist gut gelaufen, dass ich eine schöne Mittagspause im Stadtpark hatte.«
- **Externale Attribution:** »Ich hatte eine schöne Mittagspause, weil die Sonne zufällig schien.«
- **Internale Attribution:** »Ich hatte eine schöne Mittagspause, weil ich mich aufgerafft habe, rauszugehen.« Eine internale Attribution bei der Was-ist-gut-gelaufen-Übung kann Selbstwirksamkeits- und Kontrollerleben begünstigen.

Dankbarkeitstagebuch

Patient:innen können täglich Erlebnisse aufschreiben, für die sie Dankbarkeit empfinden (Seligman, 2011). Günstig ist es, wenn es nicht nur drei Stichpunkte sind, sondern die Szene wie in einem Tagebuch detailliert beschrieben wird. So gleicht es einer schriftlichen Imagination des Erlebten und aktiviert noch einmal die positiven Emotionen.

Power-on: Wie Sie zehn positive Emotionen in Ihrem Leben aktivieren können

Emotion	Beschreibung (nach Fredrickson, 2011)	In welchen Situationen habe ich die Emotion erlebt?	Wie kann ich die Emotion häufiger erleben?
Beispiel: Freude		Als ich einer Freundin vorgeschlagen habe, wir könnten mal wieder gemeinsam essen gehen, und sie »ja« gesagt hat.	Einmal in der Woche einer Freundin eine Textnachricht schreiben und fragen, ob sie Zeit hat, etwas mit mir zu unternehmen.
Freude	Ereignisse haben positive Folgen für uns (z. B. ein Geschenk bekommen, eine Gehaltserhöhung erhalten)		
Dankbarkeit	Bemerken, wenn eine Person uns eine Freude machen möchte oder wenn wir bemerken, dass etwas nicht selbstverständlich, sondern ein Geschenk ist (z. B. körperliche Gesundheit, liebevolle Partnerschaft)		
Heiterkeit	Eine Situation genießen wollen, weil sie angenehm ist und einen zufriedenstellt		
Interesse	Eine neue oder unerwartete Situation zieht Aufmerksamkeit auf sich und man verspürt den Drang, zu erkunden und zu erforschen, wodurch Wissen und Fähigkeiten neu erworben werden können.		
Hoffnung	In unangenehmen und unsicheren Situationen überzeugt sein, dass sich Situationen verändern können; sich eine positive Zukunft vorstellen und Energie verspüren, um mit den eigenen Fähigkeiten etwas zu verbessern		

Power-on: Wie Sie zehn positive Emotionen in Ihrem Leben aktivieren können

Emotion	Beschreibung (nach Fredrickson, 2011)	In welchen Situationen habe ich die Emotion erlebt?	Wie kann ich die Emotion häufiger erleben?
Stolz	Durch eigene Leistung und Anstrengung einen Erfolg haben oder erleben, dass man für eine andere Person von Bedeutung ist		
Vergnügen	In einer Situation den starken Drang verspüren, zu lachen; häufig auch in Verbindung mit dem Bedürfnis, gemeinsam mit anderen zu lachen (z. B. beim Witzeerzählen)		
Inspiration	Eine Person zeigt ein Verhalten oder eine Leistung, die den Drang weckt, das Verhalten und die Leistung zu würdigen und auch danach zu streben		
Ehrfurcht	Von etwas »Großartigem« ergriffen sein und sich einerseits als »klein und bescheiden«, andererseits als Teil eines »großen Ganzen« erleben (z. B. Naturschauspiele wie Sonnenuntergänge erleben oder charismatischen Persönlichkeiten begegnen)		
Liebe	Liebe in der Beziehung zu anderen Personen umfasst alle bereits genannten positiven Emotionen (Freude, Dankbarkeit, Heiterkeit, Interesse, Hoffnung, Stolz, Vergnügen, Inspiration, Ehrfurcht); tritt in sicheren und oft sehr nahen Beziehungen auf; das Gefühl sorgt für Bindung, Vertrauen und Intimität		

Achtung Fallstricke! Vier Dinge, die positive Emotionen vertreiben oder verhindern

Mit bestimmten Verhaltensweisen können Sie leider die Auftretenswahrscheinlichkeit positiver Emotionen in Ihrem Alltag verringern. Gut zu wissen, worauf Sie achten sollten (angelehnt an Fredrickson, 2011)!

(1) Killergedanken
Manche Gedanken können positive Emotionen schnell zunichtemachen. Stellen Sie sich vor, Sie gönnen sich nach einem anstrengenden Arbeitstag eine Erholung in der Abendsonne auf Ihrer Terrasse. Da kommt Ihnen der Gedanke, dass es nicht in Ordnung ist, hier herumzusitzen, wenn doch das Geschirr vom Frühstück noch nicht einmal in die Spülmaschine geräumt ist.
Tipp: Entwickeln Sie in der Psychotherapie hilfreiche Gedanken und lernen Sie Techniken zur Distanzierung von Killergedanken.

(2) Negativem mehr Aufmerksamkeit schenken
Die Art und Weise, wie und worauf wir unsere Aufmerksamkeit lenken, beeinflusst die Wahrnehmung und das Erleben positiver Emotionen. Stellen Sie sich vor, Sie haben eine berufliche Präsentation gehalten und 19 Kolleg:innen äußern sich positiv über Ihren Vortrag. Nur diese eine Kollegin äußert sich kritisch. Schenken Sie dem kritischen Kommentar übermäßig viel Aufmerksamkeit, verhindern Sie positive Emotionen wie Freude und Stolz.
Tipp: Lernen Sie in der Psychotherapie, Ihre Aufmerksamkeit bewusst zu steuern.

(3) Null Bock
Leider sind wir manchmal nicht motiviert, positiven Emotionen Raum und Zeit in unserem Leben zu geben. Stellen Sie sich vor, Ihnen wäre es immer wichtiger, die Wohnung aufzuräumen, statt sich mit Freund:innen am Badesee zu treffen. Wenn Sie nicht bereit sind, Vergnügen, Freude und Heiterkeit auch einmal Priorität vor Ordnung in der Wohnung zu geben, berauben Sie sich der Chance, positive Emotionen zu erfahren.
Tipp: Überdenken Sie in der Psychotherapie Ihre Ziele und Werte im Leben. Streben Sie Veränderungen an, die mehr positives Erleben in Ihrem Leben erlauben.

(4) Keine Zeit
Oft sind wir im Alltag mit der Erledigung von To-do-Listen und Verpflichtungen beschäftigt, sodass wir scheinbar keine Zeit haben für die angenehmen Dinge im Leben. Manchmal nehmen wir uns auch nicht ausreichend Zeit, um angenehme Dinge in unserem Alltag wahrzunehmen und wertzuschätzen.

Stellen Sie sich vor, Sie sind nachmittags mit Ihrem Elterntaxi unterwegs, um die Kinder von der Schule abzuholen und zu Freizeitaktivitäten zu fahren. Beim Aussteigen aus dem Auto vor der Musikschule erzählt Ihre Tochter Ihnen stolz, wie sie vormittags in der Schule den Mut aufbrachte, ein Gedicht an der Tafel stehend vor der ganzen Klasse vorzutragen. Wenn Sie sich keine Zeit nehmen, das positive Erlebnis zu würdigen oder es nur kurz abhandeln, nehmen Sie sich die Möglichkeit, gemeinsam Freude, Stolz und Liebe zu erfahren.
Tipp: Nehmen Sie sich Zeit, um positive Emotionen auszukosten.

Euthymes Erleben fördern

Euthyme Therapie (Genusstherapie) hat das Ziel, positives Erleben zu fördern. Übergeordnete Ziele sind das Erlernen von Selbstfürsorge sowie die Förderung einer hedonistischen Lebenseinstellung. Die Psycholog:innen Rainer Lutz und Eva Koppenhöfer veröffentlichten 1983 ein verhaltenstherapeutisches Programm zum Aufbau von euthymen Verhaltensweisen (»Die kleine Schule des Genießens«). In der euthymen Therapie können Patient:innen mit Rumination lernen, die Aufmerksamkeit von ihren Gedanken weg auf angenehme Situationen zu lenken. Patient:innen können lernen, ihre Wahrnehmung durch eine Differenzierung der Sinne für Positives zu schulen. Auf diesem Weg können Patient:innen wieder mehr positive Emotionen erleben und deprimierte Stimmungen, die wiederum vulnerabel für negatives Denken und Grübeln machen, besser regulieren.

Erst mal schnuppern!

In der Anwendung mit klinischen Populationen wird für ein Genusstraining in der Regel mit dem Geruchssinn begonnen, da andere Sinnesbereiche zunächst mit mehr Schwierigkeiten verbunden sein können. So kann z. B. der Geschmackssinn während einer Depression reduziert oder bei Essstörungen das Schmecken negativ konnotiert sein. Nach dem Geruchssinn folgen der Reihe nach: der Tastsinn, der Geschmackssinn, der Sehsinn und schließlich der Hörsinn.

Genussregeln

Das Erörtern von sogenannten Genussregeln soll Patient:innen zu genussförderlichem Verhalten anleiten.

(1) Genuss braucht Zeit. (Bewusst ausreichend Zeit für Genuss einplanen)
(2) Genuss muss erlaubt sein. (Genuss als Selbstfürsorge ansehen, Genussverbote abbauen)
(3) Genuss geht nicht nebenbei. (Sich vollkommen auf eine genussvolle Sache konzentrieren)
(4) Genuss ist individuell. (Persönliche Vorlieben entdecken)
(5) Weniger ist mehr. (Maß halten und nicht übermäßig konsumieren)
(6) Ohne Erfahrung kein Genuss. (Die Sinne schulen)
(7) Genuss ist alltäglich. (Im Alltag Genussmomente entdecken, erleben und einplanen)

Exemplarischer Behandlungsplan bei Rumination

(1) Definition von euthymem Erleben und Psychoedukation bzgl. Stimmungsabhängigkeit von Grübeln
(2) Therapierational vermitteln: Euthymes Erleben kann helfen, die Aufmerksamkeit weg von Grübeln zu lenken und präventiv für Grübeln nicht mehr so anfällig zu sein, weil es die Stimmung reguliert
(3) Genussregeln erläutern, ggf. sokratische Disputation von genusshinderlichen Annahmen
(4) Genussübung zum Riechen sowie zu anderen Sinnen

Alltagstransfer

- Genussvolle Aktivitäten im Alltag planen
- Zu Stundenbeginn immer nach genussvollen Erlebnissen fragen

INFO 55 • T

Anti-Grübel-Skill: Wise Mind

Das Leben hält viele Situationen für uns bereit, in denen wir besser weise entscheiden. Dafür ist es wichtig, Vernunft und Emotion zu berücksichtigen. Es kann sinnvoll sein, Patient:innen mit Rumination darin zu unterrichten, wie sie Vernunft und Emotion in Einklang bringen können, statt über etwas zu grübeln.

Die prototypischen Problemlösenden der Weisheitstherapie (Linden, 2023; s. **INFO 48** »Anti-Grübel-Skill: Weisheit«) sind diesbezüglich ein Ansatz. Ein weiterer Ansatz kommt aus der Dialektisch-Behavioralen Therapie (DBT). Marsha Linehan (1996) benutzt den Begriff »Wise Mind«. Sie unterscheidet darüber hinaus zwischen »Reasonable Mind« und »Emotion Mind«.

Reasonable Mind (Verstand)	Der Anteil einer Person, der sich auf Fakten, Vernunft, Logik und Pragmatismus konzentriert und dabei Gefühle und Werte weniger gewichtet.
Emotion Mind (Gefühl)	Der Anteil, der sich auf Gefühle, Stimmungen und Impulse fokussiert, dabei Logik und langfristige Ziele weniger sieht.
Wise Mind (innere Weisheit / Intuitives Verstehen und Wissen)	Die Schnittstelle beider Anteile. Verstand und Emotion werden zusammengeführt, um hilfreiche Entscheidungen zu treffen.

Linehan kommuniziert gegenüber Patient:innen das Vertrauen und die Zuversicht, dass jede Person diesen weisen Anteil in sich trägt und diesen Anteil nutzen kann (Linehan, 1996, S. 81).

Die innere Weisheit befragen (adaptiert nach Linehan, 1996, S. 82)
»Konzentrieren Sie sich auf Ihren Atem. Verfolgen Sie aufmerksam das Ein- und Ausatmen … Immer wieder nur ein und aus … Stellen Sie dann eine Frage an Ihre innere Weisheit. Das ist der Anteil in Ihnen, der Verstand und Gefühl gleichermaßen berücksichtigt. Geben Sie sich nicht sofort selbst die Antwort. Warten Sie ein- und ausatmend auf eine Antwort. Schauen Sie neugierig, welche Antwort Ihre innere Weisheit gibt.«

Beispiel

Eine Patientin steht vor einer wichtigen Prüfung in ihrem Studium. Der Verstand sagt ihr, was es zu lernen gilt und dass die Prüfung wichtig ist, um ihr langfristiges Ziel, Tierärztin zu werden, zu erreichen. Das Gefühl sagt ihr, sie solle sich krank melden, weil sie Panik vor der Prüfung empfindet. Sie grübelt tagelang und prokrastiniert das Lernen. Ihre Therapeut:in schlägt vor, die innere Weisheit zu befragen. Nach einer angeleiteten Atemübung konzentriert sich die Patientin auf die Frage, wie sie mit der anstehenden Prüfung umgehen soll. Schließlich findet sie für sich eine Antwort: »Meine Panik zeigt mir, wie wichtig die Prüfung ist und dass ich noch nicht genug gelernt habe. Mein Verstand weiß, dass ich diese Prüfung benötige, um Tierärztin zu werden, was ein Lebenstraum von mir ist. Ich werde mir also einen Lernplan erstellen und danach täglich lernen. Ich werde mich anstrengen, tief durchatmen bei Panik und mir sagen, dass der Stress es wert ist, weil ich Tierärztin werden will.«

8 Verhaltensfokussierte Techniken: Machen statt Denken

Der Schlüssel zur Modifikation von Rumination liegt – wie so oft in der Psychotherapie – im Aufbau von Alternativverhalten. Ausgehend von einem individuellen Behandlungsplan (s. **AB 7** »Behandlungsplan«, Kapitel 1) bietet dieses Kapitel eine Vielfalt an Interventionen, um Verhaltensdefizite bei Patient:innen zu reduzieren. Darunter sind als »Klassiker« der Psychotherapie Methoden der Zielsetzung sowie Problemlösung.

Ergänzt werden diese klassischen Interventionen durch neuere Ansätze wie die *Kontingenzpläne* aus der Ruminationsfokussierten Kognitiven Verhaltenstherapie (Watkins, 2018).

Anschließend wird es um Basics in der Regulation von Stimmung und Stress und damit auch in der Grübelregulation gehen: Tagesstrukturierung und Entspannungsmethoden.

Darüber hinaus zählen zu den wirksamen Interventionen bei Rumination Stimuluskontrolltechniken. Diese werden umfassend erläutert und praktische Implikationen für Patient:innen dargelegt (z. B. die Vereinbarung von »Grübel-Dates«).

Da Rumination und Schlafstörungen häufig assoziiert sind, werden zu diesem Thema separate Informationen und Techniken zusammengefasst.

Das Kapitel schließt mit Anregungen zum Aufbau sozialer Kompetenzen. Grübeln Patient:innen, weil ihnen Kompetenzen zum Regulieren sozialer Beziehungen und zur Klärung von Konflikten fehlen, sind hier entsprechende Rollenspiele zum Aufbau dieser Kompetenzen geeignet.

Arbeits- und Informationsmaterial

INFO 56 Anti-Grübel-Skill: Richtig Ziele setzen
Therapeut:innen erhalten eine Übersicht über Kriterien, die helfen, günstige Ziele zu setzen. Zudem wird auf Fallstricke bei der Formulierung von Zielen hingewiesen.

AB 36 Ziele setzen: Wohin soll die Reise gehen?
Auf diesem Arbeitsblatt können Patient:innen die besprochenen Kriterien zur Zielformulierung anwenden und den Verlauf der Zielerreichung beobachten.

INFO 57 Anti-Grübel-Skill: Problemlösetraining
Das Problemlösetraining wird Therapeut:innen schrittweise mit zu beachtenden Aspekten und Fallstricken bezüglich Rumination nähergebracht.

AB 37 Fünf Schritte zur Problemlösung
Patient:innen können sich hier schriftlich mit ihren Problemen auseinandersetzen, anstatt zu grübeln. Hierbei werden sie schrittweise durch den Problemlöseprozess geleitet.

INFO 58 Kontingenzpläne (Wenn-dann-Pläne)
Das Informationsblatt informiert darüber, wie Therapeut:innen Kontingenzpläne mit ihren Patient:innen entwickeln können. Diese Pläne leiten Patient:innen an, bei Warnsignalen / Auslösern oder wenn Grübeln bereits gestartet ist, Alternativverhalten einzuüben.

AB 38 Wenn-dann-Pläne
Bereits während der Therapiestunde oder als Hausaufgabe können Patient:innen mithilfe dieses Arbeitsblatts ihre Kontingenzpläne schriftlich fixieren, um sie anschließend im Alltag einzuüben.

INFO 59 Anti-Grübel-Skill: Aufbau einer ausgewogenen Tagesstruktur
Zur Stimmungs- und Stressregulation und damit auch zur Grübelregulation ist eine ausgewogene Tagesstruktur sinnvoll. Therapeut:innen erhalten Informationen, unter welchen Aspekten sie die Tagesstruktur ihrer Patient:innen betrachten sollten.

AB 39 Mein Wochenplan
Das Arbeitsblatt hilft Patient:innen, ihre Tagesstruktur zu beobachten und zu planen.

INFO 60 Entspannung to go: Angewandte Entspannung
Therapeut:innen lernen die Angewandte Entspannung schrittweise kennen. Ziel ist es, sich bei Warnsignalen für Grübeln zu entspannen.

AB 40 Immer schön locker bleiben!
Das Übungsprotokoll fasst individuelle Warnsignale, bei denen zukünftig Entspannung angewendet werden soll, zusammen. Zudem können Patient:innen ihre Fortschritte, aber auch Hindernisse und Schwierigkeiten beim Erlernen der Angewandten Entspannung beobachten und ihren Therapeut:innen rückmelden.

INFO 61 Die guten alten Basics der Verhaltenstherapie: Stimuluskontrolltechniken
Auf diesem Informationsblatt erhalten Therapeut:innen Anleitung für verschiedene Stimuluskontrolltechniken, um Grübeln zu verringern. Unter anderem wird der Gedankenaufschub vorgestellt.

AB 41 Daten Sie Ihre Grübeleien!
Patient:innen erhalten hier Anleitung für die Mach-ich-später-Technik (Gedankenaufschub). Des Weiteren leiten Fragen zu metakognitiven Erkenntnissen (z. B. Gedanken / Gefühle sind vergänglich, Gedanken / Gefühle sind nicht immer bedeutsam), zur Wirksamkeitskontrolle sowie zu hilfreichen Techniken zur Aufmerksamkeitslenkung an.

INFO 62 Rumination bei Schlafstörungen
Therapeut:innen erfahren, wie sie Rumination bei Schlafstörungen behandeln können. Dazu zählt die Modifikation schlafhinderlicher Kognitionen, der Abbau von schlafstörendem Verhalten sowie die Arousalreduktion.

INFO 63 Schwarzsehen ist besonders leicht, wenn es dunkel ist
Patient:innen erhalten Tipps zum Umgang mit Schlafstörungen. Insbesondere werden Stimuluskontrolltechniken und die Regeln zur Schlafhygiene vorgestellt.

INFO 64 Soziale Kompetenz als Antwort auf Rumination
Therapeut:innen finden hier eine Übersicht über Bereiche der sozialen Kompetenz und welche Defizite bei Patient:innen mit Rumination vorliegen können. Anhand dessen können Therapeut:innen Rollenspiele planen.

Anti-Grübel-Skill: Richtig Ziele setzen

Menschen können sich angesichts problematischer Lebenssituationen überfordert und hilflos fühlen, wenn sie die Lage als bedrohlich und als die eigenen Ressourcen übersteigend bewerten (s. *Transaktionales Stressmodell,* Lazarus & Folkman, 1984). Hilflosigkeitserleben kann Rumination mitbedingen. Umgekehrt kann Rumination wiederum Hilflosigkeitserleben, deprimierte Stimmung und Demotivation bewirken. Dadurch entstehen Teufelskreise. Zielsetzung und zielgerichtetes Handeln können diese Teufelskreise durchbrechen.

Zielsetzungstheorie

Nach der *Zielsetzungstheorie* von Edwin Locke und Gary Latham (1990) sind Ziele bedeutsam, um Personen zum Handeln zu motivieren. Patient:innen können jedoch Schwierigkeiten haben, sich Ziele zu setzen. Einerseits aufgrund von Selbstmanagementdefiziten im Bereich der Zielklärung und -setzung, andererseits können vorhandene Selbstmanagementkompetenzen durch deprimierte Stimmung schwerer abrufbar sein. Psychotherapie kann durch Aufbau von Selbstmanagementkompetenzen im Bereich Zielklärung und -setzung helfen (Kanfer et al., 2006, S. 381).

Wie sollten gute Ziele formuliert sein?

Motivierende Ziele weisen eine Reihe von Merkmalen auf (z. B. Locke & Latham, 1990). Diese Kriterien können Patient:innen vermittelt werden:

(1) Ziele sollten positiv in Form von Annäherungszielen formuliert sein.

Es sollte sprachlich oder bildlich ausgedrückt werden, welcher Zustand angestrebt wird (Annäherungsziel, z. B. »Ich will Freundschaften aufbauen.«). Ungünstig sind hingegen Vermeidungsziele (»Nicht-Ziele«, z. B. »Ich will nicht mehr einsam sein.«). Besonders zu beachten sind versteckte Vermeidungsziele (z. B. »Ich will angstfrei werden.«).

Neurobiologischer Hintergrund ist, dass unser Gehirn das Wörtchen »nicht« nicht kennt. Bei derartigen Formulierungen werden gedankliche oder bildliche Vorstellungen des Verneinten produziert. Ein neuronales Netz wird aktiviert, das ungünstig ist.

Beispiel • Annäherungsziele entwickeln mit einer »MiniMax-Intervention« (Prior, 2025)

P: Ich will nicht mehr so viel grübeln.
T: *Sondern?*

(2) Ziele sollten konkret formuliert sein.

Genaue Beschreibungen des Zielzustandes helfen, Handlungspläne zu entwickeln. Das Gegenteil sind diffuse Zielformulierungen (z. B. »Mir soll es besser gehen.«). Durch Konkretisierung werden Ziele zudem überprüfbar (z. B. »Ich will wieder Freude empfinden, wenn ich mit meinen Kindern spiele.«). Diffuse Zielformulierungen lassen ungünstige Interpretationsspielräume, die entsprechend tendenziell eher misserfolgsorientierte Personen zu negativen Bewertungen anregen.

Anti-Grübel-Skill: Richtig Ziele setzen

(3) Ziele sollten realistisch und angemessen sein.
Das Festhalten an utopischen Zielen kann kurzfristig unangenehme Emotionen verringern, aber langfristig mit negativen Folgen einhergehen.

Unrealistisches Ziel	»Ich will von meiner demenzkranken Mutter bedingungslose Liebe erfahren.«
Realistisches Ziel	»Ich will meine Freundschaften vertiefen, indem ich häufiger meine Gefühle äußere.«

Die Aufteilung eines übergeordneten Ziels in Teilziele kann helfen, Ziele realistisch zu gestalten. Orientieren sich Teilziele an erreichbaren möglichen Schritten (»Politik der kleinen Schritte«), ist dies günstig, um motiviert zu bleiben – vor allem bei komplexen und langfristigen Zielen.

Veranschaulichung der »Politik der kleinen Schritte«

In Michael Endes Roman »Momo« (1973) erzählt Beppo, der Straßenkehrer, wie er es schafft, lange Straßen zu fegen. Er verrät seiner Freundin Momo, dass man immer nur an den nächsten Besenstrich denken dürfe. Therapeut:innen können die entsprechende Textpassage in der Therapiestunde vorlesen oder das Bild als Metapher nutzen (Ende, 1973, S. 40 f.).

(4) Ziele sollten von der jeweiligen Person kontrollierbar sein.
Ziele sollten so formuliert werden, dass eine Person sie auch durch eigenes Verhalten erreichen kann. In dem Gelassenheitsgebet, das die Selbsthilfegruppen der »Anonymen Alkoholiker« (AA) verwenden und das dem Theologen Reinhold Niebuhr zugeschrieben wird, drückt sich diese Kontrollierbarkeit treffend aus: Mit Gelassenheit sollen Umstände, die nicht veränderbar sind, akzeptiert werden, veränderbare Umstände jedoch angegangen werden, wobei klug zwischen beiden Kategorien unterschieden werden solle (https://de.wikipedia.org/wiki/Gelassenheitsgebet).

Was sind weitere förderliche Aspekte zur Zielerreichung?

(5) Ziele sollten regelmäßig überprüft werden.
Es sollte überprüft werden, ob Ziele oder Teilziele erreicht wurden. Dieser Prozess ist für Fehlbewertungen anfällig, wenn Patient:innen nachträglich die Kriterien ändern, wann ein Ziel als erreicht gilt.

Beispiel

Eine sozialphobische Patientin setzt sich zum Ziel, zwei Personen auf einer Party anzusprechen, was ihr auch gelingt. Weil sie aber einen attraktiven Mann nicht ansprechen konnte, denkt sie, versagt zu haben.

Anti-Grübel-Skill: Richtig Ziele setzen

(6) Ziele sollten flexibel bleiben.
Ziele sollten verbindlich, aber nicht rigide sein. Aufgrund neuer Informationen oder Lebensumstände kann es sinnvoll sein, frühere Ziele anzupassen oder sogar aufzugeben. Patient:innen sollten regelmäßig prüfen, ob ihre Ziele noch angemessen sind. Insbesondere Patient:innen mit klinischem Perfektionismus tendieren zu hohen und rigiden Zielen, was zu Depressivität oder Zwanghaftigkeit führen kann (Altstötter-Gleich & Geisler, 2018).

Beispiel

Ein Patient will bis zur nächsten Therapiestunde fünf Seiten seiner Masterarbeit schreiben, erkrankt aber mit Fieber und erreicht das Ziel nicht. Dennoch denkt er, faul gewesen zu sein.

(7) Soziale Unterstützung sollte genutzt werden.
Patient:innen können ermutigt werden, soziale Unterstützung zur Zielerreichung zu mobilisieren. Einerseits steigt das *Commitment* (Selbstverpflichtung) gegenüber dem formulierten Ziel, wenn eine Person es öffentlich in ihrem sozialen Netz äußert. Andererseits können Personen emotionale und praktische Unterstützung erhalten und so Ziele leichter erreichen.

Fallstricke bei Zielen

Dysfunktionale Annahmen über Misserfolg. Es ist wichtig, Misserfolge und Rückschritte bewältigen zu können, um seine Ziele zu erreichen. Dysfunktionale Annahmen (z. B. »Scheitern zeigt, dass alles umsonst war.«) können hier im Weg stehen. Daher sollten Misserfolge entkatastrophisiert werden. Die Grübelforscherin Susan Nolen-Hoeksema empfiehlt den Aufbau einer Erfolgs- statt Misserfolgsorientierung (siehe *Growth Mindset* vs. *Fixed Mindset* von Carol Dweck, **INFO 43** »Anti-Grübel-Skill: Growth Mindset«). Funktionale Einstellungen (z. B. »Aus Misserfolgen kann ich lernen.«) und Verhaltensstrategien (z. B. Fehleranalyse) sollten aufgebaut werden.
Selbstinfiltration. Ziele sollten eigenen Zielen und nicht fremden Erwartungen entsprechen. *Selbstinfiltration* bedeutet, dass fremde Ziele übernommen werden, ohne zu hinterfragen, ob die Ziele mit den eigenen Zielen, Werten und Bedürfnissen übereinstimmen (Baumann & Kuhl, 2003). Die fremden Ziele werden für eigene Ziele gehalten, aber mit geringer intrinsischer Motivation verfolgt. Übernehmen Menschen fremde Ziele (z. B. eine Tochter studiert Jura, weil es der Wunsch der Eltern ist), kann dies zu vermehrter Rumination führen.
Miteinander im Konflikt stehende Ziele. Stehen verschiedene Ziele miteinander im Konflikt (z. B. perfekt in Elternrolle und Beruf zugleich zu sein), sollte dieser gelöst werden. Zur Lösung können zum Beispiel die Ansprüche reduziert werden. Ungelöste Zielkonflikte können Anlass für Rumination sein.

AB 36 • P

Ziele setzen: Wohin soll die Reise gehen?

(1) Formulieren Sie Ziele positiv! (ohne »nicht« formulieren)
(2) Formulieren Sie Ziele konkret und präzise! (z. B. Ort, Zeit, Häufigkeit, was genau?)
(3) Bleiben Sie bei Ihren Zielen realistisch und prüfen Sie, ob Ihre Ziele angemessen sind! (Ziele nicht mit Wünschen verwechseln)
(4) Setzen Sie sich Ziele, die Sie kontrollieren können!
(5) Setzen Sie sich Teilziele!
(6) Überprüfen Sie Ihre Ziele regelmäßig auf (Teil-)Erfolge!
(7) Bleiben Sie bei Ihren Zielen flexibel! (ggf. Anpassung an neue Informationen / Umstände)
(8) Nutzen Sie soziale Unterstützung, um Ihre Ziele zu erreichen!
(9) Gehen Sie gelassen mit Misserfolgen und Rückschritten um!

Formulieren Sie nachfolgend ein übergeordnetes Ziel und zugehörige Teilziele. Die Tabelle hilft Ihnen, alle wichtigen Merkmale bei der Zielformulierung zu berücksichtigen.

	Checkliste	**Wer könnte mich unterstützen? Wie sieht die Unterstützung aus?**	**Verlaufsbeurteilung: War ich bereits erfolgreich?**	**Verlaufsbeurteilung: Muss ich mein Ziel anpassen?**
Ziel:	☐ positiv ☐ konkret und präzise ☐ realistisch und angemessen ☐ kontrollierbar		☐ ja, Datum:	☐ ja, Begründung:
Teilziel 1:	☐ positiv ☐ konkret und präzise ☐ realistisch und angemessen ☐ kontrollierbar		☐ ja, Datum:	☐ ja, Begründung:
Teilziel 2:	☐ positiv ☐ konkret und präzise ☐ realistisch und angemessen ☐ kontrollierbar		☐ ja, Datum:	☐ ja, Begründung:
Teilziel 3:	☐ positiv ☐ konkret und präzise ☐ realistisch und angemessen ☐ kontrollierbar		☐ ja, Datum:	☐ ja, Begründung:

Mein Motto, wenn Misserfolge oder Rückschritte auftreten:

....

Anti-Grübel-Skill: Problemlösetraining

Repetitives negatives Denken (RND) ist durch seine abstrakte und unsystematische (»sprunghafte«) Art und Weise weniger geeignet, um Probleme zu lösen. Patient:innen können durch ein Problemlösetraining unterstützt werden, konstruktiv mit Problemen umzugehen. Das Problemlösetraining (D'Zurilla & Goldfried, 1971) trainiert systematisch das konkrete Vorgehen im Lösungsprozess. Hierdurch werden Patient:innen zu konstruktivem, konkretem Denken angeleitet. Sie können wieder Kontrollerleben, Selbstwirksamkeit und Handlungsfähigkeit erfahren.

Zunehmende Automatisierung

Zunächst wird das Problemlösetraining in der Therapiestunde eingeführt und gemeinsam geübt. Anschließend ist es eine Technik, die Patient:innen wiederholt als Hausaufgaben trainieren. Es ist sinnvoll, die einzelnen Schritte anfangs in jedem Fall schriftlich zu bearbeiten. Im Verlauf ist es gewünscht, dass der konkrete problemlöseorientierte Denkstil mit zunehmender Automatisierung auch rein gedanklich verläuft.

In fünf Schritten zu einer Lösung

Nachfolgend werden die fünf Schritte des Problemlösetrainings dargestellt sowie auf Wichtiges und Fallstricke hingewiesen.

(1) Problemdefinition	
Fragen	»Was genau ist das Problem? Wie können Sie es auf den Punkt bringen?«
Wichtig	Probleme konkret, situationsspezifisch, durch die Person beeinflussbar formulieren (z. B. nicht »Ich habe Diabetes«, sondern »Ich sorge mich wiederholt wegen meines Diabetes, weil es mir an Informationen über die Erkrankung fehlt.«)
Fallstricke	Problemdefinition mit mehreren Problemen »überfrachten« (besser: für jedes Problem ein einzelnes Problemlösetraining); Problem als stabil oder unkontrollierbar formulieren (besser: Fokus auf Problemaspekte, die beeinflussbar sind)
(2) Zieldefinition	
Fragen	»Was ist das Ziel? Was möchten Sie erreichen? Wohin soll es gehen?«
Wichtig	Kriterien der Zieldefinition beachten (s. **INFO 56** »Anti-Grübel-Skill: Richtig Ziele setzen«)
Fallstricke	Ziele negativ, abstrakt, diffus, unrealistisch, unangemessen oder unkontrollierbar formulieren (z. B. »Ich will von allen gemocht werden.«)

Anti-Grübel-Skill: Problemlösetraining

(3) Brainstorming	
Fragen	»Welche Ideen kommen Ihnen, wie Sie das Ziel erreichen können? Schreiben Sie alle Ideen auf, auch ungewöhnliche. Zensieren Sie bitte nicht. Bewerten Sie die Ideen jetzt noch nicht. Nehmen Sie erst im nächsten Schritt eine Bewertung vor.«
Wichtig	Der Prozess sollte offen und kreativ sein; Therapeut:innen können absichtlich absurde Ideen vorschlagen und aufschreiben lassen, um die Hemmschwelle für ungewöhnliche Ideen zu senken und um nochmals die Regel »unzensiert und nicht bewerten« zu verdeutlichen; Patient:innen sollten im Prozess ermutigt und verstärkt werden.
Fallstricke	Patient:innen Ideen kommentieren / abwerten lassen (besser: »Bitte bewerten Sie jetzt noch nicht! Machen Sie weiter, was fällt Ihnen noch ein?«); zu früher Abbruch der Ideensammlung; wenn Therapeut:innen Ideen kommentieren / bewerten; wenn Therapeut:innen zu aktiv sind und selbst viele Ideen generieren (besser: Patient:innen ermutigen, eigene Ideen zu finden, und Zeit geben)
(4) Lösung entwickeln	
Fragen	»Wie sieht nun die Lösung aus? Bewerten Sie hierzu die gesammelten Ideen, indem Sie eine Zahl dahinter notieren. »0« bedeutet »Kann ich mir nicht vorstellen oder ist nicht möglich«, »1« bedeutet »Kann ich mir etwas vorstellen, wäre möglich« und »2« bedeutet »Kann ich mir gut vorstellen, wäre gut möglich«. Für die Lösung dürfen Sie auch verschiedene Ideen kombinieren.«
Wichtig	Lösung konkret und schrittweise ausformulieren lassen; es sollte ein Handlungsplan entstehen, gerne den Plan im Geiste imaginieren lassen, um ihn bildlich weiter zu konkretisieren; Hindernisse und Schwierigkeiten sollten gezielt erfragt und der Umgang damit mitberücksichtigt werden; erfragen, wann die Lösung umgesetzt wird
Fallstricke	Grübeln nicht stoppen und zulassen, dass Lösungen wieder »zerdacht« werden (besser: konkret fragen und strukturieren, z. B. »Was werden Sie jetzt als Erstes ausprobieren? Wie geht es dann weiter? Was dann?«); Lösungen nicht genug konkretisieren; Hindernisse und Schwierigkeiten bei der Umsetzung nicht mitbedenken; Zeitpunkt der Umsetzung nicht erfragen (Gefahr der Prokrastination)
(5) Fazit	
Fragen	»Wenn Sie die Lösung umgesetzt haben, ist es wichtig, nochmals ein Fazit zu ziehen: Haben Sie Ihr Ziel erreicht? Ist das Problem gelöst? Wenn nicht, wird das Problemlösetraining mit allen Schritten erneut gestartet. Manchmal sind Probleme komplex und es braucht mehrere Problemlösetrainings, um sie zu lösen. Wichtig ist daher, immer wieder ein Fazit zu ziehen, um zu wissen, wo man im Problemlöseprozess steht. Wann könnten Sie Ihre Lösung bewerten (z. B. in zwei Wochen)?«
Wichtig	Zeitpunkte des Fazits der Komplexität der Lösung anpassen, dabei aber regelmäßige Evaluation miteinbeziehen (z. B. nach einer Woche, dann nach vier Wochen)
Fallstricke	Vernachlässigung des fünften Schritts, keine Evaluation; zulassen, dass die Lösung »im Sande verläuft«

Fünf Schritte zur Problemlösung

(1) Problem: Wie genau sieht mein Problem aus?

....

....

(2) Ziel: Wie genau sieht mein Ziel aus?

....

....

(3) Brainstorming: Wie kann ich das Ziel erreichen?

....

....

....

....

....

....

Ich bewerte im Anschluss die Ideen mit 0 – nicht vorstellbar, 1 – vorstellbar, 2 – gut vorstellbar.

(4) Lösung: Wie genau sieht meine Lösung aus? Was ist der erste Schritt? Was sind weitere Schritte? Welche Hindernisse und Schwierigkeiten muss ich bedenken?

....

....

....

(5) Fazit: Wann sollte ich ein (Zwischen-)Fazit ziehen? Habe ich mein Ziel erreicht? Wenn nicht, habe ich neue Erkenntnisse? Sollte ich die Beschreibung des Problems verändern? Sollte ich mein Ziel verändern?

....

....

INFO 58 • T

Kontingenzpläne (Wenn-dann-Pläne)

Ein Kernproblem der Rumination ist, dass Patient:innen häufig einen Verhaltensexzess im Denken und ein Verhaltensdefizit im Handeln aufweisen. Patient:innen wieder in ein angemessenes Gleichgewicht aus Denken und Handeln zu bringen, ist daher essentiell. Die *Ruminationsfokussierte Kognitive Verhaltenstherapie* (Watkins, 2018) nutzt hierfür Kontingenzpläne (Wenn-dann-Pläne).

Herzstück: Funktionsanalyse

Aus der Funktionsanalyse werden die auslösenden Faktoren für Rumination erschlossen (z. B. Stress, Ärger). Diese Auslösefaktoren stellen das »Wenn« der Kontingenzpläne dar. Das bislang hierauf resultierende maladaptive Grübeln soll durch adaptives Verhalten ersetzt werden. Häufig besteht dieses neue Verhalten aus Entspannung, Problemlösung, einem Wechsel von abstraktem zu konkretem Denken oder Annäherungsverhalten an persönliche Ziele (Watkins, 2018).

Konkret, konkreter, am konkretesten

Bei der Formulierung von Kontingenzplänen ist Konkretisierung entscheidend. Die Forschung des Motivationspsychologen Peter Gollwitzer (z. B. Gollwitzer & Sheeran, 2006) weist darauf hin, dass Ziele mit höherer Wahrscheinlichkeit umgesetzt werden, wenn sie eine Absicht konkretisieren, also welches Verhalten, wann und in welchen Situationen gezeigt werden soll. Therapeut:innen sollten Patient:innen bei der Konkretisierung des Kontingenzplans unterstützen. Durch wiederholtes, detailliertes Nachfragen können Patient:innen eine konkrete, bildliche Vorstellung entwickeln, wie ihr Wenn-dann-Plan aussieht und wie sie ihn umsetzen werden.

Therapeutische Fragen zur Entwicklung des Wenn-dann-Plans

- »Woran erkennen Sie, dass Grübeln droht? Was genau sind Warnsignale? Welche Warnsignale gibt es auf der körperlichen / gedanklichen / emotionalen Ebene sowie auf der Verhaltensebene? Was sind eher frühe / späte Warnsignale? … Wenn Sie diese Warnsignale bemerken, was genau werden Sie dann tun?«
- »Was sind Auslöser für Grübeln? Welche Situationen / Körperempfindungen / Gedanken / Emotionen? Welches Verhalten? … Was genau werden Sie dann tun?«
- »Woran erkennen Sie, dass das Grübeln bereits gestartet hat? … Wenn Sie erkennen, dass Sie grübeln, was genau werden Sie dann tun?«
- »Wie sieht Ihr Verhalten konkret aus? Was werden Sie Schritt für Schritt tun? Beschreiben Sie Ihr Vorgehen möglichst bildlich!«
- »Welche Schwierigkeiten könnten bei der Umsetzung des Plans auftreten und wie gehen Sie damit um?«

Beispiel • Kontingenzplan mit Alternativverhalten zum Grübeln

»Wenn ich körperlich angespannt bin und hektisch meine Aufgaben erledige, dann werde ich eine kurze Version der Progressiven Muskelentspannung durchführen, dann sage ich mir: ›Eins nach dem anderen‹. Dann erstelle ich eine Liste mit meinen Aufgaben und plane realistisch, wie viele Aufgaben ich tatsächlich heute erledigen kann. Die restlichen Aufgaben verschiebe ich auf morgen.«

Kontingenzpläne (Wenn-dann-Pläne)

Alltagstransfer

Kontingenzpläne können auf kleinen Karteikarten notiert werden. Diese Notizen können Patient:innen mit sich führen (z. B. im Geldbeutel, abfotografiert im Smartphone). Kontingenzpläne können auch als Sprachnotiz mit dem Smartphone aufgenommen und bei Bedarf angehört werden. Das **AB 38** »Wenn-dann-Pläne« eignet sich zur Verschriftlichung von Kontingenzplänen in der Therapiestunde oder kann als Hausaufgabe ausgefüllt werden.

AB 38 • P

Wenn-dann-Pläne

Grübeln kann mit der Zeit eine ungünstige Gewohnheit geworden sein. Vielleicht merken Sie, dass Sie gewohnheitsmäßig immer abends im Bett oder in anderen Situationen dazu neigen. Um gewohnheitsmäßiges Grübeln zu verändern, ist es wichtig, Warnsignale und Auslöser zu kennen, wann Grübeln in der Regel einsetzt. Auch Grübeln schnell zu erkennen, ist wichtig. In einem zweiten Schritt ist es wichtig, Alternativen zu kennen, die Sie stattdessen machen können. Wenn-dann-Pläne helfen Ihnen, Alternativen zu formulieren und einzuüben.

Warnsignale / Auslöser (Situationen, Gedanken, Gefühle, Körperempfindungen)	**Alternativen zum Grübeln**
Wenn ...,	**dann ...**
Wenn ...,	**dann ...**
Wenn ...,	**dann ...**

Wenn Grübeln bereits losgegangen ist, dann ...

Anti-Grübel-Skill: Aufbau einer ausgewogenen Tagesstruktur

Die Tagesstruktur hat Auswirkungen auf Stimmung und Stressniveau. Dadurch beeinflusst die Tagesstruktur auch die Vulnerabilität für Rumination. Ungünstige Tagesstrukturen sind z. B. …

- zu viele Pflichten / Erledigungen / To-dos
- zu viele überfordernde Tätigkeiten, die Misserfolgserleben verursachen
- zu wenig Zeit für Erholung / zu wenige oder zu kurze Pausen
- zu wenige angenehme Aktivitäten
- zu wenige erfüllende Aktivitäten, die mit persönlichen Zielen und Werten im Einklang stehen
- zu wenige Tätigkeiten, die mit dem Erleben von Kontrolle, Selbstwirksamkeit und Kompetenz einhergehen

Therapeut:innen können unter Berücksichtigung dieser Aspekte Patient:innen dabei unterstützen, eine ausgewogene Tagesstruktur aufzubauen. Hierbei können Wochenprotokolle (**AB 39** »Mein Wochenplan«) genutzt werden. Zusätzlich können Listen mit angenehmen Aktivitäten für die jeweiligen Patient:innen erstellt werden. Für ein Brainstorming, um Ideen für diese Liste zu gewinnen, eignen sich Bildkarten (z. B. »Positive Aktivitäten« von Gräßer & Hovermann, 2022). Auch das Informationsblatt **INFO 22** »Flow-Aktivitäten« kann hilfreich sein. Mögliche Aktivitäten können in einem Vier-Felder-Schema auf einem Blatt Papier in der Therapiestunde gesammelt werden.

Aktivitäten, die mir angenehme, positive Gefühle vermitteln	**Aktivitäten, bei denen ich mich entspannen und erholen kann**
Mit den Kindern spielen Urlaubsfotos ansehen Sport machen	Yoga Spazierengehen mit dem Hund Ein Buch lesen
Aktivitäten, bei denen ich mich kompetent und erfolgreich fühle	**Aktivitäten, die mich erfüllen, weil sie mit meinen Zielen und Werten im Leben im Einklang stehen**
Klavier spielen Ein Fotobuch erstellen Einen Kuchen backen	Im Tierheim helfen In der Bibel lesen Mit Freund:innen etwas unternehmen

AB 39 • P

Mein Wochenplan

Uhrzeit	Montag	Dienstag	Mittwoch	Donnerstag	Freitag	Samstag	Sonntag
6–8 Uhr							
8–10 Uhr							
10–12 Uhr							
12–14 Uhr							
14–16 Uhr							
16–18 Uhr							
18–20 Uhr							
20–22 Uhr							
22–24 Uhr							
Wie schätzen Sie die Tagesstruktur heute ein? + gut + / – mittel – ungünstig							
Welche Verbesserungsvorschläge haben Sie für Ihre heutige Tagesstruktur?							

Entspannung to go: Angewandte Entspannung

Bei der Angewandten Entspannung *(applied relaxation)* handelt es sich um ein effektives Verfahren, um im Alltag bei entsprechenden Warnsignalen schnell entspannen zu können – »Entspannung to go« sozusagen. Die Methode der Angewandten Entspannung wurde 1987 von dem Psychologen Lars-Göran Öst publiziert und bestätigte ihre Effektivität in zahlreichen Studien. Daher wurde das Verfahren für die Generalisierte Angststörung weiterentwickelt (Bernstein et al., 2000). In der Ruminationsfokussierten Kognitiven Verhaltenstherapie (Watkins, 2018) wird die Angewandte Entspannung eingesetzt, um Grübeln zu reduzieren.

Deuten Verhaltensanalysen darauf hin, dass Grübeln durch Stress, Arousal oder Anspannung ausgelöst wird, kann Angewandte Entspannung indiziert sein. Dabei lernen Patient:innen, bei frühen Warnsignalen Entspannung anzuwenden als Gegenreaktion zu Rumination.

Die Methode setzt sich zusammen aus: (1) einem Wahrnehmungstraining bezüglich Warnsignalen für Grübeln, (2) einem sukzessiven Entspannungstraining mithilfe der Progressiven Muskelrelaxation. Dabei wird sowohl während der Therapiestunde als auch im Alltag geübt. Nachfolgend wird die Angewandte Entspannung in sechs Schritten vorgestellt (Becker & Margraf, 2025).

(1) Identifikation von Warnsignalen für Rumination
Patient:innen werden angeleitet, frühe Warnsignale für Grübeln zu erkennen. Hierzu können Selbstbeobachtungsprotokolle sowie Verhaltensanalysen genutzt werden. Zudem können Patient:innen sich in einer angeleiteten Imagination in Situationen, in denen sie angespannt waren und dann Grübeln auftrat, hineinversetzen. Therapeut:innen leiten dann an, chronologisch rückwärts zu gehen, um frühe Warnsignale zu finden. Warnsignale werden generell auf den vier Ebenen gesucht: (1) physiologisch, (2) kognitiv, (3) affektiv und (4) behavioral.

(2) Erlernen der Progressiven Muskelentspannung (PME)
Die Progressive Muskelentspannung wird zunächst in einer Langform eingeübt. Im weiteren Verlauf werden immer mehr Muskelgruppen zusammengefasst, sodass die PME immer kürzer wird.

(3) Direkte Entspannung *(release-only relaxation)*
Nachdem eine Kurzform der PME gelernt wurde, üben Patient:innen, die Entspannungsreaktion ohne vorheriges Anspannen von Muskelgruppen, sondern durch direktes Lockern von Muskeln hervorzurufen.

(4) Signalkontrollierte Entspannung *(cue-controlled relaxation)*
Im nächsten Schritt versetzen sich Patient:innen durch direkte Entspannung in einen Entspannungszustand und denken bei jedem Ausatmen an ein persönliches Entspannungswort (z. B. »Ruhe«). Hierdurch wird der Entspannungszustand mit dem jeweiligen Wort assoziiert. Das Ziel besteht hier darin, dass das Wort allein die Entspannungsreaktion hervorrufen kann.

(5) Differentielle Entspannung *(differential relaxation)*
Nachdem Patient:innen die direkte Entspannung und signalkontrollierte Entspannung erlernt haben, wird Entspannung bei Bewegung und bei Aktivitäten im Alltag geübt. Ziel ist, dass Patient:innen die Muskeln, die nicht für eine Aktivität notwendig sind, entspannen (z. B. die Schultermuskulatur locker lassen während des Gehens).

Entspannung to go: Angewandte Entspannung

Zunächst kann dies in der Therapiestunde geübt werden, indem Patient:innen z. B. ihren Arm anheben und dabei die restliche Muskulatur entspannen sollen. Nachfolgend wird die differentielle Entspannung bei verschiedenen Aktivitäten geübt (z. B. stehend an der Bushaltestelle, am Tisch sitzend etwas schreibend).

(6) Schnelle Entspannung *(rapid relaxation)*
Auf der nächsten Stufe lernen Patient:innen, eine Entspannungsreaktion schnell (20–30 Sekunden) im Alltag hervorzurufen. Patient:innen gehen hier in drei Schritten vor:
(1) Einen tiefen Atemzug nehmen.
(2) Beim Ausatmen an das Entspannungswort denken.
(3) Muskelanspannungen im Körper wahrnehmen und diese Bereiche gezielt lockern.

Die schnelle Entspannung soll im Alltag 15–20-mal täglich geübt werden, zunächst in nicht stressigen Situationen. Hierzu können wiederkehrende Situationen als Erinnerungshilfe genutzt werden (z. B. Telefonklingeln, Händewaschen, Trinken). Wenn Patient:innen hierbei erfolgreich sind, sollen sie die schnelle Entspannung bei frühen Warnsignalen für Grübeln üben.

Immer schön locker bleiben!

In der Psychotherapie haben Sie die Angewandte Entspannung kennengelernt, um bei Warnsignalen für Grübeln mit Entspannung zu reagieren. Nachfolgendes Übungsprotokoll hilft Ihnen, die Methode zu erlernen. Tragen Sie zunächst Ihre frühen Warnsignale im unten stehenden Kasten ein. Anschließend können Sie Woche für Woche die verschiedenen Schritte für Angewandte Entspannung erlernen.

Meine frühen Warnsignale fürs Grübeln

Körper

....

....

Gefühle

....

....

Gedanken

....

....

Verhalten

....

....

Vermerken Sie bitte in nachfolgenden Übungsprotokollen Ihre Erfahrungen mit der Angewandten Entspannung. Wenn Sie am jeweiligen Wochentag geübt haben, schreiben Sie bitte auf, was Sie erlebt haben (z. B. »Atem wurde gleichmäßig«). Notieren Sie auch Schwierigkeiten, wenn diese auftraten.

Entspannungsübung	Montag	Dienstag	Mittwoch	Donnerstag	Freitag	Samstag	Sonntag
Progressive Muskelrelaxation	Konnte mich nicht konzentrieren		Keine Zeit gefunden zum Üben				Geübt, wurde dabei ruhiger

Immer schön locker bleiben!

Entspannungsübung	Montag	Dienstag	Mittwoch	Donnerstag	Freitag	Samstag	Sonntag
Progressive Muskelrelaxation							
Entspannen ohne vorherige Anspannung (direkte Entspannung)							
Entspannen mit Ruhewort (signalkontrollierte Entspannung)							
Entspannen während Aktivitäten (differentielle Entspannung)							
Entspannen »einfach so« (schnelle Entspannung im Alltag)							
Entspannen, »just in time« (schnelle Entspannung bei frühen Warnsignalen für Grübeln)							

Die guten alten Basics der Verhaltenstherapie: Stimuluskontrolltechniken

Psychotherapieforschung entwickelt sich kontinuierlich weiter, um Personen mit psychischen Problemen schneller, effizienter und nachhaltiger zu helfen. Weiterentwicklungen in der Psychotherapie wurden auch mit den Begriffen »Wende« oder »Welle« bezeichnet. So wird die Beachtung von Gedanken als Ansatzpunkt therapeutischer Interventionen in der Mitte des 20. Jahrhunderts als »kognitive Wende« bezeichnet. Mit jeder Weiterentwicklung ist es wichtig, Bewährtes zu erhalten und nicht zu vergessen. Eine dieser bewährten Techniken ist die *Stimuluskontrolle*.

Unter Stimuluskontrolle versteht man die planvolle Anwendung von Reizbedingungen, die einem Zielverhalten vorausgehen, um dieses Verhalten zu beeinflussen (Hautzinger, 2008). Reizbedingungen können bewusst vermieden, aufgesucht oder verändert werden, um Verhalten zu verändern. Mittels Stimuluskontrolltechniken soll über das Grübeln wieder Kontrolle erlangt werden.

Gedankenaufschub: Die Mach-ich-später-Technik

Patient:innen sollen bei dieser Technik ihre Gedanken auf eine andere Zeit des Tages aufschieben, wenn Grübeln im Alltag auftritt (Korn & Rudolf, 2015, S. 61; Wells, 2011, S. 120). Therapeut:innen können einleitend fragen, ob Patient:innen es kennen, dass sie manchmal Dinge aufschieben (z. B. Aufräumen). Die geschilderten Erfahrungen können Therapeut:innen aufgreifen: »Genau diese Fähigkeit zum Aufschieben brauchen Sie auch für die Mach-ich-später-Technik.«

Wenn Grübeln auftritt, sollen sich Patient:innen mit einem Satz instruieren wie: »Jetzt ist es gerade ungünstig, ich mache mir später darüber Gedanken!« (s. auch **AB 41** »Daten Sie Ihre Grübeleien!«). Da es dennoch schwierig sein kann, mit dem Grübeln aufzuhören, ist die Aufmerksamkeitslenkung nach außen wichtig. Patient:innen sollen nach dem Gedankenaufschub ihre Aufmerksamkeit lenken auf die aktuelle Situation / Tätigkeit *oder* eine interessante / angenehme Tätigkeit. Fällt es Patient:innen schwer, den Gedanken für mehrere Stunden aufzuschieben, reichen zunächst auch zehn Minuten aus. Der gewählte Zeitpunkt für die Grübelzeit sollte nicht unmittelbar vor dem Schlafengehen liegen, um Schlafstörungen vorzubeugen.

Therapeut:innen sollten darüber aufklären, dass die negativen Gedanken durch den Gedankenaufschub nicht unbedingt weg sind, aber eine inhaltliche Auseinandersetzung mit ihnen nicht stattfindet. Es soll keinesfalls Gedankenunterdrückung praktiziert werden. Wenn Patient:innen die Gedanken aufgeschoben haben und die anvisierte »Grübelzeit« kommt, in der sie sich Gedanken machen dürfen, kann es sein, dass sie dazu keine Lust haben. Vielleicht erledigen sie lieber etwas Wichtigeres oder machen etwas Angenehmes. Das ist vollkommen in Ordnung. Wenn Patient:innen die »Grübelzeit« einhalten möchten, sollten sie nicht länger als 15 Minuten nachdenken (Wecker stellen!). Sollten sie in dieser Zeit nicht fertig werden, muss erneut der Gedankenaufschub praktiziert werden.

Tipp

Eine tägliche »Grübelzeit« (z. B. immer von 17 Uhr bis 17:15 Uhr) kann die Gefahr bergen, ein konditionierter Stimulus für Grübeln zu werden, sodass es besser sein kann, die Uhrzeiten und Situationen für die »Grübelzeit« zu variieren. Als Alternative hilft es einigen Patient:innen, eine tägliche / wöchentliche »Problemlösezeit« zu etablieren. In dieser Zeit führen sie, statt zu grübeln, z. B. ein schriftliches Problemlösetraining durch (**AB 37** »Fünf Schritte zur Problemlösung«), formulieren ihre Ziele (**AB 36** »Ziele setzen: Wohin soll die Reise gehen?«), schreiben To-do-Listen oder planen den nächsten Tag (**AB 39** »Mein Wochenplan«).

Die guten alten Basics der Verhaltenstherapie: Stimuluskontrolltechniken

Aufsuchen, Vermeiden oder Verändern: Die Gestalte-dein-Leben-Technik

Im Sinne klassischer Konditionierung können bestimmte Stimulusbedingungen zu konditionierten Stimuli für Rumination werden. Patient:innen können zum Beispiel die Angewohnheit entwickelt haben, immer nach Feierabend zu grübeln, wenn sie mit dem Smartphone in sozialen Netzwerken sind. Diese Stimuli zu identifizieren und die dysfunktionalen Stimulus-Response-Verbindungen zu modifizieren, ist Ziel der im Folgenden beschriebenen Technik.

Zunächst können Selbstbeobachtung, therapeutische Exploration und Verhaltensanalysen aufzeigen, welche individuellen Stimulusbedingungen Rumination auslösen (**AB 4** »Funktionsanalyse: Situative Verhaltensanalyse (Mikroanalyse)«, **AB 6** »Situative Verhaltensanalyse: Fragen«).

Im nächsten Schritt können systematisch mittels einer Zwei-Spalten-Technik für die jeweiligen ungünstigen Stimulusbedingungen günstige Veränderungen entwickelt werden. Veränderungsmöglichkeiten können sein:

- Situationen aufsuchen, in denen Rumination wahrscheinlich nicht auftritt (z. B. eine Flow-Aktivität ausführen, s. **INFO 22** »Flow-Aktivitäten«)
- Situationen vermeiden, die Rumination auslösen (z. B. am Wochenende nach dem Aufwachen sofort aufstehen und nicht noch lange im Bett liegen bleiben)
- Situationen verändern, damit Grübeln unwahrscheinlich wird (z. B. den Feierabend nicht in virtuellen sozialen Netzwerken verbringen, sondern sich mit Freund:innen verabreden)

Benennen und aufschreiben: Die Mach-dir-eine-Notiz-Technik

Rumination kann sich inhaltlich mit realen Problemen befassen. Hat zum Beispiel eine Patientin ihren Arbeitsplatz verloren, ist es verständlich, dass ihr das Thema »Arbeit« immer wieder durch den Kopf geht.

Rumination über reale Probleme ist von Grübeln über irrationale Probleme zu unterscheiden. So ist zum Beispiel das Grübeln eines sozialphobischen Patienten, ob er auf einer Party unangenehm aufgefallen sei, obwohl es hierfür keine Belege gibt, irrational. Die *Mach-dir-eine-Notiz-Technik* ist für reale Probleme geeignet, weniger für irrationale.

Für die Technik legen sich Patient:innen ein Heft zu (oder nutzen die Notizfunktion des Handys). Wenn Grübeln auftritt, überlegen sie sich eine geeignete Notiz, die sie aufschreiben. Die Notiz sollte inhaltlich konstruktiv einen Aspekt des Problems erfassen. Sie sollte nicht lediglich eine dysfunktionale Kognition darstellen (z. B. »Ich bin eine Versagerin, dass ich meinen Job verloren habe.«). Beispiele für konstruktive Notizen bei Jobverlust wären: »Überlegen, was ich gerne arbeiten würde«, »Soll ich ein berufliches Coaching machen?« oder »Beratungsstellen suchen«.

Orte neu gestalten: Die Räum-doch-mal-auf-Technik

Wenn es Orte gibt, an denen Patient:innen häufig grübeln, können diese Orte neu gestaltet werden. Ist zum Beispiel das Arbeitszimmer in der Wohnung ein häufiger Ort des Grübelns, können Patient:innen diesen Ort beschreiben (oder ein Foto / Video von diesem Ort mit in die Therapie bringen). Gemeinsam kann überlegt werden, welche Maßnahmen der Umgestaltung man vornehmen könnte. Zum Beispiel könnte es sein, dass der mit Unterlagen überfüllte Schreibtisch Auslöser für Grübeln ist. Es könnte dann besprochen werden, ein Ablagesystem für die Unterlagen zu finden oder diese in Schränken aus dem Sichtfeld verschwinden zu lassen.

Die guten alten Basics der Verhaltenstherapie: Stimuluskontrolltechniken

Alles mal rauslassen: Die Fünf-Minuten-Motz-Zeit-Technik

Wenn Patient:innen häufig in Grübeln geraten, wenn sie sich über etwas ärgern, kann die Fünf-Minuten-Motz-Zeit hilfreich sein. Hierbei stellen sich Patient:innen einen Wecker auf fünf Minuten und dürfen alle Gedanken zu dem Thema, das sie aufregt, während der fünf Minuten laut werden lassen. Anschließend richten sie ihre Aufmerksamkeit wieder auf die im Hier und Jetzt anstehenden Aufgaben. Sollte ein Ärgergrübeln erneut starten, lenken sie die Aufmerksamkeit erneut zur Aufgabe zurück. Gegebenenfalls darf eine zweite Motz-Zeit genommen werden.

Ziel der Technik ist die Trennung von Rumination und den aktuellen Aufgaben. Die Technik wird z. B. bei impulsiven Kindern eingesetzt, um zu verhindern, dass durch Schimpfen auf die Hausaufgaben diese prokrastiniert werden (Rietzler & Grolimund, 2023, S. 42).

Grübeln bewusst starten und stoppen: Die Ampeltechnik

Diese Technik ist insbesondere geeignet, um Patient:innen Kontrolle über Rumination zu vermitteln. Sie entspricht weitgehend der »Stop-and-go-Technik« (Simons, 2018, S. 54) oder dem »Experiment zur Grübelmodulation« (Wells, 2011, S. 234). Therapeut:innen können die Ampeltechnik in der Therapiestunde mit Patient:innen erproben.

Patient:innen sollen auf ein Blatt Papier auf beide Seiten eine Ampel mit zwei Signallichtern zeichnen. Auf der Vorderseite ist nur das rote Licht ausgemalt, auf der Rückseite nur das grüne. Es wird zunächst die Seite der roten Ampel auf die Tischmitte gut sichtbar gelegt. Patient:innen sollen sich einen negativen Gedanken aussuchen, der Grübeln auslöst. Wenn Therapeut:innen »Los!« sagen, wenden sie das Papier auf die grüne Ampelseite und Patient:innen sollen ihren Grübelgedanken zu dem negativen Gedanken freien Lauf lassen. Nach ca. einer Minute drehen Therapeut:innen das Blatt wieder auf die rote Seite und beenden das Grübeln: »Stopp! Bitte unterbrechen Sie das Grübeln und kehren zurück zum ursprünglichen negativen Gedanken. Machen Sie sich bewusst, dass es sich nur um einen Gedanken handelt (Losgelöste Achtsamkeit).« Vor und nach der Übung schätzen Patient:innen jeweils ihr Kontrollempfinden über das Grübeln ein. Anschließend können Patient:innen sich auch selbst die Kommandos geben und die Ampel steuern. Im Alltag können Patient:innen ebenfalls wiederholt die Übung anwenden. Sie können sie am Ende mit dem Gedankenaufschub kombinieren.

AB 41 • P

Daten Sie Ihre Grübeleien!

Die Mach-ich-später-Technik

Eine äußerst wirksame Technik zur Bewältigung von Grübeln ist die Mach-ich-später-Technik (auch: Gedankenaufschub). Sie kennen das Prinzip hoffentlich von Ihrem Handy. Wenn eine Textnachricht Sie in einer unpassenden Situation erreicht (z. B. während Sie Auto fahren), dann lesen Sie diese nicht sofort, sondern verschieben es.

Vorgehen

(1) Wenn Sie einen Grübelgedanken erkennen, sagen Sie zu sich »Jetzt nicht, später!« und verschieben das Nachdenken auf eine andere Zeit des Tages. Versuchen Sie, das Nachdenken um mindestens zehn Minuten, wenn möglich um mehrere Stunden, zu verschieben. Die Zeit sollte jedoch weit genug vom Zubettgehen entfernt sein, um keine Schlafprobleme zu bewirken.
(2) Vielleicht schätzen Sie auch kurz ein, wie stark die ausgelösten Gefühle sind und wie dringlich Sie den Gedanken erleben (0–100 %).
(3) Nachdem Sie Ihr Grübeldate vereinbart haben, richten Sie Ihre Aufmerksamkeit wieder auf die Situation / Aufgabe, die aktuell relevant ist. Sie können die Aufmerksamkeit auch auf eine interessante oder angenehme Tätigkeit lenken.
(4) Wenn sich der Grübelgedanke wieder meldet, wiederholen Sie das Vorgehen.
(5) Ist der Zeitpunkt Ihres »Dates« gekommen, überlegen Sie, mit welchem Gedanken Sie sich verabreden wollten. Schätzen Sie erneut die aktuelle Stärke Ihrer Gefühle und die aktuell gefühlte Dringlichkeit des Gedankens ein (0–100 %). Nun dürfen Sie gerne über die Sache nachdenken (maximal 15 Minuten, stellen Sie einen Wecker!). Wenn Sie vor dem Wecker fertig sind, dürfen Sie vorher aufhören. Wenn Sie zum Zeitpunkt Ihres »Dates« keine Lust mehr haben, sich Gedanken zu machen, sondern lieber etwas Wichtiges oder Angenehmes machen wollen, ist das in Ordnung.

Fragen

Wenn Sie erste Erfahrungen mit der Technik gesammelt haben, beantworten Sie folgende Fragen:

- ▶ Wie verändert sich die Stärke der ursprünglich ausgelösten Gefühle? Was sagt das über die Gedanken aus?
- ▶ Wie verändert sich die ursprünglich gefühlte Dringlichkeit der Gedanken? Was sagt das über die Gedanken aus?
- ▶ Wodurch gelingt es Ihnen, die Aufmerksamkeit auf die aktuelle Situation / Aufgabe zu lenken? Gibt es Situationen / Aufgaben, bei denen dies leichter / schwerer gelingt?
- ▶ Was sind interessante / angenehme Tätigkeiten, durch die es Ihnen gelingt, die Aufmerksamkeit weg vom Grübeln zu lenken?
- ▶ Was passiert bei Ihren »Dates« mit den ursprünglichen Grübelgedanken?

....

....

....

....

Rumination bei Schlafstörungen

Grübeln am Abend vor dem Einschlafen oder in der Nacht kann Schlafstörungen mitbedingen und aufrechterhalten. Ebenso können Schlafstörungen Anlass zum Grübeln geben. Es entstehen Teufelskreise. Therapeutische Ansatzpunkte sind, dysfunktionale Kognitionen zum Schlaf zu modifizieren, dysfunktionales Verhalten abzubauen (z. B. zu lange Wachzeiten im Bett) und schlafhinderliches Arousal zu reduzieren.

Dysfunktionale Kognitionen zum Schlaf modifizieren

Dysfunktionale Kognitionen bei Schlafstörungen können sich auf verschiedene Bereiche beziehen:

- Fehlinformation über den Schlaf (z. B. »Jeder Mensch muss acht Stunden schlafen.«)
- Negative Erwartungen bezüglich der Folgen der Schlafstörung (z. B. »Wenn ich nicht genug schlafe, bin ich morgen nicht leistungsfähig.«)
- Negative Erwartungen bezüglich der Nacht (z. B. »Jetzt liege ich schon eine halbe Stunde wach, das wird wieder eine schlimme Nacht werden.«)
- Kognitionen, die die Anspannung erhöhen (z. B. »Ich muss jetzt einschlafen!«)

Psychoedukation, sokratischer Dialog und Selbstbeobachtungsprotokolle unterstützen die Entwicklung von schlafförderlichen Kognitionen. So helfen Patient:innen z. B. Informationen, dass die benötigte Schlafdauer individuell ist und zwischen 5 bis 10 Stunden variiert, die Schlaftiefe mit zunehmendem Alter abnimmt oder eine normale Einschlafdauer bis zu 30 Minuten betragen kann (Riemann, 2004; www.dgsm.de). Im sokratischen Dialog können negative Erwartungen oder die Anspannung erhöhende Kognitionen hinterfragt und verändert werden. Zusätzlich können paradoxe Interventionen (z. B. »Versuchen Sie so lange wie möglich im Dunkeln wach zu bleiben!«) helfen, selbst generierten Stress zu reduzieren und so das Einschlafen erleichtern. Selbstbeobachtungsprotokolle, z. B. über die Schlafdauer und die Stimmung / Leistungsfähigkeit am nächsten Tag, können negative Erwartungen modifizieren.

Dysfunktionales Verhalten abbauen (s. INFO 63 »Schwarzsehen ist besonders leicht, wenn es dunkel ist«)

Stimuluskontrolltechniken sind sehr effektiv zur Behandlung von Schlafstörungen und Rumination. Bei Patient:innen haben sich häufig ungünstige **Stimulus-Response-Verbindungen** entwickelt. Der **Stimulus** »Bett« ist mit der **Response** »Grübeln und Anspannung« verbunden. Durch Stimuluskontrolltechniken sollen diese ungünstigen Assoziationen modifiziert werden.

Die »Regeln zur Schlafhygiene« behandeln dysfunktionale Verhaltensweisen, die den Schlaf stören können, und helfen, funktionales und schlafförderliches Verhalten aufzubauen.

Körperliches Arousal reduzieren

Entspannungsverfahren können helfen, körperlich und mental zu entspannen und auf diesem Weg Schlafstörungen und Grübeln zu reduzieren. Es stehen verschiedene Methoden zur Verfügung, z. B.:

- Progressive Muskelentspannung
- Autogenes Training
- Atementspannungen
- Ruhebild und Fantasiereisen

Zu beachten ist, dass in der Regel Übung nötig ist, damit die Entspannungsverfahren beim Einschlafen helfen können.

INFO 63 • P

Schwarzsehen ist besonders leicht, wenn es dunkel ist

Tipps bei nächtlichem Grübeln

In der Nacht ist unser Gehirn anfälliger für Grübelschleifen als am Tag. Was können Sie dagegen tun?

- ▶ Richten Sie Ihre Aufmerksamkeit auf interessante (aber nicht zu spannende) Alternativen zum Grübeln wie das Anhören von Hörbüchern oder Podcasts.
- ▶ Machen Sie Entspannungsübungen im Bett (z. B. Progressive Muskelentspannung). Auch Entspannungsimaginationen oder Fantasiereisen können helfen. Erproben Sie entspannende Atemübungen. Atmen Sie zum Beispiel in etwa immer vier Sekunden lang ein, dann sieben Sekunden lang aus (entschleunigte Atmung, Loew, 2019). Um Ihre Gedanken zu binden, können Sie dabei auch die einzelnen Atemzyklen mitzählen. Ein Atemzyklus besteht immer aus einmal Ein- und Ausatmen. Immer wenn Sie bei zehn Atemzyklen angelangt sind, beginnen Sie wieder bei eins.
- ▶ Wenn Sie befürchten, dass Sie eine wichtige Sache bis morgen vergessen und deswegen grübeln, dann machen Sie sich eine kurze Notiz auf einem Papier und legen es dann wieder beiseite.

Den Schlaf zu sich einladen

Bei Schlafstörungen ist es hilfreich, wenn Sie sich an bestimmte Spielregeln halten. Durch sogenannte Reizkontrolltechniken kann Ihr Kopf wieder lernen, dass das Bett und die Nacht für Erholung und Schlaf da sind. Durch die Regeln der Schlafhygiene erhöhen Sie die Wahrscheinlichkeit, dass der Schlaf abends kommt.

Reizkontrolltechniken (Riemann, 2004)

- ▶ Suchen Sie das Bett nur zum Schlafen auf! Es sollen keine anderen Aktivitäten wie Fernsehen oder Lesen im Bett ausgeführt werden (Ausnahme: sexuelle Aktivitäten).
- ▶ Gehen Sie nur ins Bett bei Müdigkeit und ausreichend »Schlafdruck«.
- ▶ Bleiben Sie nicht zu lange liegen, wenn Sie nicht einschlafen können oder nachts aufwachen und lange wach liegen. Verlassen Sie das Bett und üben Sie eine angenehme, entspannende Tätigkeit aus (z. B. im Wohnzimmer lesen), bis wieder deutlich Müdigkeit auftritt, dann kehren Sie ins Bett zurück. Wenn Sie wieder nicht schlafen können, stehen Sie wieder (ggf. mehrfach) auf.
- ▶ Stehen Sie morgens immer zur gleichen Zeit auf (unabhängig von der Schlafdauer und auch am Wochenende).
- ▶ Schlafen Sie nicht am Tag (z. B. kein »Nickerchen« am Nachmittag).

Schlafhygiene (Riemann, 2004)

- ▶ Trinken Sie nach dem Mittagessen keine koffeinhaltigen Getränke mehr.
- ▶ Vermeiden Sie Alkohol und verwenden Sie ihn niemals als Schlafmittel.
- ▶ Bewegen Sie sich tagsüber ausreichend.
- ▶ Essen Sie abends keine schweren Mahlzeiten.
- ▶ Reduzieren Sie vor dem Zubettgehen die geistige und körperliche Anstrengung.
- ▶ Legen Sie sich ein angenehmes Einschlafritual zu (z. B. noch einmal mit dem Hund rausgehen, dann Zähneputzen, dann etwas Schönes lesen).
- ▶ Sorgen Sie im Schlafzimmer für eine erholsame Atmosphäre (z. B. Ordnung, keine Arbeitsunterlagen).
- ▶ Schauen Sie nachts nicht auf die Uhr.

Anregung: Vielleicht schalten Sie Ihr Handy abends aus?

Soziale Kompetenz als Antwort auf Rumination

Bei einigen Patient:innen können soziale Interaktionen oder interpersonelle Konflikte Auslöser für Grübeln sein. In diesen Fällen kann der Aufbau sozialer Kompetenzen indiziert sein. Anleitung und weitere Informationen finden sich zum Beispiel im »Gruppentraining sozialer Kompetenz« (Hinsch & Pfingsten, 2023).

Nachfolgend findet sich eine Übersicht über Beispiele für soziale Situationen, die Rumination auslösen können. Diesen Situationen werden die wahrscheinlich fehlenden sozialen Kompetenzen gegenübergestellt. Die fehlenden Verhaltensweisen können durch Rollenspiele aufgebaut werden.

Mögliche Situationen, die Rumination auslösen können	Soziale Kompetenz
Patient überlastet sich chronisch, weil er beruflich zusätzliche Aufgaben von Kolleg:innen immer übernimmt, wenn diese ihn darum bitten. Hinterher erfolgt selbstvorwerfendes Grübeln.	»Nein« sagen können
Patientin ist dauerhaft unzufrieden mit einer unfairen Verteilung der Aufgaben in der Haushaltsführung, aber spricht dies in der Partnerschaft nicht an, stattdessen grübelt sie anklagend über die Partnerschaft nach.	Kritik geben können
Patient wird am Arbeitsplatz häufig kritisiert, weil er die Aufgaben nicht alle erledigt habe, obwohl Personal fehlt. Er grübelt über die unfaire Behandlung, die ihm zuteilwird.	Unberechtigte Kritik zurückweisen können
Patientin reagiert auf berechtigte Kritik mit Gegenangriffen oder Erstarren und grübelt im Anschluss immer in ärgerlich-abwertender Weise über die kritisierende Person nach.	Berechtigte Kritik annehmen können
Patient leistet ständig Überstunden, weil er nicht weiteres Personal am Arbeitsplatz zur Entlastung einfordern kann. Er grübelt über die Arbeitsbelastung und die zunehmende Erschöpfung.	Forderungen stellen können
Patientin kommt immer krank in die Arbeit, wenn die Arbeitsstelle sie anfordert. Im Anschluss grübelt sie darüber nach, warum sie sich nie selbst behaupten kann, sondern versage.	Das eigene Recht durchsetzen können
Patient hat einen Partnerschaftswunsch, aber traut sich nicht, mit Personen zu flirten. Stattdessen grübelt er darüber nach, dass er »niemals glücklich im Leben werde«.	Neue Kontakte herstellen können
Patientin hört sich immer die Hetztiraden der Mutter über den getrennt lebenden Vater an, obwohl es sie innerlich schmerzt, und grübelt im Anschluss über die Beziehung zu der Mutter nach.	Unerwünschte Kontakte beenden können (z. B. Gespräche beenden können, die Situation verlassen)
Patient erlebt in Kontakten mit anderen Menschen oft Nachteile, weil er zu fordernd und rechthaberisch auftritt und grübelt dann, warum sich immer alle gegen ihn »verschworen haben«.	Um Sympathie werben können

Soziale Kompetenz als Antwort auf Rumination

Mögliche Situationen, die Rumination auslösen können	Soziale Kompetenz
Patientin äußert in Freundschaften keine Gefühle und Bedürfnisse, stattdessen grübelt sie darüber nach, warum sie »immer alle ausnutzen«.	Gefühle und Bedürfnisse kommunizieren können
Patient äußert in der Partnerschaft keine Wünsche, stattdessen grübelt er darüber nach, ob der Partner ihn wirklich liebe.	Wünsche äußern können
Patientin äußert in beruflichen Meetings nie persönliche Ansichten, sondern stimmt immer der Mehrheit zu und grübelt im Anschluss selbstvorwerfend über ihre »Schwäche«.	Seine Meinung äußern können
Patient vermeidet es, vor anderen Klavier zu spielen, obwohl er gerne Konzerte geben würde. Stattdessen grübelt er darüber nach, warum er so ängstlich sei.	Sich öffentlicher Beachtung aussetzen können
Patientin reagiert auf Lob / Wertschätzung mit »Kleinreden« und Ablenkung und grübelt im Anschluss darüber nach, dass Lob / Wertschätzung nur »aus Mitleid« gegeben wurde und sie wertlos sei.	Lob und Wertschätzung annehmen können
Patient kann gegenüber den eigenen Kindern und in der Partnerschaft keine Liebe und Zuneigung ausdrücken. Stattdessen grübelt er darüber nach, warum er so »gefühlskalt« sei und was »grundsätzlich nicht mit ihm stimme«.	Lob und Wertschätzung geben können

9 Techniken für Metakognitionen: Die Software neu programmieren

Metakognitionen sind bildlich gesprochen die »Software«, die repetitives negatives Denken (RND) antreibt und damit den Prozess des Grübelns aufrechterhält. Die Modifikation dysfunktionaler Metakognitionen ist ein wichtiges Therapieziel, auch hinsichtlich der Rezidivprophylaxe psychischer Störungen.

Dysfunktionale Metakognitionen werden durch sokratische Dialoge und Verhaltensexperimente modifiziert. Das therapeutische Vorgehen ist vergleichbar mit der Modifikation von dysfunktionalen (Grund-)Annahmen. Beispielhaft werden in diesem Kapitel für häufige dysfunktionale Metakognitionen hilfreiche sokratische Fragen und Vorschläge für Verhaltensexperimente dargestellt. Zudem werden Materialien zur psychoedukativen Information für Patient:innen zur Verfügung gestellt.

Auch dysfunktionale Annahmen können eine »Software« sein, die für RND vulnerabel macht (z. B. »Es kann jederzeit etwas Schlimmes passieren.«). Therapeut:innen erhalten diesbezüglich eine Übersicht über Annahmen, die psychotherapeutisch relevant sein können, sowie Anleitungen zur Modifikation dieser Annahmen.

Informationsmaterial

INFO 65 Metakognitionen: Das Denken über das Denken
Therapeut:innen können sich hier informieren, was Metakognitionen sind, welche Kategorien es gibt und welche Metakognitionen therapierelevant sind.

INFO 66 Metakognitionen explorieren und identifizieren: Tipps und Beispiele
Das Informationsblatt beschreibt positive und negative Metakognitionen. Es werden Fragen für die Exploration aufgeführt sowie Tipps für die Identifikation gegeben. Viele Beispiele helfen Therapeut:innen, Metakognitionen besser zu verstehen.

INFO 67 Metakognitionen treiben das Grübeln an
Patient:innen erhalten Informationen, was unter positiven / negativen Metakognitionen zu verstehen ist und wie sie diese verändern können. Persönliche Metakognitionen können notiert werden.

INFO 68 Modifikation von Metakognitionen mit dem Thema »Grübeln als Hilfe zur Problembewältigung«
Dieses Informationsblatt befasst sich mit der Metakognition »Grübeln als Hilfe zur Problembewältigung« und stellt kognitiv-behaviorale Techniken zu ihrer Modifikation vor.

INFO 69 Modifikation von Metakognitionen mit dem Thema »Grübeln zum Erkenntnisgewinn«
Dieses Informationsblatt befasst sich mit der Metakognition »Grübeln zum Erkenntnisgewinn« und stellt kognitiv-behaviorale Techniken zu ihrer Modifikation vor.

INFO 70 Modifikation von Metakognitionen mit dem Thema »Kontrollverlust über das Grübeln«
Dieses Informationsblatt befasst sich mit der Metakognition »Kontrollverlust über das Grübeln« und stellt kognitiv-behaviorale Techniken zu ihrer Modifikation vor.

INFO 71 Modifikation von Metakognitionen mit dem Thema »Grübeln schadet«
Dieses Informationsblatt befasst sich mit der Metakognition »Grübeln schadet« und stellt kognitiv-behaviorale Techniken zu ihrer Modifikation vor.

INFO 72 Modifikation von Metakognitionen mit dem Thema »Grübeln, um Negatives zu verhindern«
Dieses Informationsblatt befasst sich mit der Metakognition »Grübeln, um Negatives zu verhindern« und stellt kognitiv-behaviorale Techniken zu ihrer Modifikation vor.

INFO 73 Modifikation von weiteren Annahmen
Therapeut:innen werden über weitere Annahmen informiert, die Rumination begünstigen können (z. B. Pessimismus, geringe Selbstwirksamkeit, *People-Pleasing*). Zudem werden Interventionen zur Modifikation vorgestellt.

Metakognitionen: Das Denken über das Denken

Der griechische Philosoph Sokrates soll gesagt haben: »Ich scheine also um dieses Wenige doch weiser zu sein als er, dass ich, was ich nicht weiß, auch nicht glaube zu wissen« (Platon, 2024). Das Zitat, häufig zusammengefasst mit »Ich weiß, dass ich nichts weiß«, ist ein Beispiel für eine Metakognition. Es bedeutet, dass Sokrates sich bewusst ist, was er tatsächlich wissen kann und was er nicht wissen kann. Sokrates betont, dass er, was er nicht wisse, auch nicht »glaube, zu wissen«. Damit beschreibt er eine metakognitive Erfahrung.

Was sind Metakognitionen?

Metakognitionen sind kognitive Prozesse, die beeinflussen, wie wir unsere Kognitionen beachten, bewerten und regulieren (Wells, 2011). Umgangssprachlich ausgedrückt könnte man sagen, dass Metakognitionen »das Denken über unser Denken« (Simons, 2018, S. 17) abbilden.

Der Psychologe Adrian Wells hat sich in seiner Forschung mit Metakognitionen auseinandergesetzt. Wells geht davon aus, dass Metakognitionen unsere mentalen Prozesse steuern. Zudem seien sie an der Entwicklung und Aufrechterhaltung psychischer Erkrankungen wesentlich beteiligt. Wells entwickelte die *Metakognitive Therapie,* eine spezielle Form der Kognitiven Verhaltenstherapie.

Ursprünglich wurde der Begriff »Metakognition« von dem Entwicklungspsychologen John Flavell (1979) geprägt. Metakognitionen können in drei Kategorien eingeteilt werden: (1) Metakognitive Annahmen, (2) Metakognitives Erleben und (3) Metakognitive Strategien (Flavell, 1979; Wells, 2011).

Metakognitive Annahmen

Menschen haben bestimmte Annahmen über kognitive Prozesse. Es existieren Annahmen über (1) das Denken an sich, (2) die Gedanken, (3) das Gedächtnis oder (4) die Aufmerksamkeit (Wells, 2011, S. 20).

Kategorien metakognitiver Annahmen	Beispiel
Denken an sich	»Nachdenken ist der beste Weg, um Probleme zu lösen.«
Gedanken	»Ein bedrohlicher Gedanke weist immer auf eine Gefahr hin.«
Gedächtnis	»Ich muss mich ständig an eine geliebte verstorbene Person erinnern, sonst vergesse ich sie.«
Aufmerksamkeit	»Wenn ich immer auf mögliche Gefahren achte, kann ich Schlimmes verhindern.«

Metakognitive Erlebnisse

Metakognitive Erlebnisse sind wahrgenommene Gedanken oder Gefühle, die das Denken begleiten (Flavell, 1979). Alltägliche Beispiele für dieses Phänomen sind z. B. (Flavell, 1979; Wells, 2011):

- der subjektive Eindruck, etwas nicht zu verstehen, was jemand sagt
- der Eindruck, noch weit entfernt von einem Ziel zu sein
- Erleben von Verwirrung
- Eindruck, noch nicht ausreichend gelernt zu haben für eine Prüfung
- Eindruck, dass einem »etwas auf der Zunge liegt«

Metakognitionen: Das Denken über das Denken

Ein spezielles metakognitives Erlebnis haben moderne Weiterentwicklungen der Verhaltenstherapie (Metakognitive Therapie, Akzeptanz- und Commitmenttherapie) für sich entdeckt. Es handelt sich um das Phänomen, wie sehr sich eine Person mit ihren inneren Erlebnissen identifiziert bzw. wie distanziert sie sich von diesen Erlebnissen erlebt. Menschen können sich mit ihren Gedanken identifizieren (»verschmolzen« sein), dann nehmen sie diese als Realität wahr (»als richtig / zutreffend«, »als relevant / bedeutsam / wichtig«). Umgekehrt können Menschen ihre Gedanken als innere Repräsentation erleben und diese distanziert betrachten.

In der Metakognitiven Therapie und der Akzeptanz- und Commitmenttherapie existieren hierfür verschiedene Bezeichnungen (s. Tabelle).

	Metakognitive Therapie	**Akzeptanz- und Commitmenttherapie**
Identifikation mit Gedanken	Objektmodus	Fusion
Distanzierung von Gedanken	Metakognitiver Modus, losgelöste Achtsamkeit	Defusion

Metakognitive Strategien

Wir lenken unser Denken durch die Anwendung metakognitiver Strategien. Hierunter versteht man übergeordnete Pläne, wie das Denken zu regulieren und zu überwachen ist. Es handelt sich um Strategien zur Selbstregulation. Patient:innen tendieren häufig zu ungünstigen oder rigiden metakognitiven Strategien wie z. B.

- die Aufmerksamkeit exzessiv auf potenzielle Gefahren zu lenken (Bedrohungsmonitoring)
- Gedankenunterdrückung bei negativen Gedanken
- Überanalysieren von Erlebnissen
- durch Grübeln versuchen, die Zukunft vorherzusagen
- zwanghaft nach Gegenbeweisen bei bedrohlichen Gedanken suchen

Positive und negative Metakognitionen

In der Psychotherapie spielen metakognitive Annahmen über repetitives negatives Denken (RND) eine besondere Rolle. Sie werden in positive und negative Metakognitionen unterschieden.

Positive Metakognitionen. Positive Metakognitionen sind Annahmen, welche positiven Folgen RND haben könnte (z. B. »Grübeln hilft mir, meine Probleme zu lösen.«). Die Forschung zeigt, dass Menschen sich positive Effekte von Rumination versprechen. Wurden Personen mit dysphorischer Stimmung im Labor zum Grübeln über ihre Stimmung angeleitet, berichteten sie den Eindruck, durch das Grübeln mehr Verständnis über ihre Probleme und Gefühle zu gewinnen (Lyubomirsky & Nolen-Hoeksema, 1993). 80 Prozent der Personen, die viel grübeln, glauben, dass Grübeln ihnen helfe, z. B. mehr Selbsterkenntnis zu gewinnen, Probleme zu lösen oder Fehler zu vermeiden (Watkins & Baracaia, 2001).

Negative Metakognitionen. Negative Metakognitionen drücken Annahmen aus, welche negativen Folgen durch das RND befürchtet werden (z. B. »Die Sorgen machen mich verrückt.«). Diese Befürchtungen sind häufig Anlass für vermehrtes RND (z. B. sogenannte Meta-Sorgen, »Sorgen über die Sorgen«). Zudem motivieren negative Metakognitionen zu dysfunktionalen mentalen und behavioralen Strategien (z. B. Gedankenunterdrückung, Gedankenkontrolle, Vermeidungsverhalten). Dadurch entstehen sich wechselseitig verstärkende Prozesse (Teufelskreise), wodurch psychische Störungen exazerbieren.

Metakognitionen explorieren und identifizieren: Tipps und Beispiele

Im Verlauf ihrer therapeutischen Tätigkeit entwickeln Therapeut:innen, die sich mit Metakognitionen befassen, einen »inneren Speicher« für mögliche klinisch relevante Metakognitionen. Dies hilft bei der Exploration und Identifikation der spezifischen Metakognitionen. Am Anfang der Beschäftigung mit Metakognitionen fehlt Therapeut:innen dieser Erfahrungsschatz. Folgende Liste ist als Schatzkarte für den Anfang zu sehen. Sie zeigt mögliche Explorationsfragen, übergeordnete Inhalte (»Themen«) von Metakognitionen sowie jeweils Beispiele.

Identifikation positiver Metakognitionen

Positive Metakognitionen befassen sich inhaltlich mit den positiven Folgen / dem Nutzen von kognitiven Prozessen. Explorationsfragen, die auf den Nutzen von repetitivem negativem Denken (RND) abzielen, sind z. B.:

- »Wobei hilft Ihnen Grübeln oder Sich-Sorgen?«
- »Was erhoffen oder versprechen Sie sich vom Grübeln?«
- »Was möchten Sie durch das Grübeln erreichen?«
- »Was würden Sie befürchten, wenn Sie nicht mehr grübeln würden?«

Tipp

Bei einigen Patient:innen kann der Begriff »Grübeln« negative Assoziationen hervorrufen, sodass sie sich sofort von der Frage distanzieren und angeben, dass sie keine positiven Erwartungen diesbezüglich hätten. Es kann in diesen Fällen hilfreich sein, bei der Exploration von »intensivem Nachdenken« / »sich Gedanken machen« statt von »Grübeln« zu sprechen. Zudem kann es hilfreich sein, zu fragen, was Patient:innen sich *ursprünglich* davon erhofften. Da es sein kann, dass positive Metakognitionen zu früheren Störungszeitpunkten eine Rolle spielten, derzeit aber stärker die negativen Metakognitionen relevant sind.

Andere kognitive Prozesse, über die positive Metakognitionen bestehen können, sind z. B. Aufmerksamkeitsprozesse. Hier kann eine positive Metakognition lauten: »Wenn ich aufmerksam auf Gefahren achte, kann ich für mehr Sicherheit in meinem Leben sorgen.«

Metakognitionen explorieren und identifizieren: Tipps und Beispiele

Beispiele für positive Metakognitionen	
Hilfe zur Problembewältigung	▶ »Intensives Nachdenken hilft mir, mein Leben in den Griff zu kriegen.«
Erkenntnisse gewinnen	▶ »Durch intensives Nachdenken kann ich die Dinge besser verstehen.« ▶ »Intensives Nachdenken hilft mir, Antworten auf meine Fragen zu finden.«
Negatives verhindern	▶ »Ich kann Negatives verhindern, wenn ich mir vorher intensiv Gedanken mache.« ▶ »Es ist gut, viel nachzudenken, um auf Probleme vorbereitet zu sein.« ▶ »Wenn ich mir Gedanken darüber mache, ob ich bei anderen Menschen einen schlechten Eindruck hinterlassen habe, kann ich verhindern, dass andere mich ablehnen.« ▶ »Wenn ich über meine Fehler gründlich nachdenke, kann ich sie in Zukunft verhindern.«
Kontrolle von unangenehmen Emotionen	▶ »Ich muss mich viel mit dem Thema befassen, um es emotional durchzuarbeiten und abschließen zu können.« ▶ »Wenn ich über meine Traurigkeit nachdenke, kann ich zukünftig verhindern, wieder traurig zu sein.«
Kontrolle von unangenehmen Kognitionen	▶ »Ich sollte negative Gedanken aus dem Kopf kriegen.« ▶ »Es ist wichtig, immer positiv zu denken.«
Identität und Selbstwert	▶ »Wenn ich aufhöre, mir über alles Gedanken zu machen, bin ich oberflächlich.« ▶ »Menschen, die sich viele Gedanken um andere machen, sind gute Menschen.« ▶ »Grübeln und schlechte Stimmung sind eine gerechte Strafe für mich, das habe ich verdient.«

Identifikation negativer Metakognitionen

Negative Metakognitionen drücken aus, welche negativen Folgen / Gefahren Personen bei kognitiven Prozessen befürchten. Explorationsfragen, die auf erwartete Gefahren von RND abzielen, sind z. B.:

- »Was ist für Sie schlimm am Grübeln?«
- »Was befürchten Sie, was durch Grübeln passieren könnte?«
- »Machen Sie sich Sorgen über das Grübeln?«

Tipp

Negative Metakognitionen haben häufig die Annahme, dass die Person Schaden erleiden könnte durch das repetitive negative Denken (RND) oder die Person keine Kontrolle über das RND habe.

Metakognitionen explorieren und identifizieren: Tipps und Beispiele

Negative Metakognitionen können auch auf weitere kognitive Prozesse bezogen sein, z. B. das Auftreten negativer Gedanken, die eigene Wahrnehmung oder Gefahrenbewusstsein. Jeweilige Beispiele finden sich in unten stehender Tabelle.

Beispiele für negative Metakognitionen	
Mentaler, körperlicher oder sozialer Schaden	▶ »Ich werde noch verrückt von meinen Sorgen.« ▶ »Das Grübeln macht mich krank.«
Kontrollverlust	▶ »Ich kann die Sorgen nicht stoppen.« ▶ »Grübeln passiert mir einfach.«
Überschätzung der Verantwortlichkeit für Ereignisse	▶ »Wenn ich ein Bewusstsein für eine Gefahr habe und nichts dagegen unternehme, bin ich verantwortlich, wenn etwas passiert.«
Überschätzung des Realitätsbezugs oder der Bedeutsamkeit von Gedanken	▶ »Wenn ich denke, andere könnten mich komisch finden, dann wird das auch so sein.« ▶ »Negative Gedanken sollte man ernst nehmen, weil sie negative Folgen haben können.«
Mangelndes Vertrauen in die eigene Wahrnehmung	▶ »Selbst wenn ich etwas gesehen habe / glaube zu wissen, etwas getan zu haben, kann ich mich irren (z. B. Zwangspatient:innen, die der eigenen Wahrnehmung nicht glauben).«
Gedanken-Ereignis-Fusion	▶ »Wenn ich denke, etwas Schlimmes könnte passieren, passiert es auch.« ▶ »Wenn ich den Gedanken an ein Ereignis habe, dann ist es auch passiert (z. B. der Gedanke, jemanden mit dem Auto angefahren zu haben, löst die Befürchtung aus, es wäre passiert).«
Gedanken-Handlungs-Fusion	▶ »Wenn ich einen negativen Gedanken habe, dann könnte ich das negative Verhalten tatsächlich ausführen (z. B. der Gedanke, pädophil zu sein, löst Angst aus, obwohl keine Pädophilie besteht).«
Gedanken-Objekt-Fusion	▶ »Gedanken / Emotionen können sich auf Gegenstände übertragen und Schaden anrichten.« (z.B. wenn der Gedanke auftritt, ein Gegenstand sei mit Krankheitserregern kontaminiert, anzunehmen, der Gegenstand sei tatsächlich »ansteckend«).

INFO 67 • P

Metakognitionen treiben das Grübeln an

Was sind Metakognitionen?

Metakognitionen sind die Gedanken, die wir uns über unser Denken machen. Es sind übergeordnete Einstellungen, die wir über unser Denken entwickelt haben.

Es gibt Metakognitionen über das Grübeln. Es gibt Metakognitionen, die uns anregen, über etwas intensiver nachzudenken. So können wir leichter in Grübelketten geraten. Solche Metakognitionen können lauten: »Grübeln hilft mir, mich besser zu verstehen« oder »Ich sollte mir Sorgen machen, um besser vorbereitet zu sein«. Wie eine Art Motor treiben diese Metakognitionen Grübeln an.

Es gibt aber auch Metakognitionen, die Befürchtungen bezüglich Grübeln ausdrücken, z. B. »Meine Sorgen machen mich verrückt!«. Sie sind der Motor für ungünstiges Vermeidungs- und Kontrollverhalten. Wir versuchen dann z. B., unsere Gedanken zu unterdrücken. Hieraus entstehen oft Teufelskreise.

Beispiel

- »Probleme sollte man immer durch intensives Nachdenken lösen.«
- »Sorgen helfen, auf Negatives vorbereitet zu sein.«
- »Gute Menschen machen sich viele Gedanken um ihre Angehörigen.«
- »Man sollte immer positiv denken.«
- »Es ist möglich, seine negativen Gedanken ganz zu kontrollieren.«
- »Durch meine Sorgen werde ich noch verrückt.«
- »Grübeln schadet meiner Gesundheit.«
- »Ich kann Grübeln nicht kontrollieren.«

Wie lassen sich Metakognitionen verändern?

In der Psychotherapie hilft Ihnen Ihr:e Therapeut:in, persönliche Metakognitionen herauszufinden. Ungünstige Metakognitionen werden im therapeutischen Gespräch hinterfragt. Auf diese Weise lernen Sie, ungünstige Einstellungen zu verändern. Zusätzlich entwickeln Sie mit Ihrer / Ihrem Therapeut:in konkrete Übungen (Verhaltensexperimente), um ungünstige Metakognitionen zu überprüfen.

Meine Metakognitionen

Hier können Sie Ihre persönlichen Metakognitionen notieren, die Sie in der Therapie herausgefunden haben.

....

....

....

....

Modifikation von Metakognitionen mit dem Thema »Grübeln als Hilfe zur Problembewältigung«

Beispiel

»Grübeln hilft, Probleme zu lösen!«

Achtung: Falle für Therapeut:innen!
Eine häufige Metakognition, die zunächst auch plausibel klingt, besagt, dass man über Probleme intensiv nachdenken sollte, um sie zu lösen. Auch Therapeut:innen können diese Metakognition haben und hierdurch zu dysfunktionalen therapeutischen Strategien im Einzelfall motiviert werden (z. B. Patient:innen die meiste Zeit der Therapiestunde zum »lauten Grübeln« durch Warum-Fragen und übermäßiges Analysieren der Problemsituation anregen). Denn Nachdenken hilft nicht immer, um Probleme zu lösen. Manchmal kann Nachdenken unbemerkt zu Grübeln werden.

Kann man Probleme immer durch Nachdenken lösen?
Tatsächlich gibt es Probleme, die sich weniger kognitiv als vielmehr emotional-behavioral lösen lassen.

Beispiel

Eine Patientin sieht ein Problem in ihrer Partnerschaft, weil sie sich fragt, ob sie wirklich glücklich in der Beziehung ist. Dieses Problem ist schwer durch reines Nachdenken zu lösen. Denkt die Patientin wiederholt und häufig darüber nach, welche negativen Eigenschaften des Partners sie stören und welche Interaktionen negativ verlaufen sind, wird dieser Denkprozess die Unzufriedenheit in der Partnerschaft tendenziell sogar vergrößern. Eine weniger kognitive und mehr behaviorale Lösungsstrategie könnte besser sein. Die Patientin könnte in der Therapie ihre Wünsche und Bedürfnisse bezüglich der Partnerschaft identifizieren. Anschließend könnte sie lernen, diese Wünsche und Bedürfnisse zu artikulieren.

Durch welche alternativen Strategien kann man Probleme lösen?
Viele Probleme lösen sich auch durch andere Strategien als Nachdenken und vielleicht sogar besser und effizienter. Solche Strategien können zum Beispiel sein: sich ablenken, eine Nacht über eine Sache schlafen oder sich auf die gegenwärtig anstehende Aufgabe konzentrieren. Einige Situationen, die in einem Augenblick als »Problem« aufgefasst werden, können zu einem späteren Zeitpunkt irrelevant sein, weniger wichtig sein oder sich buchstäblich »in Luft auflösen«.

Art des Problems und Kontext berücksichtigen
Natürlich kann es aber auch sinnvoll sein, sich über Probleme Gedanken zu machen. Es bedarf daher bei obiger Metakognition einer differenzierten Betrachtung. Die Metakognition ist nicht per se dysfunktional oder irrational. Es hängt von der *Art des Problems* und seinem *Kontext* ab. Eine Depression kann sich durch Nachdenken sogar verschlechtern:

Modifikation von Metakognitionen mit dem Thema »Grübeln als Hilfe zur Problembewältigung«

Beispiel

Ein depressiver Patient fasst seine negative Stimmung als Problem auf, das es durch Nachdenken zu lösen gilt. Er gerät in Grübelschleifen (z. B. »Warum bin ich depressiv? Warum bin ich schon so lange depressiv? Warum verbessert sich meine Stimmung nicht? Was habe ich falsch gemacht? Es wird vielleicht nie wieder besser werden …«). Hierdurch nimmt die deprimierte Stimmung zu.

Beispiele für sokratische Fragen (z. B. Wells, 2011; Simons, 2018)

- »Was spricht alles für diese Annahme und was dagegen?« (Pro-Kontra-Liste erstellen)
- »Kann man jedes Problem durch Nachdenken lösen?«
- »*Muss* man jedes Problem durch Nachdenken lösen?«
- »Kann Nachdenken sich auch negativ auf Probleme auswirken?«
- »Welche anderen Strategien außer Nachdenken gibt es, um Probleme zu lösen?«
- »Wann sind andere Strategien als Nachdenken sinnvoll, um Probleme zu lösen?«
- »Aus der psychologischen Forschung weiß man, dass es beim Problemlösen wichtig sein kann, sich auch einmal mit etwas ganz anderem zu befassen und nicht über das Problem nachzudenken. Manchmal fallen einem dann ganz unerwartet Lösungen ein. Für kreative Problemlösungen kann es geradezu wichtig sein, sich nicht zwanghaft mit dem Problem zu befassen, sondern das Gehirn unbewusst und assoziativ arbeiten zu lassen, während wir etwas ganz anderes tun. Was können Sie aus diesen Informationen für sich persönlich herausziehen?«
- »Haben Sie jemals etwas ›einfach so‹ entschieden oder getan, ohne sich dabei viele Gedanken zu machen? Wie ging die Situation aus?«
- »Wie lange grübeln Sie schon über Ihr Problem? Was schätzen Sie, wie lange es noch dauern wird, bis Sie eine Lösung durch Grübeln gefunden haben? Müssten Sie vielleicht noch stärker grübeln?«
- »Was passiert mit Ihrer Stimmung, wenn Sie grübeln? … Wenn sich Ihre Stimmung verschlechtert, wie kann Grübeln dann helfen, die Depression zu überwinden?«
- »Ist es möglich, sich aus einem Loch auszugraben? Falls nein, was heißt das im übertragenen Sinne für Ihr Grübeln?«
- »Würden Sie anderen Menschen in schwierigen Lebenssituationen empfehlen, zu grübeln, um ihre Probleme zu lösen? … Warum nicht?
- »Der Schriftsteller Franz Kafka soll einmal gesagt haben ›Wege entstehen dadurch, dass man sie geht‹. Was könnte damit gemeint sein? … Hat das eine Relevanz für Ihre Situation?«
- »Ein Sprichwort sagt ›Probieren geht über Studieren‹. Was könnte damit gemeint sein?«

Beispiele für Verhaltensexperimente (Wells, 2011; Simons, 2018; teils adaptiert)

- Patient:innen können Verhaltensstrategien zum Problemlösen erproben nach dem Motto »Mehr Handeln, weniger Denken« (z. B. statt über die persönliche Zufriedenheit in der Partnerschaft nachzugrübeln, regelmäßig positive Paaraktivitäten durchführen und den Einfluss auf die Zufriedenheit in der Partnerschaft prüfen).
- Es sollen Aktivitäten geplant werden, um die Stimmung positiv zu beeinflussen. Dann soll beobachtet werden, wie sich das Denken nach Stimmungsverbesserung verändert.
- Patient:innen können das »Heute so, morgen so«-Experiment durchführen (s. **INFO 69** »Modifikation von Metakognitionen mit dem Thema ›Grübeln zum Erkenntnisgewinn‹«),

Modifikation von Metakognitionen mit dem Thema »Grübeln zum Erkenntnisgewinn«

Beispiel

- »Grübeln hilft mir, meine Situation besser zu verstehen.«
- »Grübeln hilft mir, Antworten auf meine Fragen zu gewinnen.«

Kosten-Nutzen-Bilanz negativ

Einige Patient:innen erhoffen sich von ihrem analysierenden Grübelstil, ein tieferes Verständnis über Sachverhalte oder sich selbst zu erhalten. Gelegentlich springt dabei auch tatsächlich eine interessante Idee heraus. Leider stehen diese seltenen Einsichten aber in keinem guten Verhältnis zu den Kosten, die das Grübeln mit sich bringt (z. B. Zeit, deprimierte Stimmung, Anstrengung, psychische Erkrankung).

Keine Antwort ist vielleicht die Antwort

Manchmal grübeln Patient:innen auch über Fragen, auf die es keine Antwort oder zumindest keine befriedigende Antwort gibt (z. B. »Warum ist das Trauma mir passiert?«). Dann ist es sinnvoll, dass Patient:innen erkennen, dass sie keine Antwort finden werden.

Beispiele für sokratische Fragen (z. B. Wells, 2011; Simons, 2018)

- »Was spricht alles für diese Annahme und was dagegen?« (Pro-Contra-Liste erstellen)
- »Haben Sie tatsächlich durch Grübeln Antworten gefunden?«
- »Wie lange grübeln Sie schon? Wie lange müssen Sie noch grübeln, um eine Antwort zu finden? Wann würden Sie sagen, dass Sie genug gegrübelt haben?«
- »Gibt es auch Fragen, auf die es keine Antwort gibt? Gehören die Fragen, die Sie sich stellen, dazu? Oder gehört zumindest ein Teil der Fragen dazu?«
- »Wenn Sie akzeptieren könnten, dass es vielleicht auf die Frage keine befriedigende Antwort gibt, wie groß wäre dann noch Ihr Problem?«
- »Wenn Sie – wie durch ein Wunder – nicht mehr das Bedürfnis hätten, Antworten zu finden, was genau würden Sie dann, statt zu grübeln, tun? Beschreiben Sie es mir möglichst konkret! … Und wie würden Sie sich fühlen?«
- »Wenn Sie sich entschließen würden, aufzuhören, nach Antworten zu suchen, wie würden Sie sich dann fühlen? … (*Es werden aversive Emotionen genannt wie »unzufrieden« oder »wütend«.*) … Wie stark wäre diese Emotion im ersten Augenblick von 0 bis 100 %? … Wie stark wäre die Emotion nach einem Monat? … Und nach einem Jahr? … Und nach 10 Jahren? … Was bedeutet das für Sie?« (Hinweis: im geleiteten Entdecken den Aspekt der Vergänglichkeit von aversiven Emotionen aufzeigen, wenn aversive Emotionen toleriert werden, ohne auf sie immer wieder mit Grübeln zu reagieren)

Modifikation von Metakognitionen mit dem Thema »Grübeln zum Erkenntnisgewinn«

Das »Heute so, morgen so«-Experiment (Verhaltensexperiment nach Simons, 2018, S. 97; Wells, 2011, S. 238, adaptiert)
Der Sänger Roberto Blanco gewann 1969 den deutschen Schlager-Wettbewerb mit dem Titel »Heute so, morgen so«. In dem Lied geht es darum, dass Liebeskummer vorübergeht, dass man sich »heute so, morgen so, einmal traurig, einmal froh« fühlt. In einem Experiment können Patient:innen testen, welchen Einfluss Grübeln auf das Problemlösen und die Stimmung hat. Patient:innen sollen an einem Tag intensiv grübeln und am nächsten Tag auf Grübeln mit losgelöster Achtsamkeit reagieren (s. **AB 23** »Von Handys und Zügen: Losgelöste Achtsamkeit vermitteln«, **AB 24** »Losgelöste Achtsamkeit erleben«). Statt mit Losgelöster Achtsamkeit zu reagieren, können Patient:innen auch den Gedankenaufschub praktizieren (s. **INFO 61** »Die guten alten Basics der Verhaltenstherapie: Stimuluskontrolltechniken«, **AB 41** »Daten Sie Ihre Grübeleien!«). Am Ende des Tages sollen sich Patient:innen jeweils schriftlich die Fragen beantworten:

- Habe ich Erkenntnisse gewonnen, die mich wirklich voran gebracht haben?
- Wurden die Probleme am jeweiligen Tag gelöst?
- Wie war die Stimmung am jeweiligen Tag?

Modifikation von Metakognitionen mit dem Thema »Kontrollverlust über das Grübeln«

Beispiel

- »Grübeln lässt sich nicht beeinflussen.«
- »Grübeln kann man nicht stoppen.«

Beispiele für sokratische Fragen (Wells, 2011; Simons, 2018; teils adaptiert)

- »Was spricht alles für diese Annahme und was dagegen?« (Pro-Kontra-Liste erstellen)
- »Kennen Sie Zeiten aus Ihrem Leben, in denen Sie auch Probleme hatten, aber das Grübeln beeinflussen konnten?«
- »Was passiert mit dem Grübeln, wenn das Telefon oder die Haustür klingelt?«
- »Was passiert mit dem Grübeln, wenn Ihr Kind plötzlich hinfällt?«

Beispiele für Verhaltensexperimente (Wells, 2011; Simons, 2018; teils adaptiert)

- Technik des Gedankenaufschubs erproben (**AB 41** »Daten Sie Ihre Grübeleien!«)
- Losgelöste Achtsamkeit erproben (**AB 23** »Von Handys und Zügen: Losgelöste Achtsamkeit vermitteln«, **AB 24** »Losgelöste Achtsamkeit erleben«)
- Ideen sammeln für Aktivitäten, die Grübeln unterbrechen oder verringern könnten, und diese dann erproben (**AB 18** »Bügeln statt Grübeln?!«, **INFO 22** »Flow-Aktivitäten«)
- Ampeltechnik (**INFO 61** »Die guten alten Basics der Verhaltenstherapie: Stimuluskontrolltechniken«)

INFO 71 • T

Modifikation von Metakognitionen mit dem Thema »Grübeln schadet«

Beispiel

»Grübeln macht mich noch verrückt / krank!«

Beispiele für sokratische Fragen (Wells, 2011; Simons, 2018; teils adaptiert)

- »Was spricht alles für diese Annahme und was dagegen?« (Pro-Contra-Liste erstellen)
- »Sich Sorgen zu machen oder zu grübeln ist etwas Menschliches. Zum Beispiel kennen die meisten Menschen es, dass sie unter Stress mehr zum Grübeln tendieren. Warum werden dann nicht alle krank? Warum ist es nicht für alle ein Problem?«
- »Kennen Sie eine Person, die eine körperliche Krankheit hatte, bei der ärztlich als Ursache Grübeln diagnostiziert wurde?«
- »Wenn Grübeln tatsächlich gefährlich wäre, dann könnte man sich fragen, wie die Menschheit überleben konnte. Früher war es tatsächlich schwieriger, zu überleben, und es gab noch mehr Anlass, sich zu sorgen oder zu grübeln. Wie denken Sie darüber?«
- »Wenn Sorgen und Grübeln Stress für den Körper bedeuteten, müsste Sport dann nicht auch für den Körper gefährlich sein? Sport ist schließlich auch Stress für den Körper, zum Beispiel rast das Herz.«

Beispiel für ein Verhaltensexperiment (Wells, 2011)

Patient:innen können ihren Pulsschlag in der Therapiestunde messen unter drei Bedingungen: (1) zunächst in Ruhe mit neutralen Gedanken (z. B. Lebensmitteleinkauf planen), (2) dann in Ruhe mit Grübeln, (3) und schließlich nach leichter körperlicher Aktivität (z. B. Treppen steigen). Der Pulsschlag wird jeweils miteinander verglichen. Welchen Einfluss hatten die Bedingungen?

Modifikation von Metakognitionen mit dem Thema »Grübeln, um Negatives zu verhindern«

Beispiel

»Grübeln hilft, auf negative Ereignisse in der Zukunft besser vorbereitet zu sein.«

Beispiele für sokratische Fragen (z. B. Wells, 2011; Simons, 2018)

- »Was spricht alles für diese Annahme und was dagegen?« (Pro-Contra-Liste erstellen)
- »Ist tatsächlich nichts Negatives mehr passiert, seitdem Sie mehr grübeln? Haben Sie also weniger Probleme als Menschen, die nicht grübeln?«
- »Wie fühlen Sie sich, wenn Sie sich Sorgen machen? … Wenn Sie also … (z. B. Angst / Selbstunsicherheit) spüren, fühlen Sie sich dann besser vorbereitet?«
- »Warum machen Sie sich über … Sorgen und nicht über andere Aspekte, die auch gefährlich sein könnten?« (Hinweis: Geleitet entdecken lassen, dass die Auswahl des Grübelthemas willkürlich und nicht aufgrund rationaler Überlegungen erfolgt, s. Beispiel)

Beispiel

Ein Patient macht sich vor einem geplanten Tauchurlaub viele Sorgen, dass er durch eine Haiattacke sterben könnte. In der Therapiestunde wird dieses Risiko mit dem Risiko, im Straßenverkehr zu sterben, kontrastiert. Der Patient stellt fest, dass er sich nicht sorge, im Straßenverkehr zu sterben, obwohl das Risiko höher ist. Als Auslöser für seine Sorge, an einer Haiattacke zu sterben, wird die Schlagzeile einer Boulevardzeitung identifiziert. Der Patient erkennt, dass das Thema seiner Sorgen zufällig geschah und keinen rationalen Überlegungen entspringt.

- »Haben Sie jemals etwas getan, ohne sich vorher Sorgen zu machen? Wie ging es aus?«
- »Wie oft sind die Situationen genauso eingetreten wie in Ihren Sorgen? … Wenn Ihre Sorgen so die Realität verzerren, wie hilfreich sind sie dann?«
- »Wie geht es Ihnen, wenn Sie sich Sorgen machen? … Wie oft treten Ihre Befürchtungen tatsächlich ein? … Wenn ich zusammenfassen darf, dann sagen Sie also, dass Sie einerseits durch Ihre Sorgen schon im Vorfeld viel leiden, aber andererseits Ihre Sorgen oft umsonst waren. Wie bewerten Sie dieses Kosten-Nutzen-Verhältnis? Ist es denn dann sinnvoll, sich Sorgen zu machen? … Wenn Sie Ihr Leiden vorab in Geld ausdrücken würden, wie viel Geld verlieren Sie durch das Sich-Sorgen, zum Beispiel 10 Euro, 100 Euro oder 1000 Euro? … Wenn Sie das, was Sie real dann im Nachhinein wieder gewinnen, in Geld ausdrücken würden, wie viel wäre das? … Wenn ich Ihnen jetzt vorschlagen würde, dass Sie … (z. B. 100 Euro) immer wegschmeißen, wenn Sie sich sorgen, dafür aber … (z. B. 10 Euro) gewinnen, wenn die Situation besser wird als erwartet … würden Sie sich auf diesen Vorschlag einlassen?«

Beispiel für ein Verhaltensexperiment (Wells, 2011; Simons, 2018)

Patient:innen sollen eine Zwei-Spalten-Technik (Sorgenskript vs. Realitätsskript) führen. In der linken Spalte protokollieren sie ihre Sorgen auf. Nach dem Ereignis protokollieren sie in der rechten Spalte, was tatsächlich passiert ist. Wie realistisch oder hilfreich waren die Sorgen tatsächlich?

Modifikation von weiteren Annahmen

Aufgrund ihrer Lerngeschichte entwickeln einige Menschen dysfunktionale Grundannahmen und Annahmen und sind vulnerabel für repetitives negatives Denken (RND). Durch Exploration können diese Grundannahmen und Annahmen identifiziert und anschließend durch geeignete kognitiv-behaviorale Interventionen modifiziert werden. Im Folgenden finden sich Beispiele.

Annahmen, die das Eintreten negativer Ereignisse überschätzen (Pessimismus, Katastrophisieren)

- »Es kann jederzeit etwas Schlimmes passieren.«
- »Die Welt ist voller Gefahren, man muss immer auf der Hut sein.«
- »Ich ziehe negative Dinge an.«

Beispiele für Interventionen:

- Hedonistische Disputation wie »Ist der Gedanke hilfreich?« / »Welche Vor- / Nachteile hat diese Überzeugung?«
- Bedrohungsmonitoring als Folge der Annahme erklären (**INFO 18** »Die Bedeutung von Aufmerksamkeitsprozessen«) und abbauen
- Wahrscheinlichkeiten von Ereignissen reflektieren
- Werteorientierte Interventionen (**INFO 23** »Grübeln mit Werten begegnen«)

Annahmen, die persönliche Kompetenzen unterschätzen, negative Ereignisse bewältigen zu können (geringe Selbstwirksamkeit)

- »Wenn etwas Schlimmes passieren würde, könnte ich das nicht bewältigen.«
- »Ich könnte es nicht überwinden, wenn ich mich vor anderen blamiere.«

Beispiele für Interventionen:

- Entkatastrophisieren durch Zeitprojektionen (z. B. »Wie würde es Ihnen nach einem Monat / einem Jahr / 10 Jahren / im Alter von 100 Jahren mit dem Ereignis gehen?«)
- Stärkenfokussierung (z. B. »Welche früheren schwierigen Situationen haben Sie erlebt? Welche Stärken haben Sie damals über sich erfahren?«, **INFO 44** »Selbstwirksamkeit fördern: Lebenslinie der bewältigten Herausforderungen«)
- Eine Sichtweise der Lernchancen entwickeln (**INFO 43** »Anti-Grübel-Skill: Growth Mindset«)
- Konfrontation / Verhaltensexperimente (z. B. bei sozialer Phobie)

Annahmen, die überhöhte Ansprüche und Erwartungen ausdrücken (Perfektionismus)

- »Ich kann mit einer Sache erst beginnen, wenn ich den perfekten Plan habe.«
- »Ich kann erst etwas tun, wenn ich alle Argumente dafür und dagegen bedacht habe.«

Beispiele für Interventionen:

- **INFO 41** »Perfektionismus und Rumination«, **INFO 42** »Holen Sie das Beste aus Ihrem Perfektionismus heraus!«
- Verhaltensexperimente nach dem Motto »Probieren geht über Studieren«

Annahmen über die Kontrollierbarkeit von Emotionen (Kontrollverlust)

Auf den Zusammenhang zwischen dysfunktionalen Annahmen über Emotionen und Rumination weist die Forschung der Psychologin Susan Nolen-Hoeksema (2006) hin: Personen, die aversive Emotionen als unkontrollierbar bewerten, tendieren mehr zum Grübeln.

- »Ich kann nichts dagegen tun, wenn ich traurig / ängstlich / wütend bin.«

Modifikation von weiteren Annahmen

Beispiele für Interventionen:
s. Kapitel 7 »Emotionsfokussierte Techniken: Gefühle willkommen heißen«

Annahmen, anderen immer gefallen zu müssen und deren Bedürfnissen Priorität geben *(People Pleasing)*

- »Ich darf andere nicht enttäuschen.«
- »Ich muss es allen recht machen.«
- »Ich muss Konflikte um jeden Preis vermeiden.«

Beispiele für Interventionen:

- Hedonistische Disputation wie »Ist der Gedanke hilfreich?«/»Welche Vor-/Nachteile hat diese Überzeugung?«
- Empirische Disputation unter Ansicht der Allgemeinen Erklärung der Menschenrechte der Vereinten Nationen mit Artikel 1 Menschenwürde, Artikel 19 Meinungsfreiheit (https://www.un.org/depts/german/menschenrechte/aemr.pdf)
- Förderung der Wahrnehmung eigener Gefühle und Bedürfnisse
- Training sozialer Kompetenzen (**INFO 64** »Soziale Kompetenz als Antwort auf Rumination«)
- Aufbau von Selbstmitgefühl (**AB 31** »Liebe kritische Stimme: Hier spricht die freundliche Stimme!«, **AB 32** »Anti-Grübel-Skills: Selbstmitgefühl und Selbstfürsorge«, **AB 33** »Liebevolle Güte Meditation«).

Beispiel

Eine Patientin plant einen Urlaub mit ihrer Freundin. In der Therapiestunde erzählt sie, sich darauf gefreut zu haben. Mittlerweile sei sie jedoch unsicher, ob sie überhaupt fahren wolle. In der weiteren Exploration zeigt sich, dass die Patientin exzessiv darüber gegrübelt hat, welche Erwartungen die Freundin an den Urlaub habe. Die Patientin berichtet die Befürchtung, dass sie die Erwartungen der Freundin nicht erfüllen könne. Eine Aufmerksamkeitslenkung auf eigene Bedürfnisse (»Wie stelle *ich* mir den Urlaub vor?«) hilft der Patientin, konkrete Wünsche zu formulieren. In einem Rollenspiel wird der Ausdruck dieser Wünsche gegenüber der Freundin geübt. Die Frage »Wie stelle *ich* es mir eigentlich vor?« wird als Anti-Grübel-Skill auf eine Karte geschrieben und soll von der Patientin in zukünftigen Situationen genutzt werden.

10 Rezidivprophylaxe: Grübelst du noch oder lebst du schon?

Zu Therapieende haben Patient:innen im besten Fall die Gewohnheit, häufig und lang andauernd mit repetitivem negativen Denken (RND) zu reagieren, abgelegt und sich alternative Reaktionen angewöhnt. Die aktuelle Residualsymptomatik sollte bewertet werden, um das Rezidivrisiko abzuschätzen.

Zur Rezidivprophylaxe sollten funktionale metakognitive Pläne entwickelt werden. Diese Pläne unterstützen Patient:innen nach der Psychotherapie, nicht mehr in pathologisches Grübeln zu verfallen. Hierzu kann auch psychoedukatives Wissen aus der Psychotherapie nochmals schriftlich fixiert werden. Außerdem ist es wichtig, Patient:innen in einem funktionalen Umgang mit Rückschritten zu schulen. Da Rückschritte bei Verhaltensänderungen eher die Regel als die Ausnahme sind, der Umgang mit Rückschritten aber häufig entscheidet, ob aus einem Rück-*schritt* ein Rück-*fall* wird, sollte ein konkreter Handlungsplan bei Rückschritten erarbeitet werden. Hierdurch soll auch verhindert werden, dass Rückschritte Anlass zum Grübeln geben. Im Zusammenhang mit Rückschritten spielen dysfunktionale Bewertungen eine Rolle. Typische kognitive Verzerrungen können sein:

- **Übergeneralisierung:** Einzelfälle zu einer Regel verallgemeinern
- **Maximieren:** Ereignisse übertreiben (z. B. »Es war alles umsonst!«)
- **Katastrophisieren:** mögliche negative Konsequenzen werden überbewertet (z. B. »Ich werde schon wieder depressiv!«)

Zur Rezidivprophylaxe sollten auch Warnsignale, woran Patient:innen erkennen, dass ein Rückfall droht, besprochen werden. Konkretes Verhalten bei Warnsignalen oder zur Überwindung von Rückfällen (z. B. spezifische Anti-Grübel-Skills anwenden, Wiedervorstellung in der Psychotherapie) kann schriftlich fixiert werden. Zusätzlich können generelle Ansätze der Lebensumstellung (z. B. regelmäßig Sport machen, pünktlich Feierabend machen) erörtert werden. Des Weiteren sind *Booster-Sitzungen* nach Abschluss der Psychotherapie empfehlenswert, z. B. nach drei Monaten und nach sechs Monaten.

Arbeits- und Informationsmaterial

INFO 74 Evaluation des Therapieerfolgs
Therapeut:innen erhalten hier differenziert für verschiedene Störungsbilder Informationen zur Einschätzung des Therapieerfolgs und der Residualsymptomatik.

INFO 75 Neue metakognitive Pläne
Es wird für Therapeut:innen ein konkretes Fallbeispiel einer depressiven Patientin mit den zugehörigen alten und neuen metakognitiven Plänen dargestellt.

AB 42 Meine Dos und Don'ts
Auf diesem Arbeitsblatt können Patient:innen gemeinsam mit ihren Therapeut:innen die alten und neuen metakognitiven Pläne schriftlich festhalten.

AB 43 Screenshot aus der Therapie
Erworbenes Wissen über Rumination können Patient:innen auf diesem Arbeitsblatt zusammenfassen. Es wird auf die Definition von Rumination und darauf eingegangen, welche Merkmale Grübeln von konstruktivem Denken unterscheiden. Es wird wiederholt, was die negativen Folgen von Grübeln sind und was die individuellen aufrechterhaltenden Bedingungen sind. Auch ungünstige Metakognitionen / Annahmen werden wiederholt.

AB 44 Rückfällen vorbeugen und sie bewältigen

Patient:innen können hier gemeinsam mit ihren Therapeut:innen Frühwarnzeichen / Warnsignale für Rückfälle sowie adaptive Strategien im Umgang damit notieren.

INFO 74 • T

Evaluation des Therapieerfolgs

In der letzten Therapiephase sollte mögliche Residualsymptomatik als Vulnerabilitätsfaktor beachtet werden. Für verschiedene psychische Störungen werden folgende Anhaltspunkte zur Bewertung von Therapieerfolg und Residualsymptomatik berichtet (Wells, 2011).

Depressive Störung	▶ Häufigkeit und Dauer des Grübelns sollten deutlich reduziert sein ▶ Dysfunktionale Metakognitionen sollten modifiziert sein
Posttraumatische Belastungsstörung	▶ Häufigkeit und Dauer des Grübelns sollten deutlich reduziert sein ▶ Vermeidungsverhalten sollte abgebaut sein und keine positiven Erwartungen an Vermeidungsverhalten bestehen ▶ Bedrohungsmonitoring (erhöhte Aufmerksamkeit für potenzielle Gefahren) sollte deutlich reduziert sein
Generalisierte Angststörung	▶ Dysfunktionale Metakognitionen bezüglich Unkontrollierbarkeit und Gefährlichkeit von Sorgen sollten erfolgreich modifiziert worden sein ▶ Sich-Sorgen sollte nicht mehr als Bewältigungsstrategie genutzt werden ▶ Situationsvermeidung und Rückversicherungsverhalten sollten nicht mehr gezeigt werden
Zwangsstörung	▶ Dysfunktionale Annahmen zur kognitiven Fusion sollten modifiziert sein ▶ Positive Erwartungen an neutralisierendes Verhalten / Vermeidungsverhalten sollten modifiziert sein ▶ Neutralisierendes Verhalten / Vermeidungsverhalten sollte abgebaut sein

Transdiagnostische Fragen

- Wie häufig tritt Grübeln noch auf? Wie lange hält es an?
- Wird Grübeln weiterhin als Bewältigungsstrategie eingesetzt?
- Wendet die / der Patient:in besprochene Skills angemessen und erfolgreich an? Bestehen noch Probleme in der Anwendung?
- Ist die / der Patient:in weiterhin von dysfunktionalen Metakognitionen überzeugt?
- Werden weiterhin dysfunktionale Verhaltensweisen angewendet? (z. B. Vermeidung, Gedankenunterdrückung, Rückversicherungen)
- Zeigt die / der Patient:in weiterhin dysfunktionale Aufmerksamkeitsprozesse? (z. B. Bedrohungsmonitoring, erhöhte Selbstaufmerksamkeit)
- Konnte Alternativverhalten entwickelt werden, um Verhaltensdefizite auszugleichen? (z. B. Problemlösekompetenzen, soziale Kompetenzen, emotionale Kompetenzen)
- Ist die / der Patient:in auf Rückschritte und Rückfälle ausreichend vorbereitet?
- Gibt es kritische anstehende Ereignisse (z. B. Arbeitsplatzwechsel, Umzug in eine neue Stadt)? Verfügt die / der Patient:in über ausreichend Kompetenzen, diese kritischen Ereignisse zu bewältigen?

Neue metakognitive Pläne

Vor der Psychotherapie leiteten dysfunktionale metakognitive Pläne Patient:innen zum repetitiven negativen Denken (RND) an. Im Therapieverlauf entwickeln Patient:innen funktionale metakognitive Pläne, die ihnen helfen, das Denken und Verhalten adaptiv zu regulieren.

Diese neuen Pläne sollten Therapeut:innen transparent besprechen und mit Patient:innen einüben (Wells, 2011). Eine Verschriftlichung der neuen Pläne hilft, diese später besser aus dem Gedächtnis abrufen zu können. Hierzu eignet sich eine tabellarische Gegenüberstellung der alten und neuen Pläne (**AB 42** »Meine Dos und Don'ts«). Zur Veranschaulichung wird das Beispiel einer depressiven Patientin dargestellt.

Typische Auslöser:	Auslöser für Grübeln sind bei mir Situationen, in denen ich einen Fehler gemacht habe und meinen hohen Ansprüchen nicht gerecht wurde.	
	Alter dysfunktionaler Plan	**Neuer funktionaler Plan**
Annahmen und Metakognitionen	Der Grübelimpuls wird mitbedingt durch meine alten Annahmen: (1) »Nur wenn ich perfekt bin, bin ich wertvoll.« (2) »Grübeln über Fehler hilft mir, in Zukunft keine Fehler mehr zu machen.«	Ich erinnere mich bei Grübelimpulsen an meine neuen Annahmen: (1) »Mein Wert hängt nicht von meiner Fehlerquote ab.« (2) »Besser als über Fehler zu grübeln, ist es, aus ihnen zu lernen.«
Verhaltensweisen	Ich habe viel über meine Fehler nachgegrübelt, vor allem morgens im Bett. Ein häufiger negativer Gedanke war, eine Versagerin zu sein. Ich habe soziale Kontakte vermieden, bin nicht mehr zur Arbeit gegangen, aus Angst zu versagen, habe viel geschlafen und Alltagstätigkeiten aufgeschoben.	Ich nutze die Defusionstechnik »Da ist der Gedanke, dass …«, wenn ich denke, eine Versagerin zu sein. Dann werde ich eine Aktivität beginnen, die für mich attraktiv ist (z. B. im Garten arbeiten, Yoga machen). Dann nutze ich den Anti-Grübel-Skill »Growth Mindset« und frage mich: Wie kann ich aus dem Fehler lernen? Welche Kompetenzen kann ich noch entwickeln? Außerdem treffe ich mich weiterhin mit Menschen, gehe weiterhin zur Arbeit, halte eine ausgewogene Tagesstruktur (aus täglichen Aufgaben und entspannenden Aktivitäten) ein und stehe morgens direkt auf, wenn der Wecker klingelt. Dabei wird mir helfen, dass ich in der Therapie wieder Genuss an einer schönen Tasse Kaffee gefunden habe. Beim Aufstehen hilft mir das geistige Bild, wie ich direkt danach achtsam eine frisch duftende Tasse Kaffee mit meiner French Press zubereiten werde.
Aufmerksamkeit	Bevor ich eine Aktivität angefangen habe, habe ich geprüft, ob ich genug Energie habe, um die Aktivität perfekt/fehlerfrei zu machen. Ich habe mich stark auf meine depressiven Beschwerden wie Antriebsschwäche und Konzentrationsstörungen fokussiert.	Ich lenke meine Aufmerksamkeit bewusst nach außen auf die Aufgabe, die gerade ansteht. Ich werde Aufgaben und Aktivitäten durchführen, weil ich mich dazu entscheide. Hierbei hilft mir der Skill der radikalen Akzeptanz, indem ich das Risiko, Fehler zu machen, weise annehme.

Meine Dos und Don’ts

Typische Auslöser:		
	DON’T (alter Plan)	**DO (neuer Plan)**
Annahmen und Meta-kognitionen		
Verhaltens-weisen		
Aufmerk-samkeit		

Screenshot aus der Therapie

Im Folgenden können Sie kurz zusammenfassen, was Sie über Grübeln gelernt haben und nicht vergessen wollen. Nutzen Sie ggf. auch die Rückseite des Blattes.

(1) Was ist Grübeln?

....

....

(2) Woran erkenne ich Grübeln?

....

....

(3) Warum ist Grübeln ungünstig? Was sind negative Folgen für mich?

....

....

(4) Wodurch verstärkt sich Grübeln bei mir? Oder was erhält es aufrecht?

....

....

(5) Was sind Metakognitionen? Welche sind für mich typisch? Welche neuen Metakognitionen habe ich erarbeitet? Welche metakognitiven Erkenntnisse waren für mich wichtig?

....

....

(6) Welche Annahmen haben mich für Grübeln verletzlich gemacht (z. B. Perfektionismus)? Welche neuen Annahmen konnte ich entwickeln?

....

....

(7) Was waren für mich weitere wichtige Erkenntnisse aus der Therapie?

....

....

AB 44 • P

Rückfällen vorbeugen und sie bewältigen

Rückschritte sind normal! Ich kann handeln, damit aus einem Rück-*schritt* kein Rück-*fall* wird. Ich kann handeln, damit aus einem Rück-*fall* kein andauerndes Leiden wird.

Was will ich zukünftig anders machen in meinem Leben? Worauf will ich achten?

....

....

....

Woran erkenne ich, dass sich mein Zustand wieder verschlechtert?

Meine Warnsignale:

....

....

Was tue ich, wenn ich Warnsignale bemerke?

....

....

....

Was tue ich, wenn sich mein Zustand verschlechtert?

....

....

....

Was mache ich, wenn es zu einem Rückfall gekommen ist?

Hilfreiche Einstellung:

....

....

Hilfreiches Vorgehen:

....

....

Literatur

Addis, M. E. & Martell, C. R. (2004). Overcoming depression one step at a time: The new behavioral activation approach to getting your life back. New York: New Harbinger.

Altstötter-Gleich, C. & Geisler, F. C. M. (2018). Perfektionismus. Mit hohen Ansprüchen selbstbestimmt leben. Köln: Balance Buch + Medien.

Anderson, J. R. (2001). Kognitive Psychologie (3. Auflage). Heidelberg: Spektrum Akademischer Verlag.

Asbrand, J. & Peter, F. (2024). Was tun, wenn's brennt? Globale Krisen in der Kinder- und Jugendpsychotherapie aufgreifen. Psychotherapie Aktuell, 16 (4), 9–13.

Bandura, A. (1977). Self-efficacy: Toward a Unifying Theory of Behavioral Change. Psychological Review. 84 (2), 191–215.

Baumann, N. & Kuhl, J. (2003). Self-Infiltration: Confusing Assigned Tasks as Self-Selected in Memory. Personality and Social Psychology Bulletin, 29 (4), 487–497.

Beck, A. T., Rush, A. J., Shaw, B. F. & Emery, G. (1979). Cognitive Therapy of Depression. New York: The Guilford Press.

Beck, J. (1999). Praxis der Kognitiven Therapie. Weinheim: Psychologie Verlags Union.

Becker, E. S. & Margraf, J. (2025). Generalisierte Angststörung – Ein Therapieprogramm (4. Auflage). Beltz: Weinheim.

Bernstein, D. A., Borkovec, T. D. & Hazlett-Stevens, H. (2000). New directions in progressive relaxation training: A guidebook for helping professionals. Westport: Praeger.

Bohus, M. & Wolf, M. (2011). Interaktives Skills-Training für Borderline-Patienten. Stuttgart: Schattauer.

Borcovec, T. D., Hazlett-Stevens, H. & Diaz, M. L. (1999). The Role of Positive Beliefs about Worry in Generalized Anxiety Disorder and its Treatment. Clinical Psychology and Psychotherapy, 6, 126–138.

Bower, G. H. (1981). Mood and memory. American Psychologist, 36 (2), 129–148.

Brakemeier, E.-L. & Herpertz, S. C. (2019). Innovative Psychotherapieforschung: auf dem Weg zu einer evidenz- und prozessbasierten individualisierten und modularen Psychotherapie. Nervenarzt, 90, 1125–1134.

Butler, L. D. & Nolen-Hoeksema, S. (1994). Gender Differences in Responses to Depressed Mood in a College Sample. Sex Roles, 30 (5/6), 331–346.

Clark, D. A. (2022). Negative Gedanken bewältigen. Hilfe finden bei sorgenvollem Grübeln, Scham und anderen belastenden Gefühlen. Paderborn: Junfermann.

Covey, S. R. (2000). Die 7 Wege zur Effektivität – Ein Konzept zur Meisterung Ihres beruflichen und privaten Lebens. München: Heyne.

Crusius, J. (2022). Soziale Vergleiche. In: Ozimek, P., Bierhoff, H.-W., Rohmann, E. & Hanke, S. (Hrsg.) Angewandte Sozialpsychologie – Ein Lehrbuch. Stuttgart: Kohlhammer.

Csíkszentmihályi, M. (1990). Flow: The psychology of optimal experience. New York: Harper & Row.

Desmond, T. (2016). Self-Compassion in Psychotherapy. New York: W. W. Norton & Company.

Dolan, Y. (2009). Schritt für Schritt zur Freude zurück – Das Leben nach traumatischen Erfahrungen meistern. Heidelberg: Carl-Auer.

Dweck, C. (2017). Selbstbild: Wie unser Denken Erfolge oder Niederlagen bewirkt. München: Piper.

D'Zurilla, T. J. & Goldfried, M. R. (1971). Problem Solving and Behavior Modification. Journal of Abnormal Psychology, 78 (1), 107–126.

Egan, S. J., Wade, T. D. & Shafran, R. (2011). Perfectionism as a transdiagnostic process: a clinical review. Clinical psychology review, 31 (2), 203–212.

Ehlers, A. (2025). Posttraumatische Belastungsstörungen. Göttingen: Hogrefe.

Ehring, T. & Behar, E. (2021). Transdiagnostic View on Worrying and Other Negative Mental Content. S. 43–68. In A. L. Gerlach & A. T. Gloster (Hrsg.). Generalized anxiety disorder and worrying: A comprehensive handbook for clinicians and researchers. Chichester: Wiley-Blackwell.

Ehring, T. & Watkins (2008). Repetitive Negative Thinking as a Transdiagnostic Process. International Journal of Cognitive Therapy, 1 (3), 192–205.

Ehring, T., Zetsche, U., Weidacker, K., Wahl, K., Schönfeld, S. & Ehlers, A. (2011). The Perseverative Thinking Questionnaire (PTQ): validation of a content-independent measure of repetitive negative thinking. Journal of Behavior Therapy and Experimental Psychiatry, 42 (2), 225–232.

Ende, M. (1973). Momo. Ein Märchen-Roman. Stuttgart: Thienemann.

Enright, R. D. (2001). Forgiveness is a Choice. A Step-by-Step Process for Resolving Anger and Restoring Hope. Washington: APA Life Tools, American Psychological Association.

Extra 3. (2014). Telekolleg: Imbiss-Deutsch – extra 3 – NDR [Video]. https://www.youtube.com/watch?v=0AFZdFrfXoA [17.07.2025].

Fangauf, S., Grüterich, F., Hausmann, C. M., Maibom, C., Rinnerhofer, N. & Schüring, L. (2024). Behandlungshandbuch – Toolkit Klimapsychologie. dt. Übersetzung, Original von Abspoel, C., Helmink, S. & Siepert, M. https://www.psy4f.org/wp-content/uploads/2024/12/Toolkit_gesamt_final-1-1.pdf [15.02.2025].

Festinger, L. (1954). A Theory of Social Comparison Processes. Human Relations, 7 (2), 117–140.

Fischhoff, B. & Beyth, R. (1975). I knew it would happen: Remembered probabilities of once—future things. Organizational Behavior and Human Performance, 13 (1), 1–16.

Flavell, J. H. (1979). Metacognition and Cognitive Monitoring – A New Area of Cognitive-Developmental Inquiry. American Psychologist, 34 (10), 906–911.

Folkman, S. & Moskowitz, J. T. (2007). Positive affect and meaning-focused coping during significant psychological stress. In M. Hewstone, H. A. W. Schut, J. B. F. De Wit, K. Van Den Bos & M. S. Stroebe (Hrsg.), The scope of social psychology: Theory and applications, 193–208. Psychology Press.

Fredrickson, B. L. (2004). The broaden-and-built theory of positive emotions. Philosophical Transactions of the Royal Society B – Biological Science, 359, 1367–1377.

Fredrickson, B. L. (2011). Die Macht der guten Gefühle. Frankfurt am Main: Campus.

Fredrickson, B. L., Cohn, M. A., Coffey, K. A., Pek, J. & Finkel, S. M. (2008). Open Hearts Build Lives: Positive Emotions, Induced Through Loving-Kindness Meditation, Build Consequential Personal Resources. Journal of Personality and Social Psychology, 95 (5), 1045–1062.

Gilbert, P. (2013). Compassion Focused Therapy. Paderborn: Junfermann.

Gollwitzer, P. M. & Sheeran, P. (2006). Implementation Intentions and Goal Achievement: A Meta-Analysis of Effects and Processes. Advances in Experimental and Social Psychology, 38, 69–119.

Gräßer, M. & Hovermann, E. (2022). Positive Aktivitäten: 100 Bildkarten zur Verhaltensaktivierung. Weinheim: Beltz.

Hamachek, D. E. (1978). Psychodynamics of normal and neurotic perfectionism. Psychology: A Journal of Human Behavior, 15 (1), 27–33.

Harris, R. (2014). Raus aus der Glücksfalle – Ein Umdenk-Buch in Bildern. München: Kösel.

Harris, R. (2020). ACT leicht gemacht: Der Leitfaden für die Praxis der Akzeptanz- und Commitment-Therapie (3. Auflage). Freiburg: Arbor.

Hautzinger, M. (2008). Stimuluskontrolle. In: Linden, M. & Hautzinger, M. (Hrsg.) Verhaltenstherapiemanual. Heidelberg: Springer.

Hautzinger, M. (2013). Kognitive Verhaltenstherapie bei Depressionen. Weinheim: Beltz.

Hayes, S. C. & Smith, S. (2007): In Abstand zur inneren Wortmaschine. Ein Selbsthilfe- und Therapiebegleitbuch auf der Grundlage der Akzeptanz- und Commitment-Therapie (ACT). Tübingen: DGVT.

Hayes, S. C., Strosahl, K. & Wilson, K. (1999). Akzeptanz- und Commitment-Therapie: achtsamkeitsbasierte Veränderungen in Theorie und Praxis. Paderborn: Junfermann.

Hayes, S. C., Hofmann, S. G. & Ciarrochi, J. (2020). A process-based approach to psychological diagnosis and treatment: The conceptual and treatment utility of an extended evolutionary meta model. Clinical Psychology Review, 82, 101908.

Heidenreich, T. & Michalak, J. (2013). Die »dritte Welle« der Verhaltenstherapie. Weinheim: Beltz.

Hinsch, R. & Pfingsten, U. (2023). Gruppentraining sozialer Kompetenzen (7. Auflage). Weinheim: Beltz.

Hofmann, S. G. & Hayes, S. C. (2018). Process-Based CBT: The Science and Core Clinical Competences of Cognitive Behavioral Therapy. Oakland: New Harbinger.

Hofmann, S. G. & Hayes, S. C. (2019). The Future of Intervention Science: Process-Based-Therapy. Clinical Psychological Science, 7 (1), 37–50.

Hoyer, J. (2000). Dysfunktionale Selbstaufmerksamkeit. Heidelberg: Roland Assanger.

Isen, A. M. (2000). Positive affect and decision-making. In M. Lewis & J. M. Haviland-Jones (Eds.), Handbook of emotions (2nd ed., pp. 417–434). New York, NY: Guilford Press.

Jelinek, L., Hauschildt, M. & Moritz, S. (2023). Metakognitives Training bei Depression (D-MKT; 2. Auflage). Weinheim: Beltz.

Joormann, J. (2005). Inhibition, rumination, and mood regulation in depression. In R. W. Engel, G. Sedek, U. von Hecker, & D. N. McIntosh (Eds.), Cognitive limitations in aging and psychopathology: Attention, working memory, and executive functions (pp. 275–312). Cambridge: Cambridge University Press.

Kabat-Zinn, J. (2013). Gesund durch Meditation: Das große Buch der Selbstheilung mit MBSR. Vollständig überarbeitete Neuausgabe. München: Knaur.

Kanfer, F. H., Reinecker, H. & Schmelzer, D. (2006). Selbstmanagement-Therapie: Ein Lehrbuch für die klinische Praxis (4. Auflage). Heidelberg: Springer.

Kierkegaard, S. Tagebücher 1834–1855. (2019). Ausgewählt und übersetzt von Theodor Haecker. München: Jakob Hegner Verlag.

Killingsworth, M. A. & Gilbert, D. T. (2010). A wandering mind is an unhappy mind. Science, 330 (6006), 932.

Korn, O. & Rudolf, S., (2015). Sorgenlos und grübelfrei. Wie der Ausstieg aus der Grübelfalle gelingt. Weinheim: Beltz.

König, D. (2012). Deutsche Version der Skala Rumination aus dem Rumination-Reflection Questionnaire (RRQ). http://dk.akis.at/RRQ_Rumination.pdf [27.06.2025].

Kühner, C., Huffziger, S. & Nolen-Hoeksema, S. (2007). Response Styles Questionnaire – Deutsche Version. Göttingen: Hogrefe.

Lazarus, R. S. & Folkman, S. (1984). Stress, Appraisal and Coping. New York: Springer.

Leahy, R. L. (2007). Techniken kognitiver Therapie: Ein Handbuch für Praktiker. Paderborn: Junfermann.

Li, P., Mao, L.,Hu. M.,Lu, Z.,Yuan, X.,Zhang, Y. & Hu, Z. (2022). Mindfulness on Rumination in Patients with Depressive Disorder: A Systematic Review and Meta-Analysis of Randomized Controlled Trials, Inter-

national Journal of Environmental Research and Public Health, 19 (23), 16101.
Linden, M. (2003). Posttraumatic embitterment disorder. Psychotherapy and Psychosomatics, 72 (4), 195–202.
Linden, M. (2023). Verbitterung und Posttraumatische Verbitterungsstörung. Göttingen: Hogrefe.
Linehan, M. (1996). Trainingsmanual zur Dialektisch-Behavioralen Therapie der Borderline-Persönlichkeitsstörung. München: Cip-Medien.
Locke, E. A. & Latham, G. P. (1990). A theory of goal setting and task performance. Englewood Cliffs: Prentice Hall.
Loew, T. H. (2019). Langsamer atmen, besser leben. Eine Anleitung zur Stressbewältigung. Gießen: Psychosozial-Verlag.
Lutz, R. & Koppenhöfer, E. (1983). Kleine Schule des Genießens. In: R. Lutz (Hrsg.): Genuß und Genießen (S. 112–125). Weinheim/Basel: Beltz.
Lyubomirsky, S. (2001). Why are some people happier than others? The role of cognitive and motivational processes in well-being. American Psychologist, 56 (3), 239–249.
Lyubomirsky, S. & Nolen-Hoeksema, S. (1993). Self-perpetuating properties of dysphoric rumination. Journal of Personality and Social Psychology, 65, 339–349.
Lyubomirsky, S. & Nolen-Hoeksema, S. (1995). Effects of self-focused rumination on negative thinking and interpersonal problem solving. Journal of Personality and Social Psychology, 69 (1), 176–190.
Lyubomirsky, S., Nolen-Hoeksema, S., Tucker, K., Caldwell, N. D. & Berg, K. (1999). Why ruminators are poor problem solvers: Clues from phenomenology of dysphoric rumination. Journal of Personality and Social Psychology, 77 (5), 1041–1060.
Magritte, R. (1929). La trahison des images [Gemälde]. Los Angeles County Museum of Art. https://en.wikipedia.org/wiki/File:MagrittePipe.jpg.
Maslow, A. H. (1966). The Psychology of Science: A Reconnaissance. New York: Harper & Row.
McCullough, M. E., Bono, G. & Root, L. M. (2007). Rumination, emotion and forgiveness: three longitudinal studies. Journal of Personality and Social Psychology, 92, 490–505.
McGuirk, L., Kuppens, P., Kingston, R. & Bastian, B. (2018). Does a culture of happiness increase rumination over failure? Emotion, 18 (5), 755–764.
Meichenbaum, D. H. & Goodman, J. (1971). Training Impulsive Children to Talk to Themselves: A Means of Developing Self-Control. Journal of Abnormal Psychology, 77 (2), 115.
Meyer, T.J., Miller, M.L., Metzger, R.L. & Borkovec, T.D. (1990). Development and validation of the Penn State Worry Questionnaire. Behaviour Research and Therapy, 28 (6), 487–495.
Miller, W.R. & Rollnick, S. (2025). Motivierende Gesprächsführung, Motivational Interviewing (4. Auflage des Standardwerks in Deutsch). Freiburg: Lambertus.
Morris, H. (2023). Hirn gegen Hayley: Leidfaden von einer, die sich zu viele Gedanken macht. München: Heyne.
Moskow, D. M., Ong, C. W., Hayes, S. C & Hofmann, S. G. (2023). Process-based therapy: A personalized approach to treatment. Journal of Experimental Psychology: General, 152 (1), 1–8.
Moulds, M. L. & McEvoy, P. M. (2025). Repetitive negative thinking as a transdiagnostic process. Nature Reviews Psychology, 4, 127–141.
MSNBC. (2021). Vice President Kamala Harris: Don't let others tell you who you are [Video]. Verfügbar unter: https://www.youtube.com/watch?v=x_8bzdFmdCY [17.07.2025].
Nolen-Hoeksema, S. (1991). Responses to depression and their effect on the duration of depressive episodes. Journal of Abnormal Psychology, 100 (4), 569–582.
Nolen-Hoeksema, S. (1995). Gender differences in Coping with Depression Across the Life Span. Depression, 3 (2), 81–90.
Nolen-Hoeksema, S. (2006). Warum Frauen zu viel denken. München: Wilhelm Heyne.
Nolen-Hoeksema, S. & Morrow, J. (1991). A Prospective Study of Depression and Posttraumatic Stress Symptoms After a Natural Disaster: The 1989 Loma Prieta Earthquake, Journal of Personality and Social Psychology, 61 (3), 115–121.
Nolen-Hoeksema, S., Larson, J. & Grayson, C. (1999). Explaining the gender difference in depressive symptoms. Journal of Personality and Social Psychology, 77 (5), 1061–1072.
Nolen-Hoeksema, S., Wisco, B. E. & Lyubomirsky, S. (2008). Rethinking Rumination. Perspectives on Psychological Science, 3 (5), 400–424.
Oberberg Kliniken (2022). Pathologisches Grübeln; Therapeutische Ansätze [Video]. Verfügbar unter: https://www.youtube.com/watch?v=B7YQEAudEyo [17.07.2025].
Ojala, M. (2013). Coping with Climate Change among Adolescents: Implications for Subjective Well-Being and Environmental Engagement. Sustainability, 5, 2191–2209.
Öst, L.-G. (1987). Description of a coping technique and review of controlled studies. Behaviour Research and Therapy, 25 (5), 397–409.
Paul, G. L. (1969). Behavior modification research: Design and tactics. In C. M. Franks (Ed.). Behavior therapy: Appraisal and status (pp. 29–62). New York: McGraw-Hill.
Pennebaker, J. W. (1997). Opening up: the healing power of expressing emotions. New York: Guilford Press.
Platon, Schleiermacher, F. (Übersetzer; 2024). Apologie des Sokrates. Independently published.
Prior, M. (2025). MiniMax-Interventionen: 15 minimale Interventionen mit maximaler Wirkung (20. Auflage). Heidelberg: Carl-Auer.
Psychologie Heute. (2023). Hast du ein Problem und willst es nicht haben, dann hast du schon zwei. 50 (9). Weinheim: Beltz.

Riemann, D. (2004). Ratgeber Schlafstörungen – Informationen für Betroffene und Angehörige. Göttingen: Hogrefe.
Rietzler, S. & Grolimund, F. (2023). Erfolgreich lernen mit ADHS und ADS – Der praktische Ratgeber für Eltern (2. Auflage). Bern: Hogrefe.
Rose, A. (2002). Co-Rumination in the friendship of girls and boys. Child Development, 73, 1830–1843.
Sanity Podcast (2024). Sanity x ABCT: What to do about Worry with Dr Robert Leahy (Episode 1). https://www.youtube.com/watch?v=9zok6l2WT1Q [21.05.2025].
Schkade, D. A. & Kilbourne, L. M. (1991). Expectation-outcome consistency and hindsight bias. Organizational Behavior and Human Decision Processes, 49 (19), 105–123.
Schütz, A. (2000). A German Version of the Rumination-Reflection Questionnaire. Chemnitz University of Technology.
Segal, Z., Williams, M. & Teasdale, J. (2015). Die Achtsamkeitsbasierte Kognitive Therapie der Depression (2. Auflage). Tübingen: dgvt-Verlag.
Seligman, M. (2011). Flourish – Wie Menschen aufblühen. Die Positive Psychologie des gelingenden Lebens. München: Kösel.
Shakespeare, W. (2024). Gesammelte Werke. München: Anaconda.
Simons, M. (2018). Metakognitive Therapie mit Kindern und Jugendlichen. Weinheim: Beltz.
Simons, M. (2021). Wenn zuviel Denken krank macht – Metakognitive Therapie bei Kindern und Jugendlichen. Online-Vortrag am 4. KJPVT-Kongress.
Sipos, V. & Schweiger, U. (2022). Therapie der Essstörung durch Emotionsregulation (3. Aufl.). Stuttgart: Kohlhammer.
Slade, P. D. & Owens, R. G. (1998). A dual process model of perfectionism based on reinforcement theory. Behavior Modification 22 (3), 372–390.
Spitzer, N. (2017). Perfektionismus überwinden. Müßiggang statt Selbstoptimierung. Berlin: Springer.
Stangier, U., Strauß, B., Rief, W. & Hofmann, S. G. (2024). Der prozessbasierte Ansatz in der Psychotherapie. Die Psychotherapie, 69 (1), 15–23.
Stöber, J. (1995). Besorgnis: Ein Vergleich dreier Inventare zur Erfassung allgemeiner Sorgen. Zeitschrift für Differentielle und Diagnostische Psychologie, 16, 50–63. In E. Becker & J. Margraf (Hrsg.), Generalisierte Angststörung. Ein Therapieprogramm (4. Aufl.). Weinheim: Beltz.
Stoeber, J., Hutchfield, J., Wood, K. V. (2008). Perfectionism, self-efficacy, and aspiration level. Differential effects of perfectionistic striving and self-criticism after success and failure. Personality and Individual Differences, 45 (4), S. 323–327.
Sturm, W. (2005). Aufmerksamkeitsstörungen. Göttingen: Hogrefe.
Svitak, M. & Hofmann, S. G. (2022). Prozessbasierte Psychotherapie. Individuelle Störungsdynamiken verstehen und verändern. Göttingen: Hogrefe.
Tallis, F., Eysenck, M. W. & Mathews, A. (1992). A questionnaire for the measurement of nonpathological obsessionality. Personality and Individual Differences, 13 (2), 161–168.
Teismann, T. (2014). Grübeln. Wie Denkschleifen entstehen und wie man sie löst. Köln: Balance Buch + Medien.
Teismann, T., Hanning, S., von Brachel, R. & Willutzki, U. (2017). Kognitive Verhaltenstherapie depressiven Grübelns (2. Auflage). Berlin: Springer.
Trapnell, P. D. & Campbell, J. D. (1999). Private Self-Consciousness and the Five-Factor Model of Personality: Distinguishing Rumination From Reflection. Journal of Personality and Social Psychology, 76, 284–304.
Wadström, O. (2019). Kopfzerbrechen. Wenn das Grübeln zur Belastung wird. Paderborn: Junfermann.
Watkins, E. R. (2008). Constructive and unconstructive repetitive thought. Psychological Bulletin, 134 (2), 163–206.
Watkins, E. R. (2018). Rumination-Focused Cognitive-Behavioral Therapy for Depression. New York: Guilford.
Watkins, E. R. & Baracaia, S. (2001). Why Do People Ruminate in Dysphoric Moods? Personality and Individual Differences, 30, 723–734.
Watkins, E. R. & Roberts, H. (2020). Reflecting on Rumination: Consequences, causes, mechanisms and treatment of rumination. Behaviour Research and Therapy, 127, 1–28.
Watzlawick, P. (1983). Anleitung zum Unglücklichsein. München: Piper.
Wegner, D. M. (2011). Setting Free the Bears: Escape from Thought Suppression. American Psychologist, 66 (8), 671–680.
Wegner, D. M., Schneider, D. J., Carter, S. R. & White, T. L. (1987). Paradoxical Effects of Thought Suppression. Journal of Personality and Social Psychology, 53 (1), 5–13.
Wells, A. (2011). Metakognitive Therapie bei Angststörungen und Depression. Weinheim/Basel: Beltz.
Wengenroth, M. (2017). Therapie-Tools Akzeptanz- und Commitmenttherapie (ACT) (2. Aufl.). Weinheim: Beltz.

Bildnachweis

INFO 27 »Ein Löwe ist nur ein Substantiv« @gettyimages, Lindybug